国医名师

妇科诊治绝技

主编 林 萍 唐征宇 黄海涛 张伶俐 蔡 昱

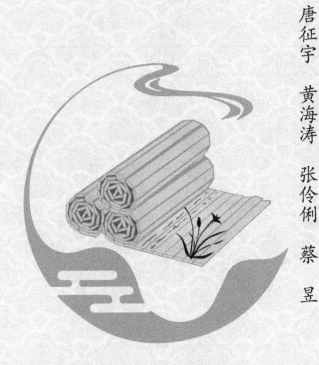

科学技术文献出版社
SCIENTIFIC AND TECHNICAL DOCUMENTATION PRESS

·北京·

图书在版编目（CIP）数据

国医名师妇科诊治绝技 / 林萍等主编. —北京：科学技术文献出版社，2021.12
ISBN 978-7-5189-8595-1

Ⅰ.①国… Ⅱ.①林… Ⅲ.①妇产科病—中医治疗法 Ⅳ.① R271

中国版本图书馆 CIP 数据核字（2021）第 230465 号

国医名师妇科诊治绝技

策划编辑：薛士滨　　责任编辑：刘英杰　张雪峰　　责任校对：王瑞瑞　　责任出版：张志平

出　版　者	科学技术文献出版社	
地　　　址	北京市复兴路15号　　邮编 100038	
编　务　部	（010）58882938，58882087（传真）	
发　行　部	（010）58882868，58882870（传真）	
邮　购　部	（010）58882873	
官 方 网 址	www.stdp.com.cn	
发　行　者	科学技术文献出版社发行　　全国各地新华书店经销	
印　刷　者	北京虎彩文化传播有限公司	
版　　　次	2021 年 12 月第 1 版　　2021 年 12 月第 1 次印刷	
开　　　本	710×1000　1/16	
字　　　数	323千	
印　　　张	19.75	
书　　　号	ISBN 978-7-5189-8595-1	
定　　　价	49.80元	

《国医名师妇科诊治绝技》编委会

刘　玲　湖南省直中医医院

刘　颖　黑龙江中医药大学佳木斯学院

刘淑平　湖南省醴陵市卫生健康局

汤　洁　湖南省直中医医院

孙英凯　国医大师孙光荣传承工作室继承人

李卓峰　青海大学临床医学本科在读

杨　硕　湖南中医药大学

张　丽　安徽中医药高等专科学校附属芜湖市中医医院

张　群　湖南省直中医医院

张伶俐　湖南省直中医药研究院附属医院

范孝盈　湖南中医药大学研究生在读

林　萍　湖南省直中医医院

罗钊琰　湖南中医药大学研究生在读

郝世凤　山西中医药大学中西医结合医院

钟美英　湖南省直中医医院

姚翰琳　湖南省直中医医院

唐征宇　湖南省直中医医院

黄海涛　北京中医药大学东方医院

彭玉勃　黑龙江中医药大学佳木斯学院

谢斯炜　湖南省直中医医院

蔡　昱　湖南中医药大学研究院附属医院

谭海彦　湖南中医药大学附属醴陵医院

黎运娇　湖南中医药大学附属醴陵医院

颜　彦　湖南省直中医医院

戴　月　湖南中医药大学第二附属医院

戴　娟　湖南省直中医医院

内容提要

为更好地传承国医名师临床诊治妇科疾病的学术经验，本书以专病为核心，收集国医大师、全国名老中医专家和中医妇科名师的诊治经验，重点总结疗效显著的妇科病诊断与辨治思路、用药特点及经验效方，使读者一书在手，如师相随，为系统查找和学习国医名师妇科疾病诊治经验、学术思想与思辨特点提供有意义的参考。愿广大中医师、中医学子及中医爱好者走近国医名师，传承临床绝技，弘扬中医文化。

目录

第一章 月经病

月经病是指月经周期、经期、经量、经色、经质发生异常，或伴随月经周期，或在经断前后出现明显不适症状为特征的疾病。

月经病的病因病机主要有寒热湿邪、内伤七情、房劳多产、饮食不节、劳倦过度及体质因素。主要病机有脏腑功能失常，气血失调，冲、任、督、带损伤，胞宫、胞脉、胞络受损及肾—天癸—冲任—胞宫轴功能失调。现代中医妇科规范了月经病的疾病种类，常见的包括月经先期、月经后期、月经先后无定期、月经过多、月经过少、经期延长、经间期出血、崩漏、闭经、痛经、月经前后诸证、经断前后诸证等。

月经病的治疗：①调经治本，重点突出一个"调"字，通过调整脏腑功能，调理气血，调控肾—天癸—冲任—胞宫轴等，从而达到治本的目的。《傅青主女科》曰："经水出诸肾。"月经的产生和调节以肾为主导，故调经首先以调整肾的功能为主。包括益肾精、补肾气、温肾阳、滋肾阴，肾中精气充足旺盛，肾阴肾阳平衡协调，则经病可除。调理脾的功能，包括健脾益气或健脾升阳除湿。脾气健运，生化有源，血海充盈，统摄有权，血循其经，则月经的期、量正常。调理肝的功能，以通调气机、开郁行气为主，佐以养肝柔肝，使肝气得疏，肝体得养，血海蓄溢有常，则经病可愈。调理气血，当辨气病、血病；病在气者，以调气为主，佐以调血；病在血者，以调血为主，佐以调气。②治疗原发病：临床上某些内、外科疾病可导致月经病，如垂体瘤、神经性厌食症可导致闭经；结核病可导致月经过少或闭经；肾上腺或甲状腺疾病可导致月经失调等。同样，月经病亦可导致其他疾病，如闭经、崩漏等可导致不孕；月经过多、崩漏等可导致贫血等。《女科经论》曰："妇人有先病而后致经不调者，有因经不调而后生诸病者。如先因病而后经不调，当先治病，病去则经自调。若因经不调而后生病，当先调经，经调则病自除。"③遵循"急则治标，缓则治本"的原则，若经血暴下，治疗以止血为先。病情较缓，则审证求因治本。

第一节 月经先期

月经周期提前7天以上，连续3个周期以上者称为"月经先期"，既往亦称"经期超前""经行先期""经早""经水不及期"等。

本病病机主要是血热和气虚。气虚则统摄无权，冲任不调；血热则热犹冲任伤及胞宫；均可致月经先期。

临证亦可见多脏同病或气血同病之病机，如脾病可及肾，肾病亦可及脾，均可出现脾肾同病；月经提前常伴经血量多，气随血耗，阴随血伤，可导致气虚、阴虚、气阴两虚或气虚血热诸证。本病治疗原则重在益气固冲，清热调经。

一、王行宽　疏肝清热养血，调治肝郁血热之月经先期

王行宽教授为湖南省名中医，全国老中医学术经验继承指导老师，全国名老中医传承工作室专家，湖南中医药大学第一附属医院首届终身教授，主任医师。王教授提出"杂病治肝，多脏调燮，综合治理"的学术思想，这是王教授在继承发扬孟河医派并吸取湖湘特色基础上提出的。肝主疏泄，司血道，与其他脏器最为关切，如肝用过旺可下竭肾水，上冒为眩晕，母病及子，累及于心，横克脾胃，厥气上逆，木叩金鸣等。情志中以郁怒为常见，此为肝木所独主，诸多身心疾病中调畅情志尤为重要，故提出"杂病治肝"。如《丁甘仁医案续编·胃脘痛》列举12例医案，竟有11例医案分别提出"和肝胃""平肝理气""柔肝运脾"等治法。"多脏调燮"充分体现了中医学说的整体性，人体脏腑、表里之间，相生相克，表里相合，气血阴阳相互化生，相互消长，见肝之病，知肝传脾，当先实脾。一脏一腑既病必然会累及其他相关脏腑，故治病须多脏调燮，综合治理。不仅包括隔脏治疗，还寓有标本、虚实、寒热兼治，外治与内治相结合，调节饮食、寒温、情志等，充分体现中医天人相应、脏腑相关、整体一统的学说。

病案：姜某，女，26岁。

初诊：2009年7月20日。

主诉：月经提前伴经量多半年。

病史：月经提前6~8天而至已近半年，量多，色红紫有块，质黏而稠，伴心烦易怒，少寐多梦，口苦以晨起为著。舌红，苔薄黄，脉弦数。

中医诊断：月经先期。

辨证：肝郁血热。

治法：疏肝清热，养血调经。

方药：黄芩20 g，生地黄30 g，白芍15 g，当归15 g，炒蒲黄15 g，地骨皮15 g，牡丹皮15 g，柴胡15 g，栀子15 g，香附10 g，月季花10 g。10剂。

二诊：2009年8月2日，药后月经未提前而至，口已不苦，仍夜寐不安，舌红，苔薄黄，脉弦。原方加养心安神之品。加炒枣仁15 g，首乌藤10 g。10剂。

三诊：2009年8月20日，此次月经周期间隔29天，已属正常，夜寐亦好转，方证合拍，原方加减续进。生地黄30 g，白芍15 g，当归15 g，地骨皮15 g，石斛10 g，牡丹皮15 g，柴胡15 g，栀子15 g，香附10 g，月季花10 g，炒枣仁15 g，首乌藤10 g。10剂。

按语： 肝藏血，女子以血为根本，全身各部化生之血，皆藏于肝，余者下注血海，而为月经，如《妇人大全良方》所说："经水者，阴血也，上为乳汁，下为月水。"故前人有"女子以肝为先天"之说。肝喜条达疏泄，肝气畅达，血脉流通，则月经按期而至。且肝为刚脏，内寄相火，肝气条达，相火宁静。若肝郁化火，相火内燃，则血海灼沸。故王老以疏肝清热，养血调经治之，使肝气疏，肝热清，阴血得以滋养，月事以时下。

（林　萍　刘淑平）

二、刘敏如　补精生血，择期调经，诊治月经先期

刘敏如教授是首位女国医大师。刘教授根据中医阴阳学说的基本观点，通过对血液流变学的动态观察，以及盆腔血流图的动态指标，验证月经周期与气血变化呈现月节律、月波动的现象，从而提出：人之阴阳确有相互进退、生长收藏、周而复始、盈虚消长的变化节律，指出"月亏勿泻，月满勿补"是妇科病调经恪守的一大原则。张景岳提出"调经之要，贵在补脾胃以滋血之源，养肾气以安血之室"，傅青主主张"经本于肾"，治疗上强调肾精化血的重要性，提出"补精生血"的治法。刘教授秉承这一学术思

想，在黄体功能不足的中医病机学研究中，基于月经周期变化，乃是肾气消长、气血盈亏变化的体现，提出精亏血少是黄体功能不足的主要病机，补肾填精是其基本治则的学术观点。用补肾填精方药进行临床实验，治疗后患者月经周期缩短、基础体温维持天数、排卵后高低温度差和子宫内膜分泌不足现象均有了较显著的改善，并观察到养精汤（由肉苁蓉、黄精、熟地黄、山茱萸等补肾填精药物组成）有促卵泡发育、促排卵作用。刘教授十分重视肾在女性生殖生理病理中的核心作用，在治疗上也务求治病求本，常以补肾滋肾、顾护精血取效。

病案：林某，女，41 岁。

初诊：1977 年 2 月 14 日。

主诉：月经量多 8 年，加重伴周期紊乱 1 年，阴道出血 15 天。

病史：患者 8 年前第四胎人工流产后经量增多，但周期及经期正常，4 年前，取子宫内膜活检，诊断为"功血"，用"甲睾酮"治疗半年，经量未减停药。1 年前，经量更增，周期缩短为 22～24 天，经期 10 天以上，伴小腹胀痛，曾用六味地黄丸、补中益气汤、益母膏和多种西药治疗，效果仍不明显。半年前，再次取子宫内膜活检，诊断为"黄体功能不足"。本次月经 1977 年 1 月 30 日来潮，量多，色鲜红，有血块，伴小腹坠胀作痛，头昏，口唇发干，大便干结，脉滑，苔薄黄。

中医诊断：月经先期。

辨证：冲任失固，阴血亏虚。

治法：补气养阴，清热止血。

方药：血未止先服生脉散合二至丸加味，血止后服补中益气汤加减方至下次月经来潮。

生脉散合二至丸加味：明沙参 40 g，天冬 15 g，北五味子 15 g，女贞子 15 g，旱莲草 15 g，黄芪 30 g，夏枯草 15 g，大枣 30 g，山药 15 g，藿香 9 g，仙鹤草 30 g，乌贼骨 30 g。每日 1 剂，日服 4 次，连服 6 剂。

补中益气汤加减：党参 30 g，黄芪 30 g，白术 12 g，山药 30 g，升麻 9 g，女贞子 15 g，旱莲草 15 g，地榆 15 g，牡蛎 30 g，乌贼骨 30 g，乌梅 15 g，藿香 15 g。每两日 1 剂，日 3 次。

上方服至下次月经来潮，而后服四物汤加味：当归 6 g，川芎 3 g，赤芍 9 g，生地 12 g，红花 3 g，益母草 15 g，木香 9 g。月经来潮第 1 天服 1 剂，分 3 次服完。再服生脉散合二至丸加味方至经净，然后再服补中益气汤加减方，如此连服 3 个月经周期，3 个月后患者月经周期为 25～27 天，7 天净，月经量减少。

按语：患者月经超前，量多，色鲜红，为脾气虚弱且伴阴血亏虚的表现。选用补中益气汤，方中党参补中气，黄芪、白术益气健脾，固冲摄血调经，当归养血，升麻升举中气。

（蔡　昱）

三、哈孝贤　首辨虚实，诊治月经先期

哈孝贤教授为哈氏医学第四代传人，尤精于妇科，哈教授治疗月经先期经验颇丰。主要治则为：一是分辨虚实。虚火者，有阴虚之火，血虚之火，尚有气虚之火；实火者，有肝经之火，心经之火，挟痰之火，挟湿之火等，临证应详加甄别。本病单一证候者少，每多虚实并见，或多证相兼，需细加诊辨。二是辨经量、经色为要点。《傅青主女科·调经》说："夫同是先期而来，何以分虚实之异……先期者火气之冲，多寡者水气之验。故先期而来多者，火热而水有余也，先期而来少者，火热而水不足也。"《女科经论·月经门》曰："心主血，故以色红为正，虽不对期而色正者易调，其色紫者，风也……黑者，热甚也……淡白者，虚也……或带黄浊者，湿痰也。"在临证中需四诊合参，综合分析。三是强调辨证论治。月经周期不同时期，肾之阴阳消长、气血之盈亏变化不同，且女子以血为用，无论何期何时，都应注意顾护阴血。勿过用苦寒直折，勿过用辛温燥散，务使气顺血和，则经候自调。

病案：患者，女，31 岁，已婚。

初诊：1998 年 9 月 28 日。

主诉：月经提前伴经量减少 10 余年。

病史：患者十余年前无诱因出现月经提前，伴经量过少，色黯有块。末次月经：1998 年 9 月 23 日。就诊时月经已净，头晕，偶有耳鸣，腰痛如折，心悸气短，舌质淡红，苔薄白，脉沉弦略细缓。

中医诊断：月经先期。

辨证：肝肾两虚，气阴亏虚。

治法：补益肝肾、滋养阴血。

方药：女贞子 15 g，旱莲草 15 g，菊花 15 g，白蒺藜 15 g，麦门冬

30 g，熟地20 g，石斛30 g，枸杞15 g，龟板15 g（先煎），五味子6 g，当归15 g，白芍20 g，太子参15 g，决明子15 g，桑寄生30 g，丹参20 g，泽兰叶15 g。7剂，日1剂，水煎服。

二诊：1998年10月6日。仍头晕心悸，耳鸣未作，腰酸乏力，口干欲饮，纳差，舌质淡红，苔薄白，脉沉弦细。方药：前方去熟地、龟板、决明子、丹参，加冬桑叶9 g，天麻9 g，玫瑰花15 g，薤白头15 g，干佛手15 g，沙参30 g，桑螵蛸30 g。7剂，日1剂，水煎服。

三诊：1998年10月13日。诉腰酸乏力、口干欲饮、心悸已消。仍头晕头痛、视物模糊、精神紧张、纳差、多梦，舌质淡红，苔薄黄腻，脉沉弦细滑。方药：龙胆草15 g，清半夏15 g，茯苓15 g，天竺黄15 g，丹参30 g，菊花15 g，白蒺藜15 g，麦门冬30 g，枸杞15 g，五味子6 g，当归15 g，太子参15 g，天麻15 g，玫瑰花15 g，干佛手15 g，沙参30 g，桑螵蛸30 g。7剂，日1剂，水煎服。

四诊：1998年10月23日。诉头晕头痛、视物模糊、精神紧张、纳差、多梦等症状已基本消失。月经于10月21日来潮，量较前增多，无血块，小腹不适。现血未净，舌质淡红，苔薄白，脉沉滑细。方药：前方去桑螵蛸、紫丹参，加白芍15 g，沉香6 g。3剂，日1剂，水煎服。

按语：本例月经先期十余年，伴量少、色黯有块，头晕，耳鸣，腰痛，心悸气短，舌质淡红，苔薄白，脉沉弦略细缓，结合症状舌脉表现，属肝肾两虚，气阴皆亏之证。肾虚则冲任不固，阴虚则肝旺而血海不宁，气虚则血行失摄，均致月经先期而来。肾精亏耗，阴血不足，血海空虚则经量过少。肝肾阴虚，相火上炎则头晕耳鸣。肾水不能上济心脉，君火不宁则心悸。肾虚日久，腰府失养则其痛如折。一诊治以益肝肾、养阴血为主，辅以平肝清热。二诊增清热理气、宽胸平肝之功，三诊加化痰除湿、活血祛瘀之力。

（蔡　昱）

四、蒋兴磊　养阴清热，化瘀止血，诊治阴虚血热夹瘀之月经先期

蒋兴磊教授系湖南省永州市中医院资深专家，湖南省名老中医，国家级第四批、省级第二批中医药专家学术经验继承工作指导老师。

蒋教授诊治月经不调，一是把握月经常态，以周期、经量、经色、经质及脉证为依据。二是抓住辨证要点，其要点有五：①谨守病因病机，病机之

关键在热、虚、瘀三者，致气血同病。②辨明病位病性：月经不调其病位主要在冲任、胞宫，与肾、肝、脾关系密切。其病性有虚实之别，虚证以肾虚（肾气虚、肾阳虚、肾阴虚）、脾虚、虚热为主；实证以肝郁血热、阳盛实热、湿热蕴结、血瘀多见。③明确各期特点。青春期少女，乃肾气未充，气血不足，情志不稳，以肾虚、血少、肝郁为多见。可表现为月经先后无定期等证型。更年期妇女，随着肾气与气血的衰减而月经失调，表现的证候以脾肾两虚或虚实夹杂多见。育龄期月经失调，妇女因行经、怀胎、产育等过程耗血甚多，致肝阴不足，肝气有余。"气有余，便是火"，五志之火内蕴，血热妄行可酿成崩漏；同时，该龄段妇人由于工作与家事繁忙而烦闷多郁，肝气郁结致气滞血瘀，发为本病。临床表现为经血非时突然而下，量多势急或量少淋漓不断，血色鲜红夹血块，伴烦躁易怒，胸胁乳房胀痛，时有嗳气，叹息，舌边红，苔微黄，脉弦数。④主抓证候辨证。包括月经周期、经量、经色、经质等内容。首先问周期，一般而言，月经先期多热多实，月经后期多寒多虚，但亦不可一概而论，寒热虚实应根据全身证候综合辨之。其次问经量，月经过多有血热内扰、气不摄血、瘀滞胞宫之别。月经过少则有肝血亏虚、肾阳亏虚、瘀滞胞宫、痰湿阻滞之异。《罗氏会约医镜·论经水多少》曰："经有多少，而其多少素有定规。平日少而忽然多者，不问肥瘦，皆以热论；平日多而忽少者，非病后体虚，即外因阻滞也。亦有痰碍经隧者，必其体肥，而脾土或者亏虚，不能燥痰也。"再问经色，《医者入门·经候》曰："色素者，风也；黑者，热甚也；淡白者虚也，或挟痰停水以混之也；如烟尘水，如屋漏水，如豆汁，或黄带混浊模糊者，湿痰也；成块作片，血不变者，气滞也，或风冷乘之也；色变紫黑者，血热也。"简言之，经色"以白、黑定寒热，以淡滞（清稀或黏稠）定虚实"。再问经质，"妇人经行成块，或大或散，皆血所结，乃血滞也，红而成块者，血热兼风也，紫甚或黑色成块，血热有伏火，久而蕴结也，黄浊成块者，湿痰裹血也，淡红而成块者，风冷克胞门致血凝聚也"。⑤辨证脉证合参。妇人平脉，虽有短暂或偶尔轻度月经不应期，或多或少，但脉象平和，多可迅速恢复正常。月经紊乱者，"妇人肺脉盛，肝脉软而虚，忽微而动，心脉芤，肺气有余，相刑克，肝木受金伤，不能主血，月候多少，迟速不定，多不节，以致无子，偶然怀之，又无故坠下，当减其肺，益其肝。"月经不调的诊治，一是贵在辨证论治，首辨他病、经病，次辨标本缓急，再辨月经各期。二是贵在理气养血调经，调经以理气为先。三是贵在调理肝、肾、脾三脏。

病案：周某，女，29 岁。

初诊：2011 年 3 月 2 日。

主诉：月经先期 8 天。

病史：自述 8 天前，无明显诱因出现月经提前而至，色红，质稠，量多，夹血块。伴心悸，头昏，乏力。

检查：舌质红，苔少，脉细数。

中医诊断：月经先期。

辨证：阴虚血热夹瘀证。

治法：养阴清热，化瘀止血。

方药：两地汤加减。生地黄 10 g，牡丹皮 10 g，白芍 10 g，阿胶 10 g（蒸兑），地骨皮 10 g，知母 10 g，太子参 15 g，花蕊石 15 g（先煎），旱莲草 15 g，三七粉 3 g（冲服），甘草 5 g。5 剂，水煎，每日 1 剂，分 2 次温服。

二诊（3 月 8 日）：自诉服药后，流血得止，无不适。

按语：本例属中医的月经先期与经行量多的范畴，从症状、舌脉分析当属阴虚血热夹瘀证，故以养阴清热，化瘀止血为法，拟两地汤加减获效。两地汤方中三七与花蕊石同伍，化瘀止血功效明显。

（林 萍）

五、熊继柏 滋阴降火法治疗月经先期

月经先期而至，主要病因病机与气虚和血热有关。国医大师熊继柏教授根据临床不同证型特点，审因辨治，既分清虚实，又要辨明寒热，或养先天之肾，或补后天之脾，或清血分之热，或散肝经之郁。月经先期的治疗目标在于补其不足，泻其有余，力求恢复正常月经周期。

1. 脾肾气虚证 月经提前，或量多，或量少，色淡，质地清稀，疲乏无力，面色少华，神疲肢软，头晕耳鸣，舌淡胖，边有齿痕，苔白而润，脉沉细。治宜补肾扶脾、固冲调经。若兼有心悸失眠者，可酌加远志、酸枣仁、柏子仁等养心安神；若夜尿频多清长者，可酌加益智仁、桑螵蛸、金樱子等固精缩尿；若月经量多者，可加仙鹤草、血余炭等收涩止血；如汗多，可加五味子敛肺止汗。

2. 阴虚血热证 经来先期，量或少或多，色红，质稠，伴手足心热，

口干咽燥，大便干结，舌红，苔薄少津，脉细数。治宜养阴清热调经。若经量多而色红者，可予仙鹤草、地榆炭凉血止血。

3. 肝郁血热证　月经提前，量或多或少，色深红或紫红，质稠，或有血块，或少腹胀痛，或乳房胀痛，或烦躁易怒。舌红，苔薄黄，脉弦数。治宜疏肝清热、凉血调经。如兼见口干舌燥，可酌加知母、生地养阴生津；如乳房胀痛明显，可加橘核、郁金、佛手疏肝通络。

病案：唐某，女，40 岁。

初诊：2006 年 1 月 22 日。

主诉：月经先期伴量多 2 个月。

病史：患者近两个月出现月经先期，量多，色深红，兼心烦，尿黄。

诊察：舌红，苔薄黄，脉细。

中医诊断：月经先期。

辨证：血热。

治法：清热凉血调经。

主药：清热固经汤加减。生地 20 g，当归首 10 g，川芎 6 g，栀子炭 10 g，黄芩 10 g，阿胶珠 15 g，炒龟板 30 g，煅龙骨 20 g，甘草 6 g。10 剂，水煎服。

二诊：2006 年 2 月 26 日，患者诉月经量已减少，面部生红色疮疹，尿黄，舌红，苔薄黄，脉细。改拟荆芩四物汤加味。处方：生地 20 g，白芍 20 g，当归首 10 g，川芎 8 g，荆芥炭 15 g，黄芩 15 g，地榆炭 20 g，甘草 6 g。10 剂，水煎服。

按语：月经先期有虚有实。实者常因冲任血热所致，以中年患者居多。因为妇女此时"肾气平均"，身体壮盛，肾精充沛，火旺则血热经早、量多，治疗上以"损其有余"为主要原则。《傅青主女科·经水先期》谓："火不可任其有余，而水断不可使之不足。"故选用清热养阴法，使热得以清，阴有所养，"阴平阳秘"则月经按期来潮。清热固经汤方中以龟甲、阿胶珠为君药，滋阴潜阳、补肾养血，生地、黄芩、栀子炭清热凉血止血，煅龙骨育阴潜阳，生甘草清热解毒，调和诸药。全方泻热于滋阴之中，使热清而不伤阴，血安则经自调。二诊时患者自诉月经量较前减少，但颜面生疮疹，尿黄，结合舌脉证，仍属血热之象，治宜清热凉血，故选用荆芩四物汤加味内服养血清热以善其后。方中去熟地改投生地以滋阴凉血，当归补血养肝，和血调经；白芍、川芎柔肝合营，治血行气；黄芩、荆芥炭、地榆炭共奏清热凉血止血之功。使气帅血行，精血充盈于胞宫，经水自调而愈，达到滋阴养血，止血调经之效。

（戴　月）

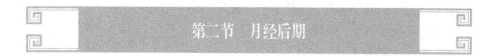

第二节　月经后期

月经后期是指月经周期延长 7 天以上，甚至 3～5 个月一行，连续出现 3 个周期以上，亦称为"月经延后""经行后期""经迟"等。如月经后期伴月经量过少，常可发展为闭经。

本病首见于《金匮要略》，谓"至期不来"。将月经后期作为一个病证来研究，始见《丹溪心法》，称为"经水过期"，并根据月经之期、量、色、质提出了辨证要点和方药。《景岳全书·妇人规》曰："后期而至者，本属血虚，然亦有血热而燥瘀者，不得不为清补；有血逆而留滞者，不得不为疏利。反阳气不足，血寒经迟者，色多不鲜，或色见沉黑，或色滞而少。其脉或微，或细，或沉、迟、弦、涩。其脏气形气必恶寒喜暖。凡此者，皆无火之证。治宜温养血气，以大营煎、理阴煎之类加减主之。大约寒则多滞，宜加姜、桂、吴茱萸、荜茇之类，甚者须加附子。"综上中医妇科典籍所述，引起月经后期的病因多样，但其主要发病机理有二：一是，精血不足，营血亏虚，冲任不充，血海充盈延迟；二是，邪气阻滞，气血运行不畅，冲任阻滞，血海不能按时满溢。

现代医家认为，月经后期发病机制有虚有实。虚者多因营血亏损或阳气虚衰，引起精血乏源，血海不能按时满溢；实者多因气郁血滞，冲任受阻或寒凝血瘀，冲任不畅，导致经期延后。治疗原则为温经养血，活血行滞。属虚寒者，治当温经养血；属瘀滞者，治当活血行滞；虚实相兼者则分清主次而兼治之。同时，结合脏腑辨证根据病在肾、在肝、在脾的不同来选方用药。

一、孙光荣　"溯本求源，气血共治"论治月经后期

对于月经后期诸病，国医大师孙光荣教授讲究"溯本求源，气血共

治"。月经后期之病机较为复杂，而大致离不开肾虚、血虚、寒凝与气滞。先天不足或房劳多产，则可致肾虚阴亏；素体羸弱亦或产育久病，则可致气血两虚；素体阳虚或耗气伤阳，可致寒凝血瘀；诸多烦劳、心情忧郁可致气滞，此四者可谓察知月经后期病机之关键。而月经后期之源头在于"气血"二字，皆因"气为血之帅，血为气之母"。气血不和，或致虚，或致瘀。因而"立法组方""组方用药"上仍以补益气血之方药为宗，但随不同病候的病机变化予以加减配伍，标本兼治，使机体中和，经行正常。

病案：患者，童某，28岁。

初诊：2010年1月15日。

主诉：月经延期，多思厌食，寐难多梦2周。

病史：患者月经延期2周，色黑有块，多思心烦，心悸怔忡，神难守一，尤厌冷食。诊察：舌淡红，苔少，脉细稍数。

中医诊断：月经后期。

辨证：心脾两虚，血瘀内阻。

治法：益气健脾，养血安神，佐以活血通经。

方药：生晒参12 g，生黄芪12 g，紫丹参10 g，益母草10 g，法半夏7 g，广陈皮7 g，西砂仁5 g，荜澄茄4 g，川杜仲12 g，炙远志6 g，石菖蒲6 g，云茯神15 g，炒枣仁15 g，灵磁石10 g，生甘草5 g。7剂，每日1剂，水煎内服，每日2次。

二诊：2010年3月19日。服上方后见效，月经正常，心悸怔忡显著减轻。但春节后余症反复，现不寐，胃不舒，经期提前，舌淡苔少，脉细稍数。上方去荜澄茄，加乌贼骨10 g，鸡内金6 g，夜交藤10 g。服法同前。

三诊：2010年4月2日。服前方后病情稳定，现多梦，夜咳，舌淡紫、苔薄白，脉弦细。前方去益母草、乌贼骨、西砂仁、鸡内金、灵磁石，加桑白皮10 g，麦冬12 g，百合10 g，炙百部10 g，白蔻仁6 g。服法同前。

随访：服用上方后，诸证未再复发，月经正常。

按语：孙老根据患者多思厌食与寐难多梦互见的特点，认为导致月经后期的根本原因在于忧思伤脾，心神失养，虽然"病在下"，但宜"取之上"，治疗上则重在健脾和胃以促进水谷纳化，养心安神以通经脉，使脏腑功能正常，冲任气血调和则血海蓄溢有常，胞宫藏泻有时则月经行止有期。

（孙英凯）

二、沈宁　痰瘀同治诊治痰湿阻滞型月经后期

通常对于妇科病实证的辨证，重点多放在"瘀血""肝郁"或"寒凝"，而忽视"痰浊"。沈宁教授认为：当下生活节奏加快，饮食结构改变，脂肪过量摄入，妇科病的中医证类谱也发生重大改变，"痰浊"致病率明显增加，常导致气血津液代谢紊乱，津停为痰，血留为瘀，痰瘀互结，损伤络脉，并进一步导致气血运行逆乱。沈教授主张妇科实证应当从痰论治，祛痰化瘀。对于痰瘀相兼的病证，以祛痰为主，化瘀为辅，使痰瘀分消。

病案：刘某，女，28岁。

初诊：2004年6月10日。

主诉：月经错后，经量减少，白带增多半年。

病史：患者在某医院例行妇科检查，发现子宫肌瘤，平素经来量少，无明显不适，未予重视，近半年来，月经延后，经量明显减少，色淡质稠，带下量多，色白黏腻，经服"桂枝茯苓丸"等治疗，未见明显改善。现体胖痰多，头重胸闷，口黏纳呆，二便尚调。西医建议手术治疗。患者因惧怕手术，经介绍来院就诊。

检查：舌淡胖，苔白腻，脉弦滑。B超示：子宫前位，5.2 cm×4.1 cm×4.5 cm大小，形态欠规则，肌层回声不均匀。子宫前壁可见1.8 cm×1.7 cm×2.0 cm的低回声结节，边界不清，略向外突，考虑子宫肌瘤。

西医诊断：子宫肌瘤。

中医诊断：癥瘕，月经后期。

辨证：痰湿阻滞。

治法：燥湿化痰，活血消癥。

方药：苍附导痰丸合桂枝茯苓丸化裁。胆星10 g，法半夏10 g，炒苍术10 g，香附10 g，云苓10 g，陈皮10 g，枳壳10 g，桂枝10 g，赤芍10 g，丹皮10 g，桃仁10 g，车前草30 g。每日1剂，水煎，分2次服。

二诊：连服7剂，头重、口黏缓解，白带减少，胸闷亦轻，食纳渐增，舌脉如前。痰湿渐祛，上方加生龙骨、生牡蛎、焦三仙各30 g。

三诊：服5天，月经按期来潮，色质转常，经量尚少，白带少而未止，但已不黏。胸闷解除，食纳又增，苔薄白，根中腻，脉细滑。痰湿显减，药已中病，效不更法。改用"温胆汤"并加痰瘀同治的莱菔子10 g，丹参

30 g 调治 1 个月。

四诊：经行如期，经量略多，带下不多，少腹隐痛，腰酸腿软，苔黄质红，脉沉细数。痰湿已祛，而肾亏之象渐显，法随证变，改宗《上海经验方》"二仙汤"以调肾阴阳。知母 10 g，黄柏 10 g，当归 10 g，仙灵脾 5 g，泽兰 10 g，川断 10 g，蛇床子 10 g，菟丝子 10 g，石菖蒲 10 g，郁金 10 g，苏木 10 g，生山楂 15 g，川楝子 10 g，元胡 10 g，桂枝 5 g，夏枯草 10 g。

上方 7 剂，每日 1 剂，改为每晚服 1 煎。早上、中午服用"桂枝茯苓胶囊"各 3 粒。至下次月经来潮，汤剂改为每天 2 次，停服胶囊。

五诊：经量较前明显增多，腹已不痛，腰无酸软，舌质不红，脉细不数，虚火不著，病渐向愈。守法改用《医级》"杞菊地黄汤"并加阴阳双调的生杜仲、桑寄生，升清降浊的川芎、牛膝各 10 g。出入续治 2 个月。

六诊：经期、量、色、质、带均已正常，舌淡红，苔薄白，脉和缓。因惧怕手术而未行 B 超检查。病深时久，原法巩固，以四、五诊合方 5 倍剂量，加入三七粉 30 g，共研细末，装入 1 号胶囊，每次 3 粒，每日 3 次，又调 2 个月。2005 年 1 月 12 日 B 超复查：子宫大小正常，4.8 cm×3.8 cm×4.0 cm，肌瘤消除。予杞菊地黄胶囊，后未来复诊。

按语：子宫肌瘤与内分泌紊乱有关，常规多投活血化瘀、软坚散结之法。本案初诊辨证以痰湿阻宫为患，故以"苍附导痰丸"祛痰为主，"桂枝茯苓丸"化瘀为辅。三诊时，痰湿松动，为防久用苍、夏过燥、桃、芍破气，故改为温胆汤去夏枣草，并加痰瘀同治的有效药对莱菔子与丹参。四诊邪去正虚，治以调肾阴阳的二仙汤，调肾即可调整内分泌，是为治本之法。原方仙茅温燥而有小毒，以温润的蛇床子代之，并配仙灵脾。调整内分泌用菟丝子、泽兰、川断，调节大脑皮质功能用石菖蒲、郁金。月经量少，既要活血又要温通，投苏木、山楂、桂枝。夏枯草软坚散结。五诊虚火不著，专功调肾，以杞菊地黄汤为基本方，注重阴阳互根、升降气机、补而不滞、温而不炎，皆为辅助之举，最后效方研末并配成药，丸药缓图，以冀收功。

（杨　硕　王南苏）

三、夏桂成　补肾调周法诊治月经后期

20 世纪 60 年代起就有学者在中医学关于"肾主生殖"及穴位平衡的理论基础上，提出了现代医学的卵泡期、排卵期、黄体期、月经期的周期性选

方用药疗法，以此达成调经种子的目的，即中药人工周期疗法。几十年来经广大中医工作者的不断验证，补肾调周法被证实为一种有效的治疗方法。国医大师夏桂成教授在90年代末以临床实践为基础，进一步细化和分类了月经周期，由原来的4期细分为7期，将经后期细分为初、中、末3期，以适应临床实际的需求，又将经前期细分为经前前半期和经前后半期两部分。至此，将月经周期划分为7个期：行经期、经后初、中、末期、月经间排卵期、月经前前半期和月经前后半期。

夏教授在月经周期与调周法理论中阐述了月经本质是人体内阴阳消长转化。经血来潮只是这一过程的结果，以气血现象来周期性地呈现。月经后期是以月经周期节律异常为主要临床表现。治疗上，不可急用攻伐之品以下血通经，此乃治标之法，而非治本，甚至更伤及原本不足之阴血。夏教授认为应从阴阳论治，方为治本之法，应依据患者临床具体情况判断其阴阳消长转化状态，运用月经周期节律调节法，分期分时调治，恢复正常月经。

月经后期因病在经后期阴长癸水失调，或合并其他病因病机如血气活动不利及痰、湿、郁、瘀、寒五大干扰因素等导致不能阴长至重，重阴至阳转化失常，不能进入经间排卵期顺利排出卵子。夏教授应用的调周法，是一种系统而序贯的调理月经周期的方法，根据月经周期中各个分期阴阳消长转化、动静升降变化而制定。治疗重点在经后期，静能生水，运用月经周期节律调节法，在经后期滋阴补肾基础上加入清心安神或镇静安神的药物。具体临证经验如下：在经后初期，方取归芍地黄汤合钩藤汤加减，药用丹参、白芍、山药、山茱萸、炙龟板、怀牛膝、莲子心、茯苓、茯神、钩藤、合欢皮、炒枣仁等。待阴有所恢复，即加入经后中期的一些药物，也就进入真正的阴长时期，可见带下。此时属阴，但要有动有升，需静中求动，降中有升，是经后中期的特点。在保证早睡、睡足、心静前提下，在滋阴补肾，清心安神的基础上加入助阳升动之品，方选滋肾生肝饮加减，药用丹参、白芍、山萸肉、淮山药、熟地、莲子心、茯苓、茯神、川断、菟丝子、合欢皮、荆芥、炙鳖甲、生白术等。如能顺利，阴长可达重，进入经后末期，升动明显，治疗上可按经间排卵期论治。此期，既要保证睡眠，又要有一定的兴奋性。选择方药时，仍然要以阴药为主，促进带下分泌得增多增稠，同时加入较多的阳药和适当的活血药，方取补天种玉丹（汤），药用丹参、赤白芍、山药、山萸肉、熟地、莲子心、茯神、川断、菟丝子、鹿角霜、五灵脂、紫河车、荆芥、炙鳖甲等。如不顺利，又将折返经后中期，甚至经后初期，再按初期、中期论治。

医案：高某，女，33 岁，已婚。2006 年 3 月 7 日初诊。

主诉：月经周期延后 17 年，结婚 10 年未孕。

病史：患者自诉自 16 岁初潮后月经周期一直不规律，7 天/2～7 月，量中，经色暗红，时夹小血块。带下黏腻，丝状带下偏少。结婚 10 年未孕。平素情绪抑郁，悲伤欲哭，形体偏胖，腰酸畏寒，纳少便溏，舌质淡胖、苔薄白腻，脉象弦细沉。先后于多家医院生殖中心就诊，查男方精液常规无异常。女方妇科检查宫体偏小，余未见异常。B 超提示双侧卵巢多囊样改变，子宫输卵管碘油造影示通畅。采用补佳乐、达英－35 及克罗米芬等西药促排卵助孕治疗 1 年未见效果。末次月经 2006 年 1 月 23 日。B 超监测左侧卵巢见 1.5 cm×1.6 cm 卵泡。

中医诊断：月经后期。

西医诊断：不孕症（原发性不孕症）。

治法：补肾养血，健脾理气。

方药：滋肾生肝饮合异功散加减：丹参 10 g，赤、白芍（各）10 g，山药 10 g，山萸肉 10 g，丹皮 10 g，茯苓 10 g，川断 10 g，菟丝子 10 g，熟地 10 g，白术 10 g，广木香 9 g，陈皮 6 g，荆芥 6 g。

二诊：服药 7 剂，BBT 升至 36.7 ℃ 2 天，伴乳胀心烦，少腹胀痛，纳可便溏，带下增多，舌红、苔腻，脉弦细。治法：补肾养血助阳，疏肝理气。方药：毓麟珠合七制香附丸、天仙藤散加减：丹参 10 g，赤、白芍（各）10 g，山药 10 g，丹皮 10 g，茯苓 10 g，紫石英 10 g，川断 10 g，杜仲 10 g，制香附 10 g，天仙藤 10 g，丝瓜络 6 g。

三诊：服药 10 剂后月经来潮，量色质正常，7 天经净后就诊。此时本当重用滋阴填精之品以充养血海，因出现胃脘痞闷，大便溏，转从脾肾同治，治法：滋阴养血，兼以健脾和胃。方药：归芍地黄汤合木香六君汤加减：丹参 10 g，赤、白芍（各）10 g，山药 10 g，山萸肉 10 g，丹皮 10 g，茯苓 10 g，川断 10 g，桑寄生 10 g，怀牛膝 10 g，制苍、白术（各）10 g，太子参 15 g，焦山楂 10 g，煨木香 9 g。

四诊：服药 7 剂后，大便转实，但情绪不畅，带下不多。治法：滋肾健脾，佐以疏肝。方药：滋肾生肝饮合异功散加减：丹参 10 g，赤、白芍（各）10 g，山药 10 g，山萸肉 10 g，丹皮 10 g，茯苓 10 g，川断 10 g，菟丝子 10 g，干地黄 10 g，炒白术 10 g，焦山楂 10 g，炒柴胡 6 g，陈皮 6 g。

五诊：服药 10 剂后 BBT 仍处低温相，再次出现胃脘痞闷，大便溏泄，每日 3~5 次，神疲倦怠，带下黏腻，舌淡、苔白腻，脉细弦。仍按月经后期论治：健脾和胃、温中化痰、通络调经。方药：参苓白术散加减：党参 10 g，炒白术 10 g，茯苓 10 g，山药 10 g，赤、白芍（各）10 g，山萸肉 10 g，川断 10 g，菟丝子 10 g，煨木香 9 g，炮姜 6 g，佛手 6 g，陈皮 6 g。常法煎服。

六诊：服药 7 剂后诸症改善，但带下不多，BBT 仍呈低温相，治宜增加补肾疏肝之力。方药：二甲地黄汤合越鞠二陈汤化裁：炙鳖甲 10 g，炙龟板 10 g，熟地 10 g，赤、白芍（各）10 g，山药 10 g，山萸肉 10 g，丹皮 10 g，茯苓 10 g，川断 10 g，菟丝子 10 g，广郁金 10 g，制苍术 10 g，怀牛膝 10 g，太子参 10 g，陈皮 6 g。

七诊：服药 7 剂后带下明显增多，但未见丝状带下，治法：滋阴补肾助阳，疏肝理气调经。方药：补天五子种玉丹加减：丹参 10 g，赤、白芍（各）10 g，山药 10 g，山萸肉 10 g，茯苓 10 g，川断 10 g，菟丝子 10 g，杜仲 10 g，怀牛膝 10 g，五灵脂 10 g，巴戟天 9 g，广木香 9 g。

八诊：服药 7 剂后出现丝状带下，转从经间期补肾调气血以促阴转阳。方药：补肾促排卵汤加减。丹参 10 g，赤、白芍（各）10 g，山药 10 g，山萸肉 10 g，丹皮 10 g，茯苓 10 g，川断 10 g，菟丝子 10 g，鹿角片 10 g，熟地 10 g，五灵脂 10 g，广木香 9 g，红花 6 g。常法煎服。

九诊：服药 9 剂后，BBT 升入高温相 3 天，略感乳胀心烦，纳可便调，舌质淡红、苔薄白，脉细弦。按经前期论治，温补肾阳、疏肝理气调经。方药：毓麟珠合七制香附丸加减。治疗半年后，月经周期基本上 35 天一潮，治疗 8 个月后妊娠，转入补肾保胎治疗。

按语：夏教授认为月经后期主要原因是阴精不充，不能及时行其滋长，经后期相对延长。多责之于先天，同时与后天摄生不慎密切相关。如很多年轻女性长期熬夜上网或女学生学业繁重，挑灯夜读，长期缺乏睡眠，或长期白天睡懒觉至中午，导致生物钟紊乱，肾—天癸—冲任—胞宫生殖轴功能失调，或嗜食洋快餐等高脂食品，致痰湿内壅，阻塞经络，最终血海不能按期盈满而发为月经后期。在阴长过程中，痰湿肝郁，脾不健运，亦不同程度地阻碍阴长至重，致经后期延长。夏教授采用补肾调周法治疗时非常重视后天脾胃的调养。本例根据患者症状及舌脉表现，认为属肾阳偏虚，痰湿内生，血海不能按时盈满，而致月经后期，心肝气郁，瘀浊壅阻胞宫，导致不孕。

总治则拟补肾疏肝，燥湿化痰，活血调经助孕，根据月经阴阳消长适时调整。本例反复出现纳差便溏，夏教授或选用参苓白术散，或选用滋肾生肝饮合异功散，或木香六君汤等化裁，目的就是健脾，以后天充养先天，脾旺才能燥湿化痰，血海才能按时满溢。

（蔡　昱）

四、熊继柏　分辨寒热虚实诊治月经后期

国医大师熊继柏教授将月经后期的主要临床类型分为四型：一是寒证，表现为少腹及腰部畏冷喜暖，形寒肢冷，舌苔白，脉沉细；二是虚证，以气血不足为主，表现为少气乏力，面色淡白，舌淡，脉细；三是郁证，表现为经期心烦，或未行经就出现心烦易怒，行经期乳房胀痛，胁下胀痛；四是瘀热，久瘀化热所致，表现为大便秘结，腹胀等。熊教授遵循古训圆机活法，临证"谨守病机"，掌握因果转化，辨证之思贯穿理法方药。总结出月经后期的治疗，通经之法不可一概而论，必得审证求因，视辨证之寒热虚实而定，方能效验。治疗本病重在调理冲任、疏通胞脉以调经，虚者补之，实者泻之，寒者温之，滞者行之，痰者化之。

病案：刘某，女，18岁。

初诊：2005年12月04日。

主诉：月经经期推后1年。

病史：月经后期，经量偏少，色暗，有血块，时有少腹胀痛。诊察：舌淡胖，边有齿痕，舌苔薄白，脉细。

中医诊断：月经后期。

辨证：血虚气滞兼瘀。

治法：养血化瘀，理气调经。

方药：过期饮加味。桃仁10g，红花3g，熟地10g，赤芍10g，当归尾10g，川芎10g，香附10g，莪术6g，官桂3g，广木香6g，川木通6g，炮甲10g，甘草6g。10剂，水煎服。

二诊：2005年12月25日。诉此次月经已准时行至，量亦增多，色黑已见好转，但时有少腹胀痛。诉乳房发育迟缓，舌淡胖有齿痕，舌苔薄白，脉细。改用调肝补脾益肾治法，拟逍遥散加鹿筋、小海龙。处方：当归10g，白芍10g，柴胡10g，茯苓10g，炒白术10g，甘草6g，小海龙

10 g，炒鹿筋 10 g。10 剂，水煎服。

三诊：2006 年 1 月 15 日。诉月经已正常，少腹亦无胀痛，但手足畏冷，乳房发育不良，舌淡胖有齿痕，苔白，脉细。方药：八珍汤加巴戟天、淫羊藿。处方：西洋参片 10 g，炒白术 10 g，茯苓 10 g，当归 10 g，川芎 6 g，白芍 10 g，熟地 15 g，炙甘草 10 g，巴戟天 15 g，淫羊藿 10 g。10 剂，水煎服。

按语：本病属中医妇科的月经后期。根据患者经量偏少，色暗，有血块，时有少腹胀痛，舌淡胖，边有齿痕，舌苔薄白，脉细，可辨证为血虚气滞兼瘀。脾气虚弱，化源不足，营血亏虚，冲任不充，血海不能按时满溢，故月经后期；气机郁结，血为气滞，冲任不畅，故经量偏少，色暗，有血块；肝郁气滞，经脉壅阻，故少腹胀痛。故予以过期饮加味内服治以养血化瘀、理气调经。过期饮出自《证治准绳·女科》，方中以四物汤为主方，取其补血和血，调经化瘀之意。方中红花、桃仁、川芎为君药，主活血行气之功；易白芍为赤芍又可助君药化瘀活血；香附、莪术、木香疏肝解郁，行气止痛，与赤芍共为臣药；佐药为熟地、当归、肉桂、木通，行疏通经脉、填精益髓之功效；甘草作为本方佐使药调和诸药药性。诸药合用，既能补血固冲以治其本，又能祛瘀通经以治其标，标本兼顾，虚实并治，使血充气行，血瘀消散，则月经自调。二诊时患者月经情况较前明显改善，但仍觉时有少腹胀痛不适，且乳房发育迟缓。结合舌脉证，乃肝郁血虚兼脾虚之证，故改予逍遥散加味治疗。逍遥散专为肝郁血虚，脾失健运之证而设。本方君药柴胡疏肝解郁，使肝气得以调达；当归甘辛苦温，养血和血；白芍酸苦微寒，养血敛阴，柔肝缓急，共为臣药。白术、茯苓健脾祛湿，使运化有权，气血有源，甘草益气补中，缓肝之急，为佐药。患者乳房发育迟缓，熊老教授酌加鹿筋、小海龙此二种血肉有情之品。鹿筋性温，味淡微咸，入肝、肾二经，可养血通络、生精益髓。小海龙性味咸甘，温，长于补肾壮阳。此二药合用补肾助阳以期促进乳房发育。三诊时患者月经已恢复正常，经治疗后少腹胀痛亦除，但手足畏冷，乳房发育不良，结合舌脉证可辨为脾肾阳虚、气血不足之证，方药调整为气血双补之八珍汤加味，治宜益气与养血并重。方中将人参换成西洋参，与熟地相配，益气养阴营血，共为君药。白术、茯苓健脾渗湿，助西洋参补脾，当归、白芍养血和营，助熟地滋养心肝，均为臣药。川芎为佐，活血行气，使地、归、芍补而不滞。炙甘草为使，益气和中，调和诸药。方中加上巴戟天、淫羊藿此二味补肾助阳药以促进乳房发育。由此可见，治疗慢性病应"徐徐而入""步步为营"，不可一味猛攻滥补。若治疗不及时或失当，日久病深，则可能发展为闭经，严重时影响女性生育。

（戴　月）

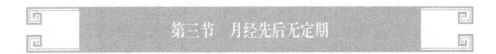

第三节　月经先后无定期

月经周期或提前或推后 7 天以上，交替不定且连续 3 个周期以上者称月经先后无定期，又称"经水先后无定期""月经愆期""经乱"等。临床以月经周期紊乱为主要特点，甚者伴有不孕症。

月经先后无定期的病机主要是肝肾功能失常，冲任失调，血海蓄溢无常，重点为"郁、虚、瘀"。治疗原则是疏肝补肾，调和冲任。《万氏妇人科·调经章》提出"经行或前或后""悉从虚治，加减八物汤主之"。《医宗金鉴·妇科心法要诀》认为：月经提前为热，延后为滞，淡少不胀者为虚，紫多胀痛者为实。《傅青主女科·调经》认为：经水先后无定期为肝肾之郁所致，重在肝郁，由肝郁而致肾郁。治法主张疏肝之郁即开肾之郁。

临证时，肝郁证宜疏肝解郁，和血调经，方用逍遥散：柴胡、当归、白芍、白术、茯苓、甘草、薄荷、炮姜。如辨为肾虚证，宜补肾益气，养血调经，方用固阴煎：人参、熟地、山药、山茱萸、远志、炙甘草、五味子、菟丝子，补肾益气，养血调经；若肝郁肾虚者，宜补肾疏肝，方用定经汤：柴胡、当归、白芍、菟丝子、熟地、山药、白茯苓、荆芥穗，补肾疏肝。

一、尤昭玲　谨守病机，善用花药诊治月经先后无定期

尤昭玲教授是湖南中医药大学附属第一医院妇产科主任医师，博士生导师，国家级名老中医专家。多年来致力于妇产科疑难杂症，在月经不调、不孕症、多囊卵巢综合征（PCOS）、输卵管疾病、体外受精胚胎移植的中医调治及卵巢早衰等多种妇科疑难杂症方面，提出了独到的见解，积累了疗效肯定的临床经验，形成了整体的诊疗新思路。

尤教授的学术追求是传承创新，创新性运用中医药进行辨卵调泡助孕，

抓住肾藏精、主生殖这个根本，借助基础体温、阴道B超等现代检测技术，结合肾—天癸—冲任—胞宫轴对月经周期的调控机制，把握中医药治疗的切入点，为生长卵泡提供必需的精微物质。在用药方面，尤教授善用药对，喜用花药。尤教授认为女性如花，需精心打理，才能常开常艳。在痛经、月经量少、围绝经期综合征、排卵障碍等病症治疗中，使用三七花，不仅宣散，也能沉降，且多汁液，可滋阴潜阳，滋润卵巢，促进卵巢及子宫局部的血液循环，雪莲花能补肾阳，调冲任，活血通经，止血，尤教授用来治疗寒凝阳虚之痛经、闭经、崩漏及产后虚寒等症。在月经前半周期用玫瑰，可以疏发肝气，透发坚韧的卵巢壁，使内郁之卵泡如玫瑰花一样绽放出来；在月经后半周期用玫瑰，可用于肝郁气滞之痛经。月季花，广泛用于治疗痛经、排卵障碍、内膜息肉、黄体功能不全引起的经期延长，亦可用于助卵泡发育、乳腺肿块、高泌乳素血症、外阴白斑、脱发等领域。玳玳花，主要取其升发之气及宣散作用，可用于促排卵；也用在痛经时，取其理气止血、和胃止呕之效。百合花，止血效果好，常用于治疗妇科血症。

病案：熊某，28岁。

初诊：2011年11月12日。

主诉：月经先后不定期半年。

病史：患者近半年来月经先后无定期，有迫切怀孕要求，孕0。月经3~5/20~45天，量时多时少，色红，夹血块。经行期两胁及乳房胀痛，口苦咽干，伴头晕。末次月经：2011年11月11日。因尝试3个月怀孕均未成功，担心自己不孕，时感精神抑郁。纳欠佳，食之无味，寐尚可，二便调。舌红，苔薄黄，脉弦数。

中医诊断：月经先后无定期。

辨证：肝郁化火证。

治法：清肝解郁，养血调经。

方药：解郁调经汤加减。柴胡6g，白术10g，丹皮10g，白芍10g，当归10g，栀子10g，黄芩6g，泽兰10g，三七花5g，香附10g，南沙参10g，川楝子10g，陈皮10g，路路通10g，甘草5g。共6剂，水煎服。

二诊：2011年11月19日。诉服用上方后感经行期两胁胀痛有所减轻，咽干有所缓解。现月经已净，白带多，无异味。纳可，大便结，小便调。舌淡红，苔薄，脉弦。拟经验方四子汤加减。熟地10g，玉竹10g，百合10g，山药10g，莲肉10g，黄精10g，三七花5g，绿梅花5g，炒栀子

10 g，菟丝子 10 g，桑椹子 10 g，覆盆子 10 g，枸杞子 10 g，石斛 10 g，北沙参 10 g，肉苁蓉 10 g，甘草 5 g。共 12 剂，水煎服。

三诊：2011 年 12 月 3 日。诉服上方第 6 剂后，感左下腹隐痛，白带黏稠，无异味。纳寐可，二便调。舌淡，苔薄，脉弦。拟再进上方 7 剂，水煎服。

四诊：2011 年 12 月 13 日。诉月经于昨日来潮，量中等，色黯红，夹血块，经前仍感乳胀，但较前明显减轻。纳寐可，二便调。舌质红，苔薄，脉弦。拟解郁调经汤加减。柴胡 6 g，白术 10 g，丹皮 10 g，白芍 10 g，当归 10 g，栀子 10 g，黄芩 6 g，泽兰 10 g，三七花 5 g，香附 10 g，川楝子 10 g，陈皮 10 g，路路通 10 g，甘草 5 g。共 6 剂，水煎服。续进经验方四子汤 12 剂。回访：患者 2012 年 1 月月经按期来潮，并于 2 月 20 日确定已怀孕。

按语：患者经行期两胁及乳房胀痛，口苦咽干，伴头晕，舌红，苔薄黄，脉弦数等均是肝郁化火之象。初诊时，尤教授运用解郁调经汤，疏肝解郁，清热调经。复诊时，患者自觉热象减轻，故换四子汤加减：覆盆子、桑椹子、枸杞子、菟丝子等补肝肾，配黄精、玉竹、石斛、北沙参等滋阴清热，三七花有滋阴潜阳，清热解毒、凉血的功能，整体用药体现了标本兼治。

（王南苏　林　萍）

二、王绵之　养血调肝，健脾温肾诊治月经先后无定期

医言"女子以肝为先天"，强调肝对妇女生理的重要性。国医大师王绵之教授认为：肝藏血，喜条达，主疏泄，内寄相火。在临床上，妇科诸疾，如月经不调、痛经、不孕症等，多以血虚肝郁为主症，治之当养血调肝，以逍遥散加减，多可获效。但当重用当归、赤芍、白芍为君，柴胡仅用小量为佐使，其意何在？王教授认为，女子如见头晕目眩、心情烦躁，或抑郁不乐，经期胸乳小腹胀痛等症，切不可辄投过用升散之品。叶天士曾言："肝为刚脏，必柔以济之，自臻效验耳。""柴胡劫肝阴"应根据肝脏体阴而用阳的特点，重在养血，辅以疏理。

病案：王某，女，32 岁。

主诉：经行不畅，先后无定期数年。

病史：数年来患者经行不畅，月经先后无定期。眩晕，烦躁，夜寐不

酣，小腹凉，白带多，腰酸，胞胁胀满，下连左小腹，上涉胸乳，曾多方求治，屡服疏肝活血调经之剂而病有增无减，虽一肝郁之象，细察舌脉，其脉虽弦只在关部为甚，而左寸小，右尺沉，舌质淡，苔白。

中医诊断：月经先后无定期。

辨证：血虚肝郁。

治则：养血调肝，健脾温肾。

方药：生地黄 18 g，当归 18 g，赤芍 12 g，白芍 12 g，柴胡 3 g，川楝子 9 g，炒白术 12 g，茯苓 18 g，酸枣仁 12 g，炙远志 6 g，陈皮 10 g，仙灵脾 9 g，红花 9 g，生杜仲 12 g，牡丹皮 6 g。水煎服，每日 1 剂，7 剂。

二诊：眩晕减，夜寐好，脘胁较舒，情绪渐佳，带下亦减。脉转柔和，舌苔根剥。此肝郁渐舒而阴血仍亏，肝之母为肾，乙癸同源，故用原法加滋肾之品为治：前方去红花、炙远志、陈皮、生杜仲，加熟地黄 10 g，枸杞子 12 g，怀牛膝 10 g，党参 18 g，制香附 12 g，鲜生姜 3 片，水煎服，每日 1 剂，10 剂。

三诊：月经按期而至，经前、经期诸症消失，小腹凉感亦减，脉仍细，舌根剥苔缩小，因需返程工作，再以原法拟一方带回常服，暨年秋，特上门致谢，言月经周期、经色、经量均已正常，诸症悉除且精力旺。

按语：本案血虚为本，肝郁为标，累及冲任。重用当归、芍药、生地黄、酸枣仁养血柔肝，少佐柴胡，顺其条达之性而又不犯虚虚之戒，初诊即能见效，继以原法加补肾之品去其症，终以补肝肾、健脾胃之剂善其后。

（林 萍 王南苏）

三、李炜 疏肝解郁，调和冲任诊治月经先后无定期

李炜教授，湖南省名中医，中国特色医疗名医，中西医结合专家，尤善于应用基因及蛋白质组学技术研究中医证候及疾病的机制并取得较大成就，积累了丰富的经验，形成了独特的学术思想。李教授认为：月经不按周期来潮，或先或后，主要是肝郁气滞，气血不调，冲任功能紊乱，血海蓄溢失常所致，主张疏肝解郁，调和冲任治疗肝气抑郁，冲任失调型经行先后无定期。临证治疗特点是擅用经方，随症加减，疗效显著。

病案：女，32 岁，已婚。

初诊：2008 年 4 月 16 日。

主诉：月经先后无定期5年余，伴腹胀、嗳气纳差，加重3个月。

病史：患者自诉，5年前出现月经或先或后，经行不畅，伴有小腹胀满，嗳气不适，食纳较差，在当地医院就医，先后服用中药30余剂未见明显效果。近3个月来上述症状加重，经前及经期乳房胀痛，小腹胀满，连及两胁，胸闷不舒，时欲叹息，精神郁闷不乐，口干口苦，食纳较差，舌苔薄黄，舌边较红，脉沉而弦。

中医诊断：月经先后无定期。

辨证：肝气抑郁，冲任失调。

治法：疏肝解郁，调和冲任。

方药：逍遥散加减。柴胡10 g，茯苓15 g，白术15 g，当归10 g，白芍15 g，香附10 g，续断10 g，生地15 g，陈皮9 g，大枣10 g，甘草5 g。5剂，水煎服。

二诊：2008年4月23日。患者服药后诸症好转，乳房及小腹胀痛明显减轻，食纳好转。肝气始舒，冲任功能渐复。有效守方，原方继进7剂。

三诊：2008年5月15日。患者月经已来潮，乳房及小腹稍胀痛，余症已基本消除。舌苔薄白，舌质淡红，脉弦稍细。肝气渐舒，冲任功能渐复。处方：柴胡10 g，茯苓15 g，白术15 g，当归10 g，白芍15 g，香附6 g，续断10 g，生地15 g，陈皮9 g，大枣10 g，党参15 g，女贞子15 g，甘草5 g。10剂，水煎服。

四诊：2008年6月13日。患者月经按期来潮，偶有轻度小腹胀痛，余症已消除，食纳正常。舌苔薄白，舌质淡红，脉弦稍细。肝气较舒，冲任功能渐复。处方：柴胡10 g，茯苓15 g，白术15 g，当归10 g，白芍15 g，续断10 g，黄芪15 g，女贞子15 g，陈皮9 g，大枣10 g，党参15 g，生地15 g，甘草5 g。20剂，水煎服。

五诊：2008年7月11日。患者月经正常，食香纳佳，精力充沛。舌苔薄白，舌质淡红，脉沉而缓。肝气已舒，冲任功能已复。获临床痊愈。随访3年余无恙。

按语：本例月经先后无定期已5年余，加重伴腹痛3个月，是肝气抑郁，冲任失调所为。由于气郁伤肝，气血运行紊乱，血海不宁，故经期或前或后。肝郁则气滞，气滞则血行不畅，经脉壅滞，故胸闷不舒。乳房及小腹胀痛、两胁胀满，叹息可以舒积气，胸闷不舒，故时欲叹息。肝气郁久生热，所以临床有口干口苦，舌苔黄，舌边红等症。脉弦乃肝气郁滞之象。治疗当疏肝解郁，调和冲任。方用逍遥散加减。方中柴胡，香附，陈皮疏肝解郁；茯苓，白术，大枣，甘草和中培土以疏肝；当归，白芍，生地养血平肝；续断补益肝肾。诸药配伍，共奏疏肝解郁，调和冲任之功。

（王南苏　林　萍）

四、黄李平　从肝论治月经先后无定期

黄李平教授是全国第五批名老中医，擅长将经典著作中对月经病的诊治理论结合现代医学运用在月经病的临床诊治，并逐渐形成自己的学术思想。在四十年的临床实践中，不断积累和总结，提出了"月经的产生与衰竭以肾为主导、生育期妇女的月经病则以肝为主导"的认识。在诊治月经病过程中提倡从肝论治，强调治经必治血，治血不忘治瘀。

一是辨虚实寒热，四诊合参，随法立方。月经病的治疗重在辨清虚实寒热，其次结合四诊，辨别属何种证型，常见证型主要有血虚证、血瘀证、血热证、血寒证、脾肾两虚证、肝郁气滞证等。

血虚证：黄教授喜用四物汤或八珍汤加减治疗，加黄芪、党参以补气生血，体现"气行则血行"；血瘀证：常用桃红四物汤或血府逐瘀汤加减治疗；血热证：擅用知柏地黄丸加减治疗，常加茜草、仙鹤草等凉血收敛止血；血寒证：常用温经汤治疗；脾肾两虚证：脾虚偏重者，常用四君子汤或归脾汤加减治疗；肾虚偏重者，常用补中益气汤或左（右）归丸，加二至丸、煅龙骨、杜仲等补肾壮阳，培补先天之精；肝郁气滞证：擅用丹栀逍遥散或柴胡疏肝散加减施治，易茯苓为茯神，加黄柏、浮小麦、远志清虚热安神，加胸三药（枳壳、桔梗、木香）宽胸行气，加玫瑰花、茺蔚子、益母草等疏肝活血调经；肝肾阴虚证：常用杞菊地黄丸加减，加当归、白芍、百合滋阴活血调经。

二是培补先后天之气，兼以疏肝为主。月经病与脾肾肝关系密切，女子以肝为先天，肝主藏血而疏泄，肝血充盈，藏血和疏泄功能才可相互协调，共同作用，血海按时充盈，冲任盛，胞宫才能藏泄有度，从而维持女子的生理活动。若肝失疏泄，气机不畅，冲任失调，则血海蓄溢失常，出现月经病。因此，黄教授认为治疗月经病一定得从先后天脾肾入手，兼以疏肝理气为主，先后天气血足，且气畅络通经水方可下溢。

三是因月经周期制宜，结合督脉灸，辨期施治。黄教授在治疗月经病的

过程中因不同阶段的变化情况而采取不同的调经方法，进行辨期施治，亦根据患者有无生育需求而调整用药。经后期因胞宫空虚，阴精不足，黄教授用药遵循"精不足者，补之以味"的原则，常用滋补肾阴之药如女贞子、墨旱莲等，并用当归、川芎等促使经后瘀血排出；经间期阴精旺盛，在阳气温煦作用下呈现氤氲之状，气血活动明显，黄教授擅用温补肾阳如肉苁蓉、淫羊藿等以促卵泡排出，必加疏肝行气药，此时督脉隔物灸对于温补元阳发挥重要作用，用之可达事半功倍之效；经前期阳气逐渐增长，胞宫气血充盛，达重阳状态，即阴不足而阳常有余，此期若患者有备孕要求，则用逍遥散加补肾药如巴戟天、杜仲等，促进子宫内膜生长，若单纯调经以疏肝理气和活血调经为主要治则，以推动月经顺时而下。行经期胞宫在阳气推动作用下，血海满盈而泻，经血排出顺畅。黄教授认为此期重在活血化瘀，并加少量疏肝行气药，因势利导，促进瘀血排出，使之更好地进入下一月经周期，方药以血府逐瘀汤或桃红四物汤加减为主。

由于现代社会压力大导致肝气郁结患者占多数，肝气郁结引起气血失和、脏腑功能失常，冲任二脉受损，伤及肾—天癸—冲任—胞宫轴。黄教授提出肝脾、脾肾、肝脾肾（以肝为主）、气血同治（以血为主）四大法则，着重解决"郁""虚""瘀"的问题。善用逍遥散、四物汤、血府逐瘀汤等为调经基础方，并自拟从肝论治为主的有效验方"理平调经汤"。

病案：患者，女，33岁，未婚。

初诊：2013年8月13日。

主诉：月经先后不定期1年余。

病史：13岁初潮，周期28～30天，经期4～5天，量中。近一年多出现月经先后不定期，经行或先或后，经量或多或少。平素精神郁闷，时欲太息。末次月经：2013年8月1日，色暗红，质稠有血块，伴经前乳房胀痛、少腹胀痛，烦躁易怒，嗳气，神疲食少。

诊察：神疲食少，舌淡红，苔薄白，脉弦细。2010年诊断子宫肌瘤。实验室检查无异常。

中医诊断：月经先后无定期。

辨证：肝郁血虚，疏泄不利。

治则：疏肝解郁，活血调经。

方药：理平调经汤加减。柴胡15 g，当归15 g，白芍15 g，白术15 g，茯苓10 g，香附10 g，砂仁8 g（后下），郁金10 g，甘草10 g。7剂。

二诊：2013年8月20日。末次月经2013年8月17日，周期17天，月经提前，经量多，色暗红夹有血块，乳房胀痛明显，善太息，舌红，苔薄白，脉弦数，治疗有效，守上方加牛膝15 g，益母草9 g。7剂。

按语：本证为肝郁，故首当疏肝解郁。肝为藏血之脏，性喜条达而主疏泄，体阴用阳。气机郁结，肝失条达，肝气横逆乳房胀痛。神疲食少，为脾虚运化无力，脾气虚统血无权，肝郁血虚则疏泄不利，故月经不调，乳房胀痛。黄教授在诊治月经病过程中提倡从肝论治，在长期的临床实践中积累总结出治疗肝郁型月经先后无定期的经验方"理平调经汤"。方中柴胡疏肝解郁为君药，郁金助柴胡疏肝解郁，当归芳香行气，味甘缓急，是肝郁血虚之要药，当归、白芍合用养血柔肝；白术、茯苓健脾，使运化有权，气血有源；甘草调和诸药。二诊在行经期，重阳转阴，在给予疏肝解郁、和血调经基础上加补肾阳引经血下行之牛膝15 g，益母草9 g活血通经，气血兼顾，肝脾同治，服药14剂后回访疗效较好。

（向罗珺）

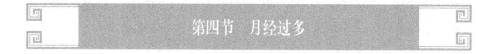

第四节　月经过多

月经过多是指月经量较正常明显增多，或每次经行总量超过80 mL，而周期、经期基本正常者，亦称为"经水过多"或"月水过多"。月经过多的主要病机是冲任不固，经血失于制约。一是气虚，脾气受损，中气不足，冲任不固，血失统摄，以致经行量多。久之心脾两虚或脾损及肾，致脾肾两虚。二是血热，热扰冲任，迫血妄行，因而经量增多。三是血瘀，瘀血内停，瘀阻冲任，血不归经，以致经量增多。

月经过多的辨证重在根据月经色、质的变化，结合全身证候及舌脉，辨其"虚、热、瘀"。月经过多，伴色淡红、质清稀，兼神疲体倦，气短懒言等属气虚；伴色鲜红或深红，质黏稠，或兼有口渴心烦、尿黄便结等属血热；伴色紫黯，有血块，或兼有经行腹痛、舌紫黯或有瘀点等属血瘀。治疗原则是分期分型论治，经期重在固冲调经，平时重在调理气血，气虚者宜益气摄血，血热者宜清热凉血，血瘀者宜化瘀止血。

一、尤昭玲　特效"四草汤"诊治月经过多

月经过多的主要病机有三个方面，气虚、血热、血瘀。法随证出，国家级名老中医专家尤昭玲教授根据月经过多之虚、热、瘀的病机特点，治以益气固冲、清热化瘀、滋阴止血。临床上尤老常用"四草汤"随症加减诊治。四草汤药物由仙鹤草、马鞭草、旱莲草、鹿衔草组成，仙鹤草，味苦涩，性平，入心肝肺经，收敛作用强，止血效果佳；因其药性平和，故寒、热、虚、实各种出血证均可运用，可治咯血、吐血、尿血、便血、赤白痢疾、崩漏带下、创伤等出血症。马鞭草，长于凉血、活血、止血；旱莲草长于滋阴、活血止血；鹿衔草长于温经、活血止血，四草合用，熔止血药于一炉，兼有清热、滋阴、化瘀、补虚之功效，且鹿衔草性温能防马鞭草、旱莲草之寒凉，四草配伍，活血而不动血，止血而不留瘀，凉血而无寒凝之弊，祛瘀而无伤正之忧，适于因虚、热、瘀等原因所致妇科月经过多、崩漏等病证。

病案 1：段某，女，36 岁。

初诊：2012 年 2 月 17 日。

主诉：月经量过多 9 个月。

病史：月经 4～6/30 天，量多，色深红，夹血块，质稠。时感倦怠乏力懒言。纳可，寐欠佳，难入睡，易惊醒。大便结，小便黄。舌红，苔薄黄，脉滑数。孕 1 产 1，已上环。

中医诊断：月经过多。

辨证：气虚血热，冲任不固。

治法：益气固冲，养阴止血，清热凉血调经，忌发物。

方药：安冲汤合四草汤加减。党参 15 g，黄芪 15 g，白术 10 g，仙鹤草 15 g，鹿衔草 15 g，马鞭草 10 g，地榆 10 g，乌贼骨 10 g，茜草 10 g，生龙牡（各）15 g，香附 6 g，桑叶 10 g，侧柏叶 10 g，炒栀子 10 g，甘草 5 g。10 剂，水煎温服，每日 1 剂，每日 2 次，1 次 150 mL。

二诊：2012 年 3 月 20 日。服用上方后月经量已减少，仍时感倦怠乏力，懒言。纳寐尚可，二便调。舌淡，苔白，脉细。治法：补气养血，调和气血。忌发物，注意休息。

处方：八珍汤：党参 10 g，白术 10 g，当归 10 g，川芎 10 g，白芍 10 g，熟地 10 g，黄芪 10 g，甘草 5 g。10 剂，水煎温服，每日 1 剂，每日 2 次，1 次 150 mL。

按语：本例患者以月经过多为主症，经血色深红，夹有血块，质稠，此为血热之象，血热扰乱冲任，迫血妄行，故经血量多不尽，热灼营血，则经血质稠黏腻不爽，其色深红为实热之象。大便干结小便黄，脉滑数亦表明患者为血热之证。然患者兼夹倦怠乏力，懒言，此为气虚之表现，气虚则摄血之力减弱，亦可导致经量增多。综合患者临床表现，辨证为气虚血热型。以益气养阴，凉血止血为治疗大法。方以安冲汤加四草汤为主，选安冲汤之党参、黄芪、白术补气升提，气足则血自安，不致下泻不止。仙鹤草、马鞭草、茜草、鹿衔草组成的四草汤清热凉血止血，热去则经血自止。两方同用，气足血安。待患者热象已解，月经过多之症状较前减轻后，考虑患者因长期月经过多致使体内气血亏虚，故仍有倦怠乏力，舌淡脉细之虚弱表现，辅以八珍汤补养气血，使患者气血充盛，阴阳平调。

病案2：刘某，37岁。

主诉：月经过多半年。

初诊：2012年6月20日。

病史：患者有多发性子宫小肌瘤病史。孕3产1人流2，已结扎。半年前月经量明显增多，色黯红，夹血块，经前感乳房胀，乳头触痛明显。经行第一、第二天感下腹胀痛，块下痛减。纳寐可，二便调。舌质黯红，边有瘀斑，苔薄，脉弦涩。

中医诊断：月经过多。

辨证：气滞血瘀证。

治法：补气、行气，活血化瘀固冲，忌发物。

处方：经验方"四草汤"加减。党参15 g，黄芪15 g，白术10 g，断血流15 g，鹿衔草15 g，茜草10 g，马鞭草10 g，仙鹤草20 g，代赭石15 g，桑叶10 g，香附10 g，川楝子10 g，棕榈炭10 g，赤石脂15 g，禹余粮15 g，甘草5 g。10剂，水煎温服，每日1剂，每日2次，1次150 mL。

二诊：2012年7月22日。自诉服上方后月经量明显减少。现感五心烦热，口干舌燥，口渴心烦，自汗。舌质红，苔少，脉细。治法：止血调经，清热养阴，化瘀止血，忌发物。

处方：自拟四草汤合二至丸加减。党参15 g，黄芪15 g，白术10 g，仙鹤草15 g，鹿衔草10 g，茜草10 g，女贞子10 g，旱莲草10 g，地榆10 g，南沙参10 g，牡蛎15 g，麦冬10 g，甘草5 g。10剂水煎温服。每日1剂，每日2次，1次150 mL。

三诊：2012 年 8 月 23 日。诉服前方后症状明显减轻，月经量基本正常停止服药。

按语：患者有多发性子宫小肌瘤病史，加之伴随症状可见其血瘀之象，瘀血阻络，血不得归经而出现经期经血增多，然气滞为血瘀之先因，故理气与化瘀应兼顾，从而使瘀去血归则经量如常。瘀血阻滞冲任，新血难安，则经血妄行，故患者月经量多。乳房及下腹胀痛，此为气滞之象，瘀血为坏血死，其色黯红，凝结则为血块，阻碍气血运行。中医认为不通则痛，血块下后气血通，故患者块下痛减。患者舌质黯红，边有瘀斑，脉象弦涩，此亦为瘀血阻滞之象。治以活血理气，化瘀固冲为主。用经验方之四草汤加减，方以仙鹤草、鹿衔草、茜草、马鞭草为主，取其止血之效，佐以代赭石、川楝子行气，全方以理气活血为治疗大法，使患者气顺血止，月经量减少，后期患者觉五心烦热，口干，舌质红，脉细，此为阴虚有热之象，在原方基础上加二至丸清热养阴止血，阴阳气血平和则经血自安。

（王南苏　林　萍）

二、李炜　补中益气，健脾摄血治疗中气虚损，脾不摄血型月经过多

湖南省名老中医李炜教授认为：月经周期不变，排经量超过正常，或行经时间延长，经量增多，常为冲任失守，血海不固所致。常见有：气虚统摄无权，冲任不固；热伏冲任，血海沸溢；瘀血阻滞，新血不得归经，而致月经过多。临证中，中气虚损，脾不摄血者较为多见，一般常用补中益气丸治疗，但疗效不佳。李炜教授主张用举元煎加减化裁，举元煎与补中益气丸立意相同，即重用补脾益气药物，如人参、黄芪、白术、甘草；配举陷升提之品，如升麻等。而举元煎益气补中，摄血固脱，升阳举陷，更适用于中气下陷，血失统摄之血崩证。临证时宜辨证施治，随症加减。

病案：梁某，女，39 岁。

主诉：月经量多数年。

初诊：2008 年 4 月 18 日。

病史：患者数年前开始月经量增多，曾在当地中医院就医，服用"补中益气丸"及"当归丸"效果不佳。近 3 个月来，不仅经量增多，且行经时间延长，每次 10～14 天才干净，颜色清淡，四肢软弱，头晕眼花，疲乏无力，气短懒言，面色㿠白，食少纳呆，小腹空坠，小便清长，大便量少。

舌苔薄白而润，舌质淡红，脉虚而弱。

中医诊断：月经过多。

辨证：中气虚损，脾不摄血。

治法：补中益气，健脾摄血。

方药：举元煎加味。红参（另包）8 g，黄芪 20 g，炙甘草 6 g，升麻5 g，白术 15 g，山药 15 g，扁豆 15 g，艾叶 8 g，阿胶（烊化）10 g，乌贼骨 15 g。5 剂，水煎服。

二诊：2008 年 4 月 23 日。患者服药后症状已明显好转，四肢软弱，疲乏无力，气短懒言均明显减轻。舌苔薄白稍润，舌质淡红，脉虚而弱，中气始复，脾阳渐升。有效守方，原方继进 7 剂。

三诊：2008 年 5 月 1 日。患者症状进一步改善，四肢软弱，疲乏无力，气短懒言已基本消失。舌苔薄白，舌质淡红，脉沉稍弱。中气渐复，脾阳渐升。处方：红参（另包）8 g，黄芪 20 g，炙甘草 6 g，升麻 5 g，白术 15 g，山药 15 g，扁豆 15 g，艾叶 8 g，阿胶（烊化）10 g，当归身 10 g，乌贼骨15 g。7 剂，水煎服。

四诊：2008 年 5 月 16 日。患者月经按期来潮，经量已明显减少，8 天已干净，余症基本消除。中气较足，脾阳已振。处方：红参（另包）8 g，黄芪 20 g，炙甘草 6 g，升麻 5 g，白术 15 g，山药 15 g，扁豆 15 g，阿胶（烊化）10 g，当归身 10 g，枸杞子 15 g，乌贼骨 15 g。20 剂，水煎服。

五诊：2008 年 6 月 15 日。患者月经来潮，经量已正常，呈鲜红色，5天已干净，余症已消除。已获临床痊愈。随访 3 年无恙。

按语：本例月经过多已数年，是中气虚损，脾不摄血所致。中气不足，运化无能，故患者有四肢软弱，疲乏无力，气短懒言，面色㿠白，食少纳呆，脉虚而弱等症。脾气不足，统摄无权，故月经量多，行经时间延长，小腹空坠，小便清长，舌苔薄白而润。治疗当补中益气，健脾摄血。方用《景岳全书》举元煎加味。方中红参，黄芪大补元气；白术，山药，扁豆，炙甘草健脾化湿；艾叶，阿胶，乌贼骨育阴而摄血；升麻升举阳气。诸药配伍，补中益气，健脾摄血。

（杨　硕）

三、韩延华 以调为顺诊治月经过多

韩延华教授是龙江韩氏妇科流派第四代主要传承人，全国第五批名老中医药专家学术经验继承工作指导老师，黑龙江省名中医。

韩教授认为：月经病，有期不调，有量不定，有水不通，有漏不止，有疼痛、吐衄、发热、泄泻者，其因不一，内者情志失调责之肝，房劳多产伤于肾，饮食劳倦损于脾，外者当归寒热风湿六淫之邪。诚如《医宗金鉴·妇科心法要诀》所言："天地温和经水安，寒凝热沸风荡然。"妇科临证中，多以肝、脾、肾为本，当谨守病机，亦重视精神因素的影响，审因论治，详辨虚实寒热。治疗当以疏肝、健脾、补肾为要。经者，以调为顺。

病案：徐某，女，19岁。

初诊：2011年6月18日。

主诉：月经量多数年。

病史：近半年月经量多。色淡红，质稀，面色少华，神疲乏力，食少纳呆，小腹空坠，偶有心悸，失眠多梦，舌淡红，苔薄白，脉细弱。末次月经2011年6月1日。13岁月经初潮，月经周期基本规律，经期7天。

诊断：月经过多。

辨证：心脾两虚，固摄失职。

治法：健脾益气，摄血调经。

方药：归脾汤加减。黄芪20 g，党参20 g，白术20 g，茯神15 g，酸枣仁15 g，当归15 g，陈皮15 g，升麻10 g，焦三仙各10 g，甘草10 g，大枣3枚，生姜2片。10剂，水煎服，每日1剂，早晚分服。

二诊：2011年6月28日。患者服药后月经于2011年6月25日来潮，量有所减少，色淡红，余症好转，舌淡红，苔薄白，脉滑缓。黄芪20 g，白术20 g，茯神15 g，酸枣仁15 g，党参20 g，陈皮15 g，升麻10 g，焦三仙各10 g，煨牡蛎20 g，炒地榆20 g，甘草10 g，大枣3枚，3剂，前服法同前。

三诊：2011年8月3日。患者服药后诸症悉除。末次月经2011年7月22日，经量已恢复正常，嘱其停药物治疗，避免剧烈运动，忌食辛辣。

按语：《妇科玉尺·卷一》曰："经水来而不止者，气虚不能摄血也。"脾主中气而统血，脾虚统血无权，冲任不固，故月经量多，色淡，质稀；脾为心之子，脾气虚，则赖心气自救，久则心气亦伤，致心脾两虚之证，故偶

有心悸，失眠多梦，针对其心脾两虚，气不摄血之证，用归脾汤酌加升阳举陷之品，重在补气以加强统摄之力，共奏固冲调经之效。

（彭玉勃）

四、熊继柏　养阴清热，凉血调经诊治阴虚血热型月经过多

如果说中医药的存在和传承是一个奇迹，那这个奇迹就在于中医药有着强大的生命力。中医药生命力究竟根植何处？国医大师熊继柏认为：中医的生命力在于临床，在于临床的有效性。并指出：中医治病必须辨证论治。怎样辨证论治？中医的辨证方法很多，临证所见疾病错综复杂、变化多端，诸多的辨证法如何应用呢？熊老根据 50 多年的临证体会，总结为：凡外感疾病，重在辨表里寒热，以六经辨证、卫气营血辨证为主；凡内伤杂病，重在辨虚实寒热，以脏腑经络辨证、气血津液辨证为主。而所有这些辨证，又以八纲辨证为纲领，八纲辨证在临床上的应用，要抓住两个关键，一是辨病邪性质，二是辨病变部位。真正掌握辨证论治的本领，才能提高临证水平，确保临床疗效。

月经先期、量多的病机主要有气虚、血热。因为气虚则不能摄血，冲任二脉失去调节和固摄功能；因为血热则使经血运行紊乱而妄行，均可致月经提前、月经量增多。热者又有实热、虚热之分。临证时应细察明辨。

病案：陈某，女，35 岁。

初诊：2011 年 7 月 22 日。

主诉：月经过多数月。

病史：数月来患者月经先期，量多，色深红，兼心烦，尿黄，舌红，苔薄黄，脉细数。

中医诊断：月经过多。

辨证：阴虚血热。

治法：养阴清热，凉血调经。

方药：清热固经汤加减。生地黄 20 g，白芍 20 g，当归首 10 g，川芎 6 g，栀子炭 10 g，黄芩 10 g，阿胶珠 15 g，炒龟板 30 g，煅龙骨 20 g，甘草 6 g。10 剂，水煎服。

二诊：2011 年 8 月 26 日。月经量已减少，兼面部生红色疮疹，尿黄，舌红，苔薄黄，脉细数。改拟荆芩四物汤加味。生地黄 20 g，白芍 20 g，当

归首 10 g，川芎 8 g，荆芥炭 15 g，黄芩 15 g，地榆炭 20 g，甘草 6 g。10 剂，水煎服。

按语：本例患者以经色深红，兼心烦，尿黄，舌红，苔薄黄，脉细数为特点，证属实热，故以清热固经汤清热凉血，止血调经。二诊经量已减少，但兼面疹，仍属血热，故以荆芩四物汤养血清热以善后。

（戴 月 林 萍）

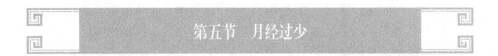

第五节 月经过少

月经周期正常，经量明显少于平时正常经量的 1/2，或少于 20 mL，或行经时间不足 2 天，甚或点滴即净，称为"月经过少"，又称"经水涩少""经量过少"。西医学中子宫发育不良、卵巢储备功能低下等出现的月经过少可参照本病辨治。

月经过少的发病机理有虚有实，虚者精亏血少，冲任气血不足，经血乏源；实者寒凝痰瘀阻滞，冲任气血不畅。虚者以肾虚、血虚多见；实者以血瘀、痰湿多发。月经过少，伴色暗淡、质稀，或兼有腰膝酸软、头晕耳鸣等属肾虚；伴色淡、质稀，或兼有头晕眼花，心悸怔忡等属血虚；伴色紫黯，有血块，或兼有行经腹痛、舌紫黯或有瘀点等属血瘀；伴色淡红，质黏稠如痰或兼有形体肥胖、胸闷者属痰湿。

妇科盆腔器官检查基本正常或子宫体偏小。妇科内分泌激素测定对高泌乳素血症、高雄激素血症、卵巢功能衰退等的诊断有参考意义。宫腔镜对子宫内膜结核、子宫内膜炎或宫腔粘连有诊断意义。

月经过少的治疗原则重在补肾养血，活血调经或化痰燥湿调经。

一、尤昭玲　药疗加食疗诊治月经过少

对于月经过少，尤昭玲教授认为：妇人如水，需涵养，若伤及气血，气虚而致血瘀，瘀血阻络，气血生化受阻而加重气虚血瘀之象，从而导致月经量少、色黯红、有血块、口唇青紫等一系列血瘀之象。究其根本在于气虚，故补气行瘀尤为重要。

病案：谭某，26岁。门诊病例。

初诊：2014年3月3日。

主诉：清宫术后月经过少3个月。

病史：稽留流产2次＋清宫术后（2013年7月、2013年12月）出现月经过少，孕2产0，欲调理求孕，确认已避孕，末次月经：2014年2月13日。2013年12月13日宫腔镜行清宫术，发现宫腔中段粘连，行粘连分离术。术后内膜一直偏薄，并于2014年3月1日（C12）B超：内膜5 mm。现月经周期及经期基本正常，经量偏少，色黯红，有血块，经行乳房胀痛。白带正常，纳欠佳，寐可，二便调。口唇中度青紫，小鱼际微青紫。舌紫苔薄，脉涩无力。

中医诊断：月经过少。

辨证：气虚血瘀。

治法：清解内膜之邪毒，补气活血化瘀。忌发物。

处方1：自拟子宫内膜炎方加减。金银花10 g，黄芪10 g，党参10 g，乌药10 g，连翘10 g，蒲公英10 g，紫花地丁10 g，红景天10 g，绞股蓝10 g，大血藤15 g，鸡血藤15 g，益母草15 g，三七花 g，甘草5 g，山药15 g，莲肉15 g。14剂，水煎温服，1日1剂，每日2次，1次150 mL。

处方2：暖巢煲。黄芪30 g，巴戟天20 g，耳环石斛20 g，黄精20 g。煲汤，每周2～3次。

二诊：2014年4月9日。末次月经3月20日。服药后经量明显增多，色黯红，有血块，白带可，纳寐可，二便调，确认已避孕。续服上方14剂，暖巢煲2周，服法同上。

三诊：2014年7月17日。末次月经6月13日。患者自诉经量较前增多，身体无其他明显不适，月经至今未行，患者BBT显示高温持续16天，当即建议抽血查HCG，显示已孕。治法：中药养胎汤煎水温服；配合安胎煲以补肾健脾养胎长胎；嘱患者复查血HCG。

处方1：养胎汤。桑寄生10 g，菟丝子10 g，党参15 g，黄芪15 g，白术15 g，莲心10 g，苎麻根10 g，紫苏梗10 g，石斛15 g，甘草5 g。14剂，水煎温服，每日1剂，每日2次，1次150 mL。

处方2：安胎煲。党参20 g，黄芪20 g，寄生10 g，枸杞10 g，山茱萸10 g，白术15 g，苏梗10 g，陈皮10 g，大枣15 g，苎麻根10 g。煲汤，每周2～3次。

按语：患者因 2 次稽留流产病史，加之清宫术内膜受损，导致愈合之时内膜粘连致经期内膜无法正常脱落而致月经过少。考虑患者行清宫术＋粘连分离，故先予清热解毒，补气行瘀。尤教授运用西医的观念审视疾病的病因，以中医的四诊合参诊断和治疗疾病，不拘于古，西为中用，中西医结合。治则立足于疾病之本，从西医病因而言，宫腔粘连、内膜薄为疾病之根本病因；而中医而言，则因刀刃之毒所伤而致气虚血瘀，故首应祛除瘀毒，兼以扶正。同时内膜的生长需要卵巢激素的正常分泌，故助卵养膜不宜忽视，经多年临床检验，药疗加以食疗是尤教授的一大临床特色，效果甚佳。

（王南苏　林　萍）

二、王行宽　养阴血、疏肝木，诊治月经过少

湖南省名中医王行宽教授认为，月经量的多少与肾之元气精血有密切关系。肾气盛，天癸至，任脉通，太冲脉盛，则月事方能按时而下。薛立斋曰："血者，水谷之精气也，和调于五脏，洒陈于六腑，妇女则上为乳汁，下为月水。"肾气旺，冲脉充盈则经血自调；精血互生，精血充盛与肾阴密不可分。肾精亏虚，气血生化乏源，冲任不盛，血海空虚，则经血量少。所以医治月经过少，补肾是其根本。"血道由肝"欲使血海满盈，溢于胞宫，如时而下，还需辅以理气活血之品。

病案：杨某，女，38 岁。

主诉：月经量少数月。

初诊：2010 年 7 月 11 日。

病史：月经应期而至，量少，色微黯红块少，2～3 天即干净，腹微痛，伴见心烦，心悸，胸闷夜寐醒后则难以复眠，手心微红，纳食尚佳，口不苦，大便偏干 1 日一更，小便正常，舌淡红，苔薄黄，脉弦细。

中医诊断：月经过少。

辨证：肝肾阴亏，血虚气滞。

治则：疏肝行气，滋补肝肾，养血调经。

方药：生地黄 10 g，地骨皮 10 g，白芍 15 g，天冬 10 g，阿胶 10 g（烊化），玄参 10 g，熟地黄 15 g，当归 10 g，龟板 10 g（先煎），炒酸枣仁 10 g，柏子仁 10 g，银柴胡 10 g，全瓜蒌 10 g。14 剂。

二诊：2010 年 7 月 26 日。药后月经来潮，经量较前增加，无血块，无

腹痛、心烦、心悸、胸闷、夜难入眠等明显改善，大便成形不结，1~2日一行，小便调。舌淡红，苔薄白，脉弦细。上方已见成效，巩固续进。生地黄10 g，地骨皮10 g，白芍15 g，天冬10 g，阿胶10 g（烊化），玄参10 g，熟地黄15 g，当归10 g，龟板10 g（先煎），炒酸枣仁10 g，柏子仁10 g。14剂。

按语：傅山云：先期者火气上冲，多寡者，水气之验。故先期而来多者，火热而水有余；先期而来少者，火热而水不足。治之法，不必泻火，只专补水，水既足而火自消矣，亦既济之道矣。王教授认为此血热经少之疾，冲任失调，心肝不济，阴血少而生虚热，肝肾阴亏，故月经过少；心悸，夜寐欠安提示心肾不交。肝气失疏，血海血少气滞。方中生地黄、地骨皮、银柴胡、玄参、天冬等滋阴清热，阿胶、熟地黄、当归、龟板滋补阴血，炒枣仁、柏子仁养心安神。全方养阴血以济上源，疏肝木以畅血道。

（王南苏　林　萍）

三、何嘉琳　何氏"育阴益肾解郁"膏方诊治月经过少

肾为月经之本，肝为藏血之库。肝藏血主疏泄，肾藏精主封藏，肝木肾水，母子相生，乙癸同源。国家级名中医、何氏妇科传人何嘉琳教授指出，膏方调治妇科疾病特别适用于青春期的痛经、功血、闭经、月经失调，生育期的孕前调理、月经失调、不孕、产后失调、卵巢早衰，更年期的功血、更年期综合征等。注意以下三个方面事宜。

一是注意遵循辨证论治、天人相应的原则。注重肾、肝、脾、天癸、气血、冲任、胞宫胞脉的调养。在脏腑辨证上，强调以肝肾为纲，兼顾脾胃。对于妇人素体肝肾亏虚者，何教授主张以仙茅、杜仲、川续断、菟丝子、覆盆子、怀牛膝等培补肝肾，养血益精；以枸杞子、生白芍、生地黄、何首乌、百合、麦冬、当归、浮小麦、红枣等酸甘缓中，养阴潜阳，育阴清肝。对于肾阳亏虚者，如妇人婚后年久不孕，经来量少，特别是常有小腹冰冷，冬季尤为明显者，何老师常以肉桂、巴戟天、淫羊藿、菟丝子、人参、杜仲、锁阳等补肾阳，熟地黄、制首乌、枸杞子、当归、白芍、山药等滋肾阴；鹿角胶、阿胶、龟板胶等血肉有情之品填补精髓，促其生殖受孕。女子以肝为先天，膏方中常用八月札、香附、郁金、合欢皮、橘叶、路路通、川芎、柴胡、玫瑰花、绿梅花等疏肝理气，此类芳香流动之品宣散气机，畅通

经脉气血运行，以防膏方滋腻。但此类芳香浓郁之品多辛散香燥，多伤阴血散元气，因此，本虚体弱之人特别注重扶正疏肝：如阴虚肝郁者，可采用养阴解郁法；气阴不足肝郁者，可采用益气健脾解郁法；肾气不足肝郁者，可采用益肾解郁法。脾为后天之本，胃为水谷之海。针对肝木犯胃，食积不化之证，常以姜半夏、北秫米、橘皮、橘络、郁金、绿梅花、玫瑰花、茯苓、鸡内金、平地木、太子参、石斛、山楂、石菖蒲等开郁和胃，佐以消食。针对形体虚胖，痞闷，口淡、舌苔薄白而腻等脾肾阳虚之证。治宜健脾化湿，从肾治脾，以火暖土。在健脾化湿的党参、白术、茯苓、苍术、薏苡仁中配伍半夏、木香、郁金、香附消痰利气，并加入仙茅、淫羊藿补肾阳，以温运脾阳，釜底加薪而水湿自化。

二是注意膏胶类的选择。何教授认为应根据辨证论治，选取一种或多种胶类使用。鹿角胶，甘温，以温补肝肾、补血益精为主；龟板胶，甘咸平，以滋阴、补血、止血为主；阿胶，甘平，以补血、止血、滋阴润燥为主；鳖甲胶味咸微寒，以滋阴退热、软坚散结为主；黄明胶，甘平，以滋阴润燥、养血止血、活血消肿为主。

三是注意膏方用药禁忌。何教授指出用药应注意不要过酸、过苦。如酸枣仁、山萸肉、五味子用量过重则易过酸；龙胆草、黄连、黄柏过苦；败酱草味臭，鱼腥草味腥，难以入口。忌用大苦、大寒、大热等攻伐之品，以免遏郁中阳。若确实需要用苦寒药，宜选用金银花、忍冬藤、蒲公英、马齿苋等相对平和之品。可在服用膏方前先进几剂"开路方"，一者可了解患者体质，更能针对用药；二者为内清肠胃外解表，为膏方服用创造条件。

病案：杜某，女，37 岁。

主诉：月经过少 2 年余。

初诊：2016 年 11 月 16 日。

病史：患者因月经过少 2 年余就诊。婚育史：2 - 0 - 3 - 2。诉 2 年前因生活作息不规律，人流后月经量渐少，期准，1~2 天干净，血色淡黯，质稀，时点滴即止，伴腰膝酸软，失眠。当下诉经前乳胀明显，情志抑郁，夜寐不佳，大便不畅，口渴欲饮，咽干口燥，秋季掉发，舌质红，苔薄黄，脉细。

中医诊断：月经过少。

辨证：肝肾阴虚。

治法：滋养肝肾，滋阴清热，养阴解郁，养心安神，理气调冲。

方药：太子参、制黄精各 200 g，天冬、麦冬、黄芩、郁金、熟地黄、合欢皮、桑叶、制大黄、菟丝子、月季花各 100 g，枸杞子、生地黄、炒白芍、夜交藤、金银花、覆盆子、鲜铁皮石斛、桑椹、红枣各 150 g，石决明 180 g，蒲公英、浮小麦、虎杖各 300 g，梅花、砂仁各 50 g，当归 120 g，蜜甘草 30 g，壹料，水煎浓汁。另：鹿角胶 100 g，龟甲胶 150 g，阿胶 250 g，灵芝破壁孢子粉 30 g，西洋参 50 g，西红花 6 g，琥珀 60 g，核桃仁、熟黑芝麻各 300 g，黄酒、冰糖各 500 g，收膏切片，早、晚空腹服。

1 年后回访，诉服膏后，月经量增，可维持量多 3 天，色鲜，维持至初秋，后月经量又渐少，今冬又来求膏。

按语： 本案患者多产（人工流产）伤肾，耗伤精血，肾气不足，精血不充，冲任血海不充。肝藏血，主疏泄，情志因素易导致气血失调和肝的功能失调，抑郁忿怒，使气郁气逆。肾水亏虚不能涵养于木上济于心，故寐劣。咽干口燥，口渴，大便不畅，舌质红，苔薄黄，脉细等症均为肝肾阴不足，虚热内生之征。肾以滋为本，肝以养为先。故予左归饮化裁养血滋源，养阴调冲；甘麦大枣汤加减养心安神，养阴柔肝解郁。方中在太子参、生地黄、熟地黄、制黄精、菟丝子、覆盆子、天冬、麦冬、白芍等滋补肝肾之品中加入梅花、桑叶、石决明之品平肝疏肝，乃何氏调肝八法中"育阴益肾解郁"之法。同时加入黄芩、金银花、蒲公英稍清余热，虎杖、月季花理气调冲，制大黄通便。龟甲胶与鹿角胶 3 : 2，偏补肝肾之阴，同时加入琥珀粉入心肝二经，镇静安神，活血通经。诸药合用使肝肾得养，有疏有补有通有清，气血调和，冲任调养，故经量渐增，诸症缓解。初秋后，经量又少，盖冬藏精血，月渐消耗。

（林　萍　郝世凤）

四、戴娟 "补肾调经汤" 合紫河车胶囊，诊治肾虚血瘀型月经过少

关于月经过少的诊治，全国名老中医药专家学术继承指导老师、湖南省名中医戴娟教授认为，临床常因胞宫冲任受累，气血虚耗，瘀浊内阻，冲任气血运行不畅，而导致月经过少。月经过少的发病机制包括肾虚、血虚、血瘀、痰湿，而肾虚是最主要的病机，以肾虚、肾虚血瘀及肾虚痰湿等证型较为多见。治疗法则以补肾为基础，选用自拟方"补肾调经汤"加减，以熟地、山萸肉、山药滋补肾阴；枸杞子、菟丝子、桑椹子、覆盆子滋补肝肾，益精补血，促进卵泡发育成熟；牛膝、鹿角、淫羊藿、仙茅、桑寄生等温补

肾阳、壮腰膝，与滋补肾阴之品配伍达到"阳中求阴"之效；柴胡、香附、当归、川芎理气补血，活血调经；配以红花、桃仁等活血化瘀之品，使气血调畅，既补其不足，亦损其有余。同时，根据患者所处的月经周期，分清主次，辨证论治。戴教授遣方用药，以平为期，注重补血活血，动静结合，补血不留瘀，行血不伤血。

病案：袁某，女，38岁。

初诊：2020年4月22日。

主诉：月经量少3年、备孕半年。

病史：诉既往月经正常，G4P1。近3年来月经量偏少，近半年备孕。欲调经备孕二胎故来院就医。现月经2～3天/27～33天，经量少，色暗红，少许血块。平素白带少，略腰酸，小腹发凉。末次月经2020年4月8日。2018年曾在株洲市中心医院做右侧卵巢巧克力囊肿切除手术。诊察：舌质红，苔薄白，脉弦滑。B超提示：子宫41 mm×42 mm×38 mm，内膜厚7 mm，双卵可探及两个无回声区，左侧大约18 mm×17 mm及14 mm×16 mm，右侧大约41 mm×38 mm及28 mm×20 mm，壁毛糙，内透声差。

西医诊断：月经过少，双侧卵巢囊肿。

中医诊断：月经过少。

辨证：肾虚血瘀证。

治法：补肾填精，活血化瘀。

方药：补肾调经汤加减。熟地黄20 g，菟丝子20 g，山药20 g，肉苁蓉12 g，淫羊藿15 g，巴戟天10 g，鹿角霜15 g，石斛15 g，当归15 g，桃仁10 g，红花6 g，川芎10 g，生牡蛎10 g，玄参10 g，郁金10 g，猫爪草15 g。7剂，水煎服，每日1剂。紫河车胶囊（院内制剂），2盒。每次2粒，每日3次。

二诊：2020年5月6日。月经暂未来潮，舌红，苔薄白，脉弦滑。守前方加桑椹、益母草、路路通。处方：熟地黄20 g，菟丝子20 g，山药20 g，肉苁蓉12 g，淫羊藿15 g，巴戟天8 g，石斛10 g，当归20 g，桃仁10 g，红花6 g，川芎10 g，玄参10 g，郁金15 g，香附子10 g，桑椹15 g，益母草15 g，路路通15 g。7剂。服法同前。

三诊：2020年5月21日。多梦，腹胀，末次月经2020年5月9日。量如正常。查：舌稍红，苔薄白，脉弦细滑。处方：首方加木香，麦芽，酸枣仁。

处方：熟地黄20 g，菟丝子20 g，山药20 g，肉苁蓉12 g，淫羊藿

15 g，巴戟天 8 g，石斛 15 g，当归 15 g，川芎 10 g，郁金 10 g，香附子 10 g，桑椹 15 g，木香 10 g，酸枣仁 20 g，茯神 15 g，麦芽 15 g。7 剂。服法同前。

四诊：2020 年 5 月 28 日。前症好转，纳食正常。诊察：舌质红，苔薄白，脉弦细。血压 105/80 mmHg。前方加减，处方：熟地黄 20 g，菟丝子 20 g，山药 20 g，肉苁蓉 12 g，淫羊藿 12 g，巴戟天 6 g，石斛 20 g，当归 20 g，川芎 10 g，郁金 15 g，香附子 10 g，桑椹 15 g，木香 8 g，酸枣仁 20 g，茯神 15 g，鸡血藤 15 g。7 剂。

五诊：2020 年 6 月 15 日，末次月经 2020 年 6 月 9 日。继续按以上法则治疗 3 个月经周期后，患者月经量较前明显增多，经期由原来的 3 天增至 5 天，腰胀痛有所缓解，血块减少，舌质明显改善，内膜较前增厚。

5 个月后告知已成功受孕。孕 4 周查 B-HCG：12630.00 mIU/mL，中药保胎至足月顺产。

按语：《医学正传·妇人规》云："经水全赖肾水施化，肾水既乏，则经血自以干涸。"本案患者月经周期正常，经量较既往明显减少，略感腰酸、小腹发凉，月经色黯有血块，既往有流产史，B 超提示子宫内膜偏薄、双侧卵巢囊肿。综合诊断为肾虚血瘀型月经过少。初诊正值月经后期、卵泡发育时期，戴教授治以滋肾填精为主，辅以活血化瘀，方选自拟"补肾调经汤"，此方在左归丸基础上化裁而成，加紫河车胶囊，血肉有情之品，填补奇经精血，一补肾脉，二滋任脉，为冲任不足之要药；肉苁蓉、巴戟天均入冲脉，温而不燥，补而不峻；排卵前后配温肾助孕之品淫羊藿，补命火兴阳道；加郁金活血行气解郁。同时，针对卵巢囊肿，佐以生牡蛎、猫爪草祛瘀化痰散结。此后根据患者所处的月经周期调节用药，随症加减，并加强疗程管理，重视肝肾同治，使月经得调，最终如愿受孕。

（龙 丹 戴 娟）

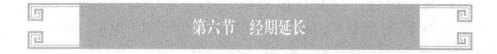

第六节 经期延长

月经周期基本正常，而行经时间超过 7 天以上，或淋漓半个月方净者称为经期延长。又称"月水不断""经事延长"等。本病发病机理主要是气虚冲任失约；或热扰冲任，血海不宁；或瘀阻冲任，血不循经。《妇人大全良方·卷一》言："若劳伤经脉，冲任气虚，故不能制约经血，令月水不断也。"临床常见有气虚、血热、血瘀等。经期延长与脏腑经脉气血失调、冲任受损关系密切，临证时要注意气血同病或多脏同病。治疗以止血调经为大法，重在缩短经期，宜在经期服药为主，气虚者重在益气摄血，阴虚内热者宜滋阴清热安冲宁血，瘀血阻滞者以通为上。

一、李丽芸　补肾调周辨治经期延长

李丽芸教授是全国名老中医，临床经验丰富，在调周辨治妇产疾病方面颇有建树，强调"种子当先调经，调经以肾为本"。李丽芸教授师承罗元恺教授的补肾思想，并将其广泛应用于妇科各种疾病，尤其是月经病及不孕症等，同时也重视调理肝脾。此外，在诊疗带下病、癥瘕等病中具备独有的特点。

李教授认为：经期延长的发病常非单一病因，血热血瘀是经期延长的发病之标，肾虚为本。肾阴亏虚，暗伤肝阴，阴血津液不足可引发血热，肝阴不足，疏泄失司，加之情志不遂亦致肝郁化火，热伏冲任，扰动血海致经期延长；血瘀是疾病发展过程的病理产物，也是导致经期延长的病因。以虚、瘀、热因果互干，肾虚与他脏功能失调互相影响，气血失调，冲任胞脉损伤，为经期延长的病机。

李教授根据经期延长肾虚为本、血热血瘀为标，脏腑相关病因病机特征，提出补肾调周辨治，以补肾调经止血缩短经期。

（一）月经后期补肾精

经期结束后至排卵期前需注意充养肾精。若肾阳虚需选用1号补肾阳方以温补肾阳，促进卵子成熟。方药：淫羊藿、仙茅、熟地、鸡血藤、菟丝子、鹿角霜、当归、枸杞子、白芍。若肾阴虚宜选用2号滋肾阴方补肾滋阴降火，为卵子发育提供良好的物质基础。方药：旱莲草、女贞子、山萸肉、当归、白芍、熟地、麦冬、春砂仁、生地、枸杞子。若肾精亏虚证宜选用3号补肾精方，既滋补肾阴、填精生血，又温补肾阳、益精强肾，保证卵子的正常发育和生长成熟。方药：紫河车、淫羊藿、巴戟天、黄芪、怀牛膝、鹿角霜、枸杞子、熟地黄、丹参、川芎、菟丝子。

（二）黄体期补肾健脾养肝

阳气浮越为此期生理特点，气机失调为其常见的病理特点，以肝郁气滞、脾气不升之症多见。以补肾健脾、平补阴阳兼以调肝之法为治则，调经固本促进黄体发育和功能恢复，多选用 8 号补肾健脾方以平补脾肾。方药：桑寄生、川断、旱莲草、菟丝子、白芍、砂仁、太子参、熟地、淮山药、茯苓、白术。

（三）经前期及行经初期行气活血通经

李教授分析未受孕女性经前期胞宫经血外溢，需疏肝解郁，保持疏泄畅通，则可避免瘀血内生，经期延长。若血脉瘀阻病因未除，新血不得归经，肝郁气滞形成瘀阻，则经期延长且愈发加重。行经初期经血"以通为用"，宜行气活血、化瘀通经。选用 10 号化瘀通经方，在月经初期量甚少，月经来潮不畅，点滴而出，经血色暗夹血块、下腹坠胀感等症状中应用效果明显。方药：桃仁、红花、当归、赤芍、丹皮、丹参、香附、郁金、鸡血藤。方中以桃仁、红花活血化瘀为君，臣以当归活血养血调经，香附、郁金行气活血，佐以丹参祛瘀调经、活血止痛，赤芍、丹皮凉血活血，鸡血藤增强补血活血通络之功，共奏活血化瘀、行气养血、通经止痛之效。

（四）行经后期止血补虚

在行经后期，若经量偏多、淋漓不尽，应以止血为要，兼补虚消瘀清热。临证发现以脾肾两虚、阴虚血热多见，脾肾两虚者多选用 9 号补肾益气摄血方，可达健脾益气，补肾固冲之效。方药：岗稔根、党参、制何首乌、炙甘草、白术、补骨脂、川续断、益母草、血余炭、黄芪、艾叶；阴虚血热者多选用 20 号凉血止血方，可达止血凉血、清热去火之效。方药：紫珠草、制何首乌、白芍、珍珠母、墨旱莲、丹皮、岗稔根、太子参、阿胶。方中紫珠草凉血清热止血为君，臣以墨旱莲、制何首乌、白芍等滋阴补血，岗稔根、太子参健脾益气以摄血，佐以丹皮等凉血活血化瘀，珍珠母滋阴潜阳，阿胶养血止血，全方共奏滋阴清热、凉血止血之效，对于出血日久患者疗效显著。

病案：患者，女，27 岁。

初诊：2017 年 7 月 23 日。

主诉：经行时间延长 8 个月。

病史：近 8 个月经行时间 12 天，月经周期 27~32 天，有生育诉求。平素白带不多，末次月经是 2017 年 7 月 10 日，12 天净，来潮不畅，初为点滴淋漓，第 4 天增多如正常月经量。经色暗淡夹血块，伴腰酸，头晕心烦，已婚，孕 1 人流 1（2016 年）。

诊察：精神不佳，四肢凉，舌质淡红，苔白脉细。BBT 双相，高温相 7 天，BBT 移行时间大于 3 天，高低温差 < 0.3 ℃。妇科检查外阴阴道正常，宫颈炎，子宫前位，大小活动正常无压痛，右附件区稍厚无压痛，左附件区未见异常。B 超示周期第 13 天内膜 6 mm，黄体期（BBT 升温 6 天），性激素检查 FSH：5.48 mIU/L，LH：9.807 mIU/L，E2：136.3 pmol/L，PRL：26.3 nmol/L。

西医诊断：异常子宫出血。

中医诊断：经期延长。

辨证：肾气亏虚。

治法：补肾益气。

方药：3 号补肾精方加减。熟地黄 20 g，菟丝子 20 g，黄芪 15 g，怀牛膝 15 g，鹿角霜 15 g，丹参 15 g，桑寄生 15 g，仙灵脾 10 g，巴戟天 10 g，当归 10 g，川芎 10 g。7 剂。

二诊：2017 年 8 月 2 日。症见头晕心烦、肢凉改善，大便溏，口淡，疲倦，舌淡红，苔白，脉细弦。BBT 爬坡升温，高低温差 0.2 ℃。考虑患者处于黄体期，以补肾健脾、平补阴阳为法。方药：党参 15 g，桑寄生 15 g，川断 10 g，旱莲草 15 g，菟丝子 20 g，白芍 15 g，砂仁 5 g（后下），熟地 15 g，淮山药 15 g，茯苓 15 g，白术 10 g。7 剂。

三诊：2017 年 8 月 13 日。末次月经 2017 年 8 月 9 日，来潮较既往通畅，前 2 天量偏少，第 3 天增多如正常月经量，伴轻度痛经。现为月经第 5 天量中色暗，气短懒言，经前 BBT 高温相 10 天。患者处于行经后期，以补肾益气摄血为法，使经血得收。方药：岗稔根 30 g，补骨脂 10 g，续断 10 g，党参 20 g，黄芪 20 g，制何首乌 15 g，血余炭 10 g，白术 10 g，艾叶 10 g，益母草 20 g，炙甘草 5 g。7 剂，嘱月经干净后继服首诊处方，继续此法治疗 2 个月。

2017 年 10 月 18 日复诊，月经来潮通畅，第 2 天经量如常，7 天干净。复查性激素 E2：418.5 pmol/L，PRL：40.23 nmol/L，嘱继续服药 2 个月以达巩固之效，根据月经周期调整处方，以补肾填精为要，3个月后月经周期、来潮时间、经量、色、质、性状基本恢复如常。

按语：此为李教授补肾调周辨治经期延长的典型案例，月经后期选用3号补肾精方，既滋补肾阴、填精生血，又温补肾阳、益精强肾，保证卵子的正常发育和生长成熟；黄体期选用8号补肾健脾方以平补脾肾，忌用辛温躁动、大温大热及过于滋腻之品，健脾以益气为主并注重行气，调肝重在补养肝血疏导肝气，调和阴阳为要；行经期选用9号补肾益气摄血方。方中岗稔根为君，有补血止血、健脾补气之效；臣以何首乌、白术、党参、黄芪、炙甘草等健脾补气、摄血之药，佐以川续断、补骨脂等补肾固冲之药，并以益母草、血余炭、艾叶等司化瘀止血使药之职；益母草活血化瘀调经，血余炭收敛止血而不留瘀，艾叶温经止血，全方合用肾气得补、脾气得健、冲任得固、经血得止。行经后期多见血瘀之症，故加用益母草、血余炭活血止血、祛瘀生新。

（向罗珺）

二、张珍玉　肝脾肾同治，固冲止血诊治经期延长

张珍玉教授是第一批国家级名老中医，第三批全国名老中医药专家，齐鲁补土流派代表人物，临床治疗经期延长有独特经验，疗效显著。

赵晓旻等在2017年5月第41卷第3期《山东中医药大学学报》发表题为"张珍玉诊疗经期延长的辨证及用药规律研究"，研究收集、整理张珍玉1997—2005年应用中药治疗经期延长的47首处方，统计显示：辨证出现频次最多者为肝气郁结，共13个，其次为肝郁气弱与肝郁脾虚。

张教授认为：肝主疏泄，畅达情志，调畅气机，足厥阴肝经循行沿大腿内侧中线，进入阴中，环绕生殖器至小腹。肝失疏泄，气机不畅，经气不利，易导致月经不调。经期延长为阴道流血过多、行经时间过长之出血病，总责于冲任。冲为血海隶属肝，任主胞胎归于肾，肝肾同源，脾主统血。若肝失疏泄、肾失封藏、脾失统摄，则易导致妇女经期延长。

张教授临床治疗经期延长药物以补虚为最多，尤以补气为主，行气与止血药也占一定比例。张老师提出："血到之处，气一定到；气到之处，血未必到"，正气虚弱是经期延长的根本原因，在用药中多加调气之品，尤其针对肝郁气弱型患者，加大了黄芪等补气药的应用。张教授选方多以逍遥散合

四君子汤及二至丸加减治疗。逍遥散舒肝解郁，四君子汤益气健脾，配二至丸及阿胶补肝肾之阴。肝肾藏泄有度则血止，培补肝肾精血之源，使肝肾复其藏泄之功，同时益气固脾。肝郁气弱型经期延长，以疏肝理气、健脾益气为治则，培土抑木，药用柴胡、白芍、黄芪、人参、白术、茯苓等，益气健脾、固冲止血，方用归脾汤加减。肾气虚治以补肾气、调冲任，方用固阴煎加减。肾虚血瘀治以补肾化瘀、固冲止血，方用六味地黄丸合二至丸加减。

病案1：患者刘某，女，32岁。

主诉：经期延长数月。

初诊：1999年3月30日。

病史：经期延长日久，素有崩漏病史，月经周期可，唯经期延长，现阴道流血10天未净，血量偏少，色偏暗，小腹时痛，体倦，余无不适。舌红苔薄白，脉沉弱。

诊断：经期延长。

辨证：冲脉不固。

治则：舒肝健脾，益气止血。

方药：逍遥散加减，当归9g，炒白芍9g，柴胡6g，云苓9g，人参10g，黄芪25g，炒白术9g，生阿胶9g（烊化），女贞子9g，旱莲草9g，甘草3g。水煎服3剂。

二诊：1999年4月2日。阴道流血基本已止。全身乏力及小腹痛亦明显好转。舌淡红苔薄白，脉沉弱。上方去旱莲草，加三七粉3g（分2次冲服），炒山药9g。水煎服3剂。药后血止，诸症愈。

按语：本案患者阴道流血过多、时间过长，为出血病，选用止血药须注意两点：一是不能一味用止血药，应以调节自身固血机制以止血。前者为治标之法，后者方为治本之举；二是把握好运用止血药的阶段性。出血止血是为常法，止血药并非不可用，但止血药都有收敛之性，过早过多应用止血之品，有留瘀之弊。因此，排除临床上崩漏大失血危及生命的症状外，止血药应在适当调理自身维持血行生理机制的前提下运用，才能收效。故临床治疗阴道流血，止血药应在阴道流血量较少且无瘀滞的情况下应用，以助自身收敛之性，否则易于闭门留寇，以致瘀血不去而出血不止。张教授应用止血药多选三七粉，本品既有止血又有活血之性，而且多在治疗后期及血少无滞时应用以收止血之功。更具特色的是，张教授以二至丸配阿胶以补血滋阴而止血，通过补血达到滋阴之目的，而非单用收敛之品。

病案2：患者，周某，女，26岁。

初诊：1999年11月9日。

主诉：经期延长近2年，阴道流血半个月。

病史：患者素有经期延长病史，自诉1999年10月4日行药物流产，20日阴道流血止，干净1周，10月27日始又阴道出血，经用药疗效不显。现仍阴道出血量少色暗，外阴局部红肿疼痛不甚，余无不适。舌淡红苔薄白，脉弦数弱。

中医诊断：经期延长。

辨证：冲脉损伤。

治则：固冲止血。

方药：逍遥散加减。药用当归9 g，炒白芍9 g，柴胡6 g，云苓9 g，人参10 g，黄芪25 g，炒白术9 g，女贞子9 g，旱莲草9 g，生阿胶9 g（烊化），砂仁9 g，甘草3 g。水煎服3剂。

二诊：1999年11月12日。药后阴道流血明显减少，外阴局部红肿亦减轻。舌淡红苔薄白，脉弦弱。上方加三七粉3 g（分2次冲服）。水煎服3剂，药后血止。

按语：此案阴虚从失血而致，故以补血药配补肝肾之阴药，以补血滋阴，顺其生理而复其常。张教授认为：阴虚不等于血虚，血虚亦不等于阴虚；补血药都有滋阴作用，但滋阴药不一定补血。同时，血得寒则凝，得温则行，应用止血药不可过寒，即使血分有热，选药亦不能过于苦寒，否则不利于血行，宜选用辛寒药为主，寒则清热，辛则行散，既清热，又不碍血行，如丹皮之类。张教授治病之所以疗效显著，由此可见一斑。

（杨　硕）

三、韩延华　标本兼顾、攻补兼施诊治经期延长

黑龙江省名中医、龙江韩氏妇科流派传人韩延华教授传承家父韩百灵教授"肝肾学说"，认为月经病治疗原则重在治本以调经，而肝肾二脏为女子先天之本。中医调理月经的方法良多，前人有补肾、扶脾、疏肝、调理气血之不同。韩延华教授强调肝肾在月经病的发生、发展及治疗中的重要性，在调补气血的同时，不忘对肝肾的调理。临证诊疾时首重对肝肾的调理，治疗上重视肝肾二脏而又不独乎肝肾二脏，用药以滋补肝肾为主。由于气血失调

致多虚多瘀，故调补气血为常法，攻补兼施，攻而不伤正，补而不留邪。在治疗过程中还注重开导患者，避免精神紧张，调节自身情绪，加强锻炼。

病案：王某，女，36 岁，已婚。

主诉：人流术后经期延后近半年。

初诊：2012 年 4 月 13 日。

病史：2010 年取环，2011 年 10 月人流术后出现经期延长，每值经期，带血十余天，前五六天量少，此后经水量多，刻下经行第 8 天，有血块，量中等，经行腹痛；平素腰酸，头晕乏力，便干；舌质淡，苔薄白，脉沉。妇科检查：宫颈光滑，子宫略大，附件未触及明显异常。

中医诊断：经期延长。

辨证：肾气不足，瘀阻胞脉。

治法：补肾固冲，逐瘀止血，调经止痛。

方药：熟地黄 15 g，白芍 15 g，川续断 20 g，桑寄生 20 g，山茱萸 20 g，杜仲炭 20 g，茜草 20 g，三七粉（冲服）10 g，怀牛膝 10 g，蒲黄炭 15 g，五灵脂 15 g，牡蛎 20 g，延胡索 15 g，甘草 10 g。5 剂，水煎服，每日 1 剂，早晚分服。

二诊：2012 年 4 月 27 日。服药 2 日后血止，便干、腰酸明显好转，偶有恶心，舌质淡，苔薄白，脉沉细。方药：熟地黄 20 g，白芍 20 g，川续断 20 g，桑寄生 20 g，枸杞子 20 g，山茱萸 20 g，怀牛膝 15 g，龟甲 20 g，牡蛎 20 g，阿胶（烊化）10 g，延胡索 15 g，益母草 15 g，竹茹 15 g，夏枯草 15 g，甘草 10 g。10 剂，煎服法同前。

三诊：2012 年 6 月 12 日。服药后诸症缓解，末次月经 6 月 1 日，月经带血 8 天，血量较前减少；超声提示：子宫腺肌症，纳氏囊肿，子宫内膜 10.8 mm。方药：三棱 10 g，莪术 10 g，浙贝母 15 g，夏枯草 15 g，橘核 15 g，桂枝 10 g，茯苓 20 g，白芍 15 g，丹参 20 g，桃仁 15 g，怀牛膝 15 g，鳖甲 15 g，枳壳 15 g，延胡索 20 g，甘草 10 g。10 剂，煎服法同前。

四诊：2012 年 7 月 14 日。6 月 27 日月经来潮，经行 6 天，量中，经行腹痛等诸症消失。改服桂枝茯苓丸，经期停服。

按语：患者 1 年内行取环、人流术，多次宫腔操作损伤肾气。由于经期过长，伤及精血，血虚不能上荣清窍则头晕；冲任血虚，胞脉失养，则经行腹痛；瘀血阻滞脉道，血不归经，故见经水淋漓不尽、痛经及有血块。该病属于虚中夹实，应分轻重缓急，有所侧重，经期治以滋肾益阴，止血调经，非经期以活血化瘀，软坚散结，调经为治，方中既有补虚的熟地黄、白芍等，又有软坚散结的龟甲、牡蛎，逐瘀止血的蒲黄炭、三七粉。体现了韩教授标本兼顾、攻补兼施的治疗特点。

（刘　颖　林　萍）

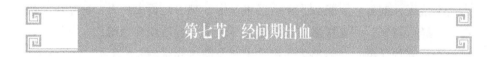

第七节　经间期出血

以两次月经之间（氤氲之时）发生周期性少量阴道出血为主要特点，连续 3 个月经周期者，称为经间期出血。相当于西医的排卵期出血。

本病的发生与月经周期气血阴阳消长变化密切相关。《证治准绳·女科·胎前门》云"天地生物，必有氤氲之时。万物化生，必有乐育之时"，该病多由肾阴虚引起，或兼湿热、血瘀如先天禀赋不足，天癸未充，或房劳多产伤肾，或思虑过度，欲火偏旺，以致肾阴偏虚，虚火耗精，精亏血损，而氤氲之时正是月经周期中由阴向阳的转化时期，阳气内动而肾阴不足，冲任不固，导致虚火上炎，损伤阴络，因而阴道出血。若阴虚日久则耗损阳气，阳气不足，统摄无权，血海不固，出血反复发作。

治疗重在经后期，以滋肾养血为主。

一、丁丽仙　乌鸡白凤丸治疗经间期出血

丁丽仙教授是第一批贵州省名中医，全国中医妇科名师，为第一批国家级名老中医丁启后教授学术继承人，丁氏妇科流派第 10 代传承人。在多年的临床工作中辨证施治，丁教授使用乌鸡白凤丸治疗妇女月经不调、经间期出血等月经病，独具匠心，收效卓著。

乌鸡白凤丸是明朝龚廷贤《寿世保元》的乌鸡丸加减而成，由乌鸡、白芍、鳖甲、当归、地黄、鹿角胶、鹿角霜、人参等 20 多味药物组成。主要功效为补气养血、调经止带，用于气血两虚、身体瘦弱、腰膝酸软、月经不调、崩漏带下，具有补而不滞、温而不燥的特点。现多用于治疗妇科月经不调、痛经等病症。

从中医角度分析，月经的产生是脏腑、气血、经络作用于胞宫的结果。

脏腑之中对月经的调节作用最重要的有肾、肝、脾。治疗月经病的原则为治本调经。丁丽仙教授运用乌鸡白凤丸治疗脾肾气虚，肾精不足而导致的经间期出血等病症，疗效显著，体现了治疗月经病之治本调经的原则。

病例：赵某，女，26岁。

初诊：2006年11月25日。

主诉：经间期阴道少量出血。

病史：就诊时经净后1周白带夹血丝，量少，色红，10天净，平素月经推后，40多天一行，至少10天净，色暗，量可，无血块，偶有痛经。疲倦，眠差，面色暗，舌暗淡、苔薄，脉细。

中医诊断：经间期出血。

辨证：肾气阴两虚。

治法：补气养血，治本调经。

方药：乌鸡白凤丸口服，1周干净。连续复诊2次，月经仍为40天一行，经期约10天，痛经缓解，精神较前好转，面色润。嘱其月经第7天开始口服乌鸡白凤丸，连续服用3个周期。复诊未再出现以上症状。

按语： 现代许多医家及药理研究者对乌鸡白凤丸进行了新的临床应用研究和大量药理学研究，认为乌鸡白凤丸具有凝血作用、雌激素样作用、镇痛作用、抗疲劳作用、促皮质激素样作用等。并在临床广泛用于月经病、不孕、血液系统疾病、肝病等领域。

（林　萍　王南苏）

二、朱南孙 "动—静结合"诊治经间期出血

正如海潮涨落有时，日月阴晴圆缺有期，女性的月经周期也有节律性的气血阴阳变化，这种变化符合阴阳消长转化的规律。月经过后，阴血渐增，精血充盛，阴长至重，此时精化为气，阴转为阳，即完成了月经周期中一次重要的转化。若肾阴不足，或湿热内蕴，或瘀阻胞络，当阳气内动之时，阴阳转化不协调，阴络易伤，损及冲任，血海固藏失职，血溢于外，酿成经间期出血。从阴阳转化的角度可发现，本病的病机主要为阴虚，或兼湿热、血瘀。

对于排卵期出血的治疗，国医大师朱南孙教授主张动静结合，认为氤氲之时气血活动显著，此时"动"是主要的、绝对的、极为重要的。在这个

过程中，如果由于重阴不足，转化欠利，反致气血活动加剧，氤氲乐育之气较盛，阴不能及时滋长，阴阳不得交接，可导致经间期出血。若墨守成规见血就止，一味使用止血药，以静制之，则在一定程度上影响了"动"，虽然出血得止，但排卵受阻，实非其治也。故在滋阴清热止血的同时加入一定量的调气活血之品，以促转化，达到顺利排卵的目的。朱南孙常用处方：生蒲黄、五灵脂、丹参，牡丹皮、炮姜、熟大黄、茜草、海螵蛸、大蓟、小蓟、益母草、花蕊石等。如湿热较重，则加大血藤、败酱草、马鞭草等，清热利湿作用较强者，亦有助于气血活动。

病例：王某，女，31 岁，已婚，求嗣来诊。

初诊：2015 年 5 月 30 日。

主诉：反复经间期出血 10 余年，加重 2 个月。

病史：月经 7～10/21～30 日。末次月经 2015 年 4 月 30 日，量中色红，有血块色紫黯。经行腹痛尚可忍受，反复月水淋漓。生育史：0—0—0—0，反复中西医治疗无明显效果。2015 年 5 月 22 日，B 超：子宫内膜 13 mm。刻下：经血淋漓 15 日未止，点滴而下，色鲜红，自觉无不适。纳可，寐安，大便黏滞不畅。

西医诊断：异常子宫出血。

中医诊断：经间期出血。

辨证：脾肾气虚，胞脉瘀滞。

治法：先活血化瘀，凉血止血，再健脾益肾。

方药：当归 15 g，赤芍 15 g，生地 9 g，熟地 9 g，川芎 6 g，蒲黄 15 g，五灵脂 15 g，茜草 15 g，大蓟 15 g，小蓟 15 g，墨旱莲 15 g，仙鹤草 30 g，益母草 20 g，焦山楂 12 g。7 剂，每日 1 剂，水煎服，每日 2 次。

二诊：2015 年 6 月 6 日。服上药后血止 2 日，后阴道再次出血，外院 B 超检查：子宫内膜 17 mm。BBT 上升 11 日，略有小腹坠胀，脉弦细，舌质淡边有齿印，边尖红，苔薄腻少津。证属肾气不足，瘀阻气滞，冲任失调。治拟养血活血，调理冲任。处方：全当归 20 g，赤芍 9 g，白芍 9 g，川芎 6 g，熟地 12 g，柴胡 6 g，延胡索 6 g，制香附 12 g，川楝子 12 g，王不留行 15 g，三棱 15 g，莪术 15 g，川牛膝 10 g，泽兰 10 g，益母草 20 g。7 剂，每日 1 剂，水煎服，每日 2 次。

三诊：2015 年 6 月 13 日。前药服后，经来残留 7 日，腹部无不适，夜寐不安，大便欠实，神疲乏力。脉细弦迟，尺弱。仍属肾气不足，冲任固摄乏力。治拟补肾益气，调理冲任。处方：炒党参15 g，生黄芪15 g，炒淮山药12 g，女贞子12 g，菟丝子12 g，覆盆子12 g，炒川续断12 g，桑寄生12 g，桑螵蛸15 g，威灵仙12 g，淫羊藿12 g。每日1剂，水煎服，每日2服。

四诊：2015年6月27日。6月22日又有少量瘀血，略有腰酸，BBT单相，夜寐欠安，大便溏薄，无其他不适。右脉细，左寸关细弦浮，舌质淡胖，有齿印边尖红，苔薄腻少津。证属脾肾气虚，阴血不足，心肝火旺。为防淋漓不尽，治拟健脾益肾，养肝清心，调理冲任。处方：上方去威灵仙、淫羊藿、覆盆子、川续断、桑螵蛸，加山茱萸12 g、制何首乌15 g、首乌藤20 g、茜草15 g、墨旱莲15 g。

五诊：2015年7月25日。末次月经7月8日，经期6日。值经后第十八日，至今尚无阴道出血，无不适，脉弦细数，舌质淡红有齿印边尖红，苔薄腻。证属肝火偏旺，脾肾气虚，冲任固摄乏力。治拟平肝清热，健脾益肾，固摄乏力。处方：党参15 g，黄芪15 g，淮山药12 g，白头翁12 g，女贞子12 g，墨旱莲15 g，地榆12 g，椿根皮12 g，茜草15 g，海螵蛸15 g，菟丝子12 g，桑寄生12 g。12剂，每日1剂，水煎服，每日2次。

按语：本案因患者常常熬夜，经血淋漓不止，婚后数年未孕，大便黏滞欠实，右脉细，左寸关细弦浮。证属脾肾气虚，阴血不足，心肝火旺，胞脉瘀滞。治拟首先活血化瘀，凉血止血。再拟健脾益肾，养肝清心，调理冲任。以四物汤加减养血活血，蒲黄、五灵脂等化瘀止痛，茜草、大蓟、小蓟、墨旱莲、地榆等凉血止血，海螵蛸、仙鹤草等补虚固涩，淮山药、白头翁等健脾止泻，川楝子、香附疏肝解郁。

（林　萍　王南苏）

三、张良英　从肾阴虚论治经间期出血

张良英是国家级名老中医，从事中医药临床工作50余年，具有坚实的理论基础和丰富的临床经验，严格遵循中医传统理论，重视经典著作，主张中西医结合。张教授强调辨病与辨证相结合，以理论为指导，临床疗效为标准，对妇科血症（阴道出血）颇有研究，诊治效果明显。

张教授强调临证诊断经间期出血主要从出血时间、出血量的多少、出血持续的时间及有无周期性等方面考虑，并自拟"六味二至汤"，为六味地黄

汤去泽泻合二至丸加枸杞、党参、菟丝子、甘草而成。该方经多年临床验证，治疗经间期出血效果显著。

（一）病证结合，诊断清晰

张教授临床不限于单纯的望、闻、问、切四诊，而是博采众长，将中西医知识结合，取长补短，先辨病后辨证，采用"病证结合法"诊治疾病。对病情复杂的经间期出血患者，一定要监测基础体温并通过 B 超检查或妇科检查排除其他疾病，先明确诊断，再进行辨证。

（二）辨证准确，用药精当

针对"肾阴不足"这一主要病机，张教授自拟的"六味二至汤"中熟地、山药、山茱萸、枸杞、女贞子等滋肾养阴，丹皮、女贞子、旱莲草清热凉血，党参养阴益气，茯苓健脾利湿，滋先天不忘补后天，使精血生化有源。张教授临证强调治本，即使出血其治疗仍以滋肾养阴为主，收涩止血为辅。根据出血的多少和寒热偏胜，酌情加用止血药，血止即停药，以防过用收涩，妨碍月经如期而行。

（三）把握先机，善治未病

张教授非常重视临床诊治的前瞻性和预见性，在经间期出血的治疗中也体现了这一指导思想。用药强调根据月经周期和经间期出血的时间性，先其时而治之，不是等到出血时才服止血药，而是于经净后即开始服用"六味二至汤"，滋肾阴、益精血以补肾阴，使肾精充、阴阳调，氤氲之时顺利实现由阴至阳的转化，则经间期出血自止。体现了"必先安未受邪之地"的治未病思想。

（四）谨守病机，调和阴阳

《素问·阴阳应象大论》言："阴在内，阳之守也；阳在外，阴之使也。"阴阳相互为用，不可分离，正所谓"孤阴不生，独阳不长"。经间期出血本于氤氲期肾阴不足，阴阳的转化不协调，故"六味二至汤"以滋肾补阴药为主，加入一味补阳益阴的菟丝子以求阴阳互生，其组方用药实现了阴阳的互根互用、相互转化，从而使阴精得生、气血固摄，使氤氲之时阴阳转化协调，经间期出血自止。

病案：患者，女，32 岁。

初诊：2012 年 9 月 4 日。

主诉：两次月经中间阴道少量流血反复发作 16 年，加重 2 个月。

病史：患者于经净后 6～10 天出现阴道少量流血，色鲜红、质稠，伴腰酸，持续 3～5 天干净。以上情况 16 年来反复发作，近 2 个月流血量增多伴腹痛。现为月经周期第 12 天，阴道流血 2 天，今日增多（用 2 个卫生巾），感小腹坠痛，腰酸。2010 年开始间断服"妈富隆"治疗，症状时轻时重。12 岁初潮，平素月经 26～30 日一行，量中，伴小血块，持续 6 天干净。经来第一天下腹微痛，末次月经 2012 年 8 月 21 日，1—0—2—1（末次人流时间：2009 年 8 月），现工具避孕。

诊察：舌质红，苔薄，脉细。基础体温双相，B 超检查子宫附件未见异常。

西医诊断：异常子宫出血。

中医诊断：经间期出血。

辨证：肾阴偏虚，精亏血损。

治法：滋阴益气，养阴止血。

方药：六味二至汤加减。熟地 15 g，山药 15 g，山茱萸 12 g，丹皮 12 g，女贞子 12 g，旱莲草 12 g，枸杞 15 g，菟丝子 15 g，党参 15 g，茯苓 15 g，元胡 10 g，续断 15 g，赤石脂 15 g，阿胶 20 g（另包烊化），甘草 5 g。3 剂。

二诊：2012 年 9 月 30 日。患者服药 2 剂血止，9 月 21 日月经按时至，现经净 3 天，未见阴道流血，上方去元胡、阿胶、赤石脂。3 剂。

三诊：2012 年 11 月 15 日。患者已有 2 个月未出现经间期出血，现感神疲，眠差梦多，纳少，时有心慌，舌淡苔薄白，脉沉细。证属心脾两虚，治以归脾汤加味，3 剂后痊愈。

按语：本证为肾阴虚，张教授自拟"六味二至汤"以滋肾养阴药为主。腹痛加元胡 10 g，续断 15 g，血量多加阿胶 20 g，赤石脂 15 g。张教授临证强调治本，即使是出血期治疗也以滋肾养阴治本为主，收涩止血为辅，酌情加用止血药，血止即停药，三诊时出现心脾两虚证，予归脾汤治未病，有效预防经间期出血的发生。

（向罗珺）

第八节 崩 漏

崩漏指经血非时暴下不止或淋漓不尽，前者谓之崩中，后者谓之漏下，因崩与漏二者经常互相转化，统称为崩漏。崩漏是月经周期、经期、经量严重紊乱的月经病，多见于青春期、围绝经期女性。

《济生方》指出："崩漏之疾，本乎一症，轻者谓之漏下，甚者谓之崩中。"病因为体质禀赋差异、饮食情志损伤、房劳多产等致冲任损伤，肾—天癸—冲任—胞宫生殖轴功能失调，血海蓄溢失常，气虚不能制约经血，血不归经而致崩漏。因此，病因常可概括为热、虚、瘀三个方面。妇人内热灼伤津液，迫血妄行；脾肾亏虚，气血不足，无力固摄，血不归经；血瘀内阻冲任，血溢脉外。临床治疗崩漏，应根据其病情缓急和出血时间长短的不同，本着"急则治其标，缓则治其本"的原则，掌握塞流、澄源、复旧三法。

一、孙光荣 "止补兼行" 论治崩漏

崩漏的主要病机是冲任损伤，不能固摄经血。而引起冲任不固的常见原因有肾虚、脾虚、血热、血瘀、气郁、湿热等。本病以无周期性的阴道出血为辨证要点，临证时结合出血的量、色、质变化和全身证候辨明寒、热、虚、实。

对于崩漏诸病，国医大师孙光荣教授讲究"止补兼行"以致中和，即同时运用止血与补血之药。孙教授组方，首重调气血，即益气、活血，而不用大剂量与多种止血药。同时用较为精简的组方，尽量在短时间内解除"主诉"重点病痛，减少患者的痛苦。孙教授认为瘀血不除，新血不生，活血化瘀才能使气血中和，益气使帅血而行有力。治疗崩漏的关键是察知气血失和之因，针对气虚血瘀，则气虚得补、血瘀得化，气血趋于中和则病痛方可自消。

病案 1：辛某，女，36 岁。

初诊：2009 年 4 月 10 日。

主诉：患者经期紊乱，经血色黑有块，淋漓不断，白带量多。

病史：患者10年前人工流产后至今未孕。2009年3月4日经来后至今未净，白带增多。经期紊乱，经血色黑有块，淋漓不断。

诊察：舌淡红，苔少，脉弦数。专科检查：前位子宫；宫体大小：6.2 cm×5.3 cm×5.4 cm，形态稍饱满，肌层回声稍欠均匀，后壁探及一不均质回声区，范围3.2 cm×2.5 cm，边界欠清晰，内膜线略向前偏移，厚0.9 cm。

西医诊断：子宫腺肌症。

中医诊断：崩漏。

辨证：肝肾阴虚，热扰冲任。

治法：滋肾敛肝，益气止血。

方药：白晒参15 g，生黄芪15 g，紫丹参15 g，云茯神15 g，炒白术10 g，当归片12 g，炙远志10 g，炒枣仁15 g，龙眼肉10 g，蒲黄炭15 g，地榆炭15 g，阿胶珠15 g，山慈姑10 g，蒲公英15 g，生甘草5 g，大枣5枚，生姜3片。7剂，每日1剂，分2次服。

二诊：血压高（舒张压高），头胀，晨起脐周疼痛，腰酸。舌红、苔少，脉稍数。方药：石决明20 g，川牛膝15 g，法半夏10 g，广陈皮10 g，生黄芪10 g，益母草10 g，全当归10 g，炒白术10 g，云茯神15 g，炙远志6 g，炒枣仁12 g，龙眼肉10 g，地榆炭15 g，茜草炭15 g，延胡索10 g，田三七6 g，生甘草5 g。7剂，每日1剂，分2次服。紫河车粉9 g，每次3 g，每日2次，冲服。

三诊：服上方后，崩漏止已5天，晨起头胀，脐周不适，血压偶有升高。舌红、苔少，脉稍数。处方：石决明20 g，川牛膝15 g，川杜仲15 g，藁本10 g，正川芎6 g，益母草10 g，当归片10 g，炒白术10 g，云茯神15 g，炙远志6 g，炒枣仁12 g，地榆炭15 g，茜草炭15 g，田三七6 g，龙眼肉10 g，广木香6 g（后下），大枣7枚，生姜3片，生甘草5 g。7剂，每日1剂，分2次服。

随访：服上方后，崩漏未再复发，血压正常，无头胀、脐周不适等症状。

按语：孙教授认为本案崩漏患者的病机关键是肝肾阴虚，阴不敛阳，导致肝阳妄动，虚火干扰冲任二脉，使冲任失常，致经血非时而下。肝肾不足则腰酸，阴不敛阳，肝阳妄动则头胀。另外，此案患者还有痰、瘀之象，如白带多，经血色黑有块。因此，在滋肾敛肝，益气止血的基础上外加活血祛瘀之品而收效。

病案 2：吕某，女，24 岁。

初诊：2011 年 5 月 13 日。

主诉：月经淋漓不断，少腹坠胀 3 个月。

病史：患者自 2011 年 2 月以来，月经淋漓不断，色红有块，少腹坠胀，经补气、止血治疗，疗效不显。

诊察：舌淡、苔少，脉弦且涩。

中医诊断：崩漏。

辨证：气滞血瘀，热扰冲任。

治法：理气活血，凉血止血。

方药：西洋参 12 g，生黄芪 15 g，紫丹参 7 g，益母草 10 g，制香附 10 g，吴茱萸 10 g，茜草炭 10 g，蒲黄炭 12 g，生地炭 12 g，阿胶珠 12 g，蒲公英 12 g，延胡索 10 g，黄芩炭 10 g，川郁金 10 g，生甘草 5 g。7 剂，每日 1 剂，水煎内服，每日 2 次。

二诊：2011 年 5 月 20 日。服前方后，月经淋漓不断明显好转，现仍有少量咖啡色分泌物，少腹已不胀。舌红，苔少，脉细濡。上方去生地炭、延胡索、川郁金，加川萆薢 12 g，薏苡仁 12 g，玉米须 6 g，杭白芍 15 g，制川朴 5 g。7 剂，服法同前。

三诊：2011 年 7 月 1 日。前方加减服用一月余，月经淋漓已止，现感心悸，腹胀。舌红、苔少，脉弦小。处方：生晒参 12 g，生北黄芪 10 g，紫丹参 7 g，益母草 10 g，阿胶珠 10 g，蒲公英 15 g，蒲黄炭 15 g，生地黄炭 12 g，地榆炭 12 g，杭白芍 12 g，云茯神 15 g，炒酸枣仁 15 g，龙眼肉 10 g，炙远志 6 g，大红枣 10 g，灵磁石 10 g，大腹皮 10 g，生甘草 5 g。7 剂，服法同前。

四诊：2011 年 7 月 22 日。服前方后，症状缓解，腹胀不显，月经至，五日，色质正常。舌红、苔少，脉细缓。上方去杭白芍、大腹皮，加金银花 15 g，服法同前。

五诊：2011 年 7 月 29 日。服前方后，月经淋漓反复，减少但未尽。舌红、苔少，脉细。处方：生晒参 10 g，生北黄芪 10 g，紫丹参 5 g，当归身 10 g，云茯神 15 g，炒枣仁 15 g，炙远志 6 g，龙眼肉 10 g，大红枣 10 g，牡丹皮 10 g，川郁金 10 g，生地黄炭 10 g，地榆炭 10 g，蒲黄炭 15 g，生甘草 5 g，生鲜姜 3 片。7 剂，服法同前。

随访：服上方后月经淋漓已止，病情稳定。

按语：此例患者经血淋漓不断，色红有块，少腹坠胀，脉弦且涩，乃因瘀滞冲任，血不循经，运行不畅，治宜活血祛瘀，固冲止血，此为"通因通用""反治"之法。而《丹溪心法》指出："夫妇人崩中者，由脏腑损伤冲任二脉，血气俱虚故也。"故孙教授以参、芪、丹参为君，益气理血，提气摄血，其中丹参一味抵四物，乃活补同用之妙品；再选用阿胶珠补血止血，益母草活血调经，炭类药凉血止血；配合制香附、川郁金、延胡索等理气解郁，调经止痛，蒲公英、金银花、牡丹皮等清热凉血；并根据脾虚湿停而白带量多之标证，加用川萆薢、薏苡仁、玉米须等分清泌浊，效著。后患者月经淋漓反复，时感心悸，腹胀，舌淡，苔少，心脾两虚证候明显。又据《丹溪心法》："治宜当大补气血之药，举养脾胃，微加镇坠心火之药，治其心，补阴泻阳，经自止矣。"孙教授把握病证关键，方用归脾汤加减，温和调理月余，使崩漏止、气血和而诸证悉平。

（孙英凯）

二、罗元恺 罗氏妇科治崩三方诊治脾肾不足型崩漏

中医妇科学第一代学科带头人罗元恺教授认为脾肾不足是崩漏发病的主要病机，补肾健脾、益气养血为治疗崩漏的基本原则，出血时固气止血以"塞流"，血止后补肾健脾、益气养血调整月经周期以"复旧"，创立塞流止血的二稔汤，正本清源、滋阴益气的滋阴益气汤和复旧调周的补肾调周汤。塞流止血法是治崩的前提和基础，对于崩漏的治疗及预后极为重要。二稔汤是岭南罗氏妇科奠基人罗元恺教授的经验方，由岗稔根、地稔根、续断、制首乌、党参、白术、熟地黄、棕榈炭、桑寄生、赤石脂、炙甘草组成。全方以岗稔根、地稔根为君药，二者作为岭南道地药材，其性平而效佳，岗稔根性味甘涩平，归肝肾经，擅于固涩止血，且有补肾养血之效，地稔根性味甘微酸，涩平，归肺脾肝经，止血活血，两者合用，发挥补血止血活血之力，兼顾崩漏日久、气虚血瘀的病理特点，使瘀去血宁、止血不留瘀。党参、白术、炙甘草补气健脾、燥湿利水，既可助后天使气血生化有源，又可健脾气统摄血液，血行脉中，古人谓"凡下血证，须用四君子辈以收功"。

二稔汤结合岭南地理、气候环境及患者体质特点，重用岭南道地药材，顾护气阴，强调肾脾在月经来潮中的重要地位，全方固摄止血之力较强，并

兼顾气血和肾脾肝三脏，塞流止血之中寓有澄源、复旧之意。

病案：廖某，女，45 岁。

初诊：2019 年 1 月 29 日。

主诉：阴道不规则流血 2 年。

病史：患者于 2019 年 1 月 4 日因"阴道不规则流血"行宫腔镜检查＋诊刮术，术后病理：（子宫内膜）黏膜慢性炎；（宫腔）单纯性子宫内膜增生。患者平素月经规律，周期为 26～28 天，经期 7 天。自 2017 年始经期延长，7～16 天，G6P2，无孕求。现症见：术后至今阴道流血，且出血量越来越多，现较多阴道流血，血块较多，色鲜红至暗红，腹胀，脸部浮肿，头晕，掉发，颈后部疼痛，纳可，眠差，大便溏薄，夜尿多，4 次/夜，无口干、口苦。末次月经：2018 年 11 月 8 日，舌淡暗、苔白，脉细。

中医诊断：崩漏。

辨证：气虚血瘀。

治法：补气健脾止血，活血化瘀。

方药：黄芪 30 g，白术 15 g，岗稔根 30 g，海螵蛸 15 g，干益母草 30 g，大黄炭 10 g，仙鹤草 30 g，续断片 15 g，制远志 10 g，醋香附 10 g，蒸陈皮 5 g，葛根 30 g，共 4 剂。中成药予口服葆宫止血颗粒、龙血竭片。

二诊：2019 年 2 月 21 日，末次月经：2 月 12 日至 21 日，量时多时少，有血块，自述服中药后腹胀稍减轻，头晕稍好转，自觉掉发严重，脸部浮肿，纳可，眠一般，二便调。舌淡暗、苔白，脉细。辨证属气虚血瘀。处方：五指毛桃 30 g，麸炒白术 30 g，三七粉（冲服）3 g，五灵脂 10 g，续断片 15 g，醋香附 10 g，泽泻 10 g，熟党参 15 g，制远志 10 g，竹茹 30 g，蒸陈皮 5 g，共 7 剂。

三诊：2019 年 3 月 28 日。末次月经：3 月 10 日至 28 日，量中，有血块；前次月经：2 月 12 日至 3 月 1 日，自诉烦躁，轻度乏力，纳可，眠一般，二便调。辨证属气虚血瘀。处方：西药予炔雌醇环丙孕酮片 1 片 qd。

四诊：2019 年 4 月 30 日。末次月经：4 月 8 日至 30 日，4 月 15—23 日量多，4 月 24—27 日量少，4 月 28—30 日量多，无血块，淡红色，腰酸，头晕乏力，下肢水肿，下腹胀闷，烦躁，掉发严重，纳差，易醒，二便调，口干、无口苦。舌淡苔白脉沉细。辨证属脾肾不足。处方：岗稔根 30 g，地稔根 30 g，熟党参 20 g，白术 15 g，桑寄生 15 g，棕榈炭 10 g，赤石脂 15 g，续断片 15 g，甘草片 9 g，熟地黄 15 g，蒸陈皮 5 g，干益母草 30 g，共

7剂。

五诊：2019年5月9日。末次月经：4月8日—5月6日。4月15—23日量多，4月24—27日量少，4月28日—5月1日量增多，5月2日—6日量少，自诉服中药后下肢水肿、下腹胀闷较前明显减轻，烦躁较前缓解，纳眠可，二便调，无口干口苦。舌淡苔白脉沉细。辨证属脾肾不足。处方：盐菟丝子15 g，金樱子肉15 g，熟地黄15 g，酒黄精30 g，鹿角霜（先煎）10 g，熟党参20 g，白术15 g，炙甘草10 g，续断片15 g，蒸陈皮5 g，共7剂。中成药予补气升血片，西药予多糖铁复合物胶囊。

六诊：2019年5月23日。末次月经：4月8日—5月6日。现症见：自觉乳胀，腹胀，下肢乏力、胸闷较前明显减轻，纳眠可，小便调，大便每天2~3次，质稀，无口干口苦。舌淡苔白脉沉细。辨证属脾肾不足。守前方，加姜厚朴10 g，干益母草15 g，共7剂。

七诊：2019年7月4日。末次月经：6月13—24日。6月13—17日，阴道少量流血，点滴状，色暗，6月18—24日，量可，色暗红，有血块，乳胀，现精神疲倦，纳可，入睡难，小便调，大便溏。舌淡苔白脉沉细。辨证属脾肾不足。处方：盐菟丝子15 g，续断片15 g，桑寄生15 g，熟地黄15 g，岗稔根30 g，合欢花10 g，钩藤10 g，姜厚朴10 g，制远志10 g，北沙参30 g，桂枝10 g，炒白扁豆15 g，共7剂。

按语：本病患者为中年女性，无生育要求，以恢复月经周期及预防、警惕器质性病变为目标。患者初诊为诊刮术后，术后阴道流血不止，气随血去，导致气虚，加之刀刃损伤冲任气血易致气血留滞不通，故辨证以气虚血瘀为主，所谓"有形之血不能速生，无形之气所当急固"，治疗以补气健脾止血、活血化瘀为主，辅以中成药补气活血止血。二诊时继续以补气止血、活血化瘀为主。岭南地区温暖潮湿炎热，湿邪黏滞易夹杂他邪，故酌情加入健脾化湿利水之品。四诊时患者出血日久，结合患者舌脉，辨证为脾肾不足，予以罗氏二稔汤加减以健脾补肾，养血止血。服中药后患者全身不适症状较前明显减轻，阴道流血明显减少，在出血渐缓阶段，以澄源固本为主，主以补肾，辅以调和肝脾气血，处方以罗老的"滋阴固气汤"为主，体现塞流不忘澄源，澄源兼有复旧之旨。

（林　萍　王南苏）

三、尚品洁　健脾补肾，固冲摄血法诊治崩漏

尚品洁教授是湖南岳阳市中医院中医内科主任医师，湖南省名中医，全国名老中医药专家学术经验继承工作及"传承工作室"指导老师。

对于妇人崩漏，尚教授认为常见病因为热、虚、瘀三个方面。其病机多因肝脾肾虚损，气血失调，冲任不固，以致崩中漏下，亦即身体虚弱，子宫功能不正常使然。妇人内热灼伤津液，迫血妄行；脾肾亏虚，气血不足，无力固摄，血不归经。治以健脾补肾，固冲摄血为要。

病案：李某，女，18 岁。

初诊：2010 年 4 月 28 日。

主诉：月经淋漓不净 21 天。

病史：患者今年以来，月经期都长达 8 天以上。4 月 6 日小腹隐胀，月经欲行不行。4 月 7 日量少，4 月 8 日、4 月 9 日量多，经色较正常。4 月 10 日起量渐少，经色渐淡。4 月 15 日、4 月 20 日曾到其他医院就诊，服药 11 剂，月经仍未干净。

刻诊：月经淋漓不净，经色淡红，夹有小血块。腰腹隐隐不适，稍觉畏寒，面色少华，精神不振，夜寐欠安，上课注意力较难集中，饮食一般，二便如常。舌淡红，苔薄白，脉沉细。

西医诊断：功能失调性子宫出血。

中医诊断：崩漏。

辨证：劳倦伤脾，肝肾亏虚，冲任不固。

治法：健脾补肾，固冲摄血。

方药：归脾汤加减。黄芪 30 g，党参 20 g，白术 10 g，熟地黄 10 g，白芍药 10 g，山萸肉 15 g，茯神 15 g，炙远志 6 g，酸枣仁 18 g，制香附 6 g，荆芥炭 12 g（布包煎），炒蒲黄 12 g（布包煎），醋炒五灵脂 12 g，续断 10 g，甘草 5 g。7 剂，每日 1 剂，分 3 次服。

患者服药第 4 天，家属来访，说月经已干净，嘱其服完 7 剂再复诊。

二诊：2010 年 5 月 5 日。患者月经干净 4 天，精神好转，无明显不适。舌淡红，苔薄白，脉沉细。辨治：漏下已止，健脾补肾养肝，以图治本。方药：左归丸加味，黄芪 20 g，党参 20 g，白术 10 g，淮山药 20 g，熟地黄 10 g，茯苓 10 g，菟丝子 15 g，枸杞 15 g，杜仲 12 g，当归 10 g，甘草 5 g，山萸肉 12 g。10 剂。

按语：本案患者虽正值青春妙龄，却苦于高三备考的紧张阶段，思虑伤脾、肝肾亏虚、冲任不固而成漏下。《妇科心法要诀》指出："若去血过多，则热随血法，当以补为主。"唐容川在《血证论》中也指出："崩漏者，非经期而下血之谓也。少者名曰漏下，多者名为血崩……古名崩中，谓血乃中州脾土所统摄，脾不摄血，是以崩漏，故曰崩中。示人治崩必治中州也。"提出了崩漏论治当需重脾的见解，为近代医家所重视。本案以归脾汤为主加补肾养肝、止血活血药物组方，疗效满意。善后调理用健脾补肾养肝之法，乃澄源复旧为治本。

（林　萍　王南苏）

四、柴松岩　补肾健脾、固冲止血诊治崩漏

国医大师柴松岩深入研究崩漏，分析病因、辨证施治，总结了临证有效方法。柴教授指出：崩漏的主要病机为血海蓄溢失常，冲任亏损，辨证时须注意热证、虚证多，而寒证、实证少，常见血热证、脾肾亏虚证、血瘀证等。

1. 血热证　常见为虚热证，女子肾阴亏虚，阴虚又生内热，扰动冲任血海，加之肾水不能上济心火，血溢脉外，发为崩漏。临床可见经血淋漓不尽，颜色鲜红，心烦失眠，大便干，小便短赤，舌红，苔少，脉细数。热证亦可见于实热证，患者素体阳盛，或饮食中过服大补之羊肉、人参、鹿茸一类，热伤津液，迫血妄行。主要证候为：经血色红质稠，可见血块，大便干结，小便短赤，舌红苔黄，脉滑数。

2. 脾肾亏虚证　患者天癸初至，肾气未充，或天癸将竭，肾气渐绝，或房劳多产，又加思虑过多损伤脾气，气虚统摄失司，无力制约，血走而崩。临床可见经血色淡红，质清稀，乏力气短，面肢浮肿或腰膝酸软，畏寒肢冷，舌淡，苔白，脉弱。

3. 血瘀证　现代女性工作、生活压力大，最易导致七情内伤，肝气失于条达，气机不畅而致瘀阻冲任，或因胎产损伤元气，无力鼓动血行，发为崩漏。表现为经血色紫黯有血块，或可见腹痛，舌暗，苔白，脉弦涩。

柴教授总结了崩漏临证时的诊治要点：一是应按病情阶段治疗，急则治其标，缓则治其本，出血期塞流止血，非出血期正本清源、固本善后。虽出血为标，病因为本，仍应标本并重，勿顾此失彼。二是宜注重分年龄阶段治

疗，患者年龄阶段不同，肾气充盛程度不同，治疗应着重补肾气、养冲任，以恢复正常月经周期，促进排卵。育龄期女性，经孕胎产乳等生理过程，耗伤阴血，又生活压力较大，致肝气不舒，多见气滞血瘀，治疗应注重疏肝理气，活血化瘀。围绝经期时，患者天癸竭，肾气衰，阴血不足，心火偏亢。治疗目的为交通心肾、阴平阳秘。治疗过程中宜补虚，但不宜温燥，以免耗伤阴血，加重崩漏病情。围绝经期女性，更要注意防止子宫内膜增厚，导致闭经接而出血不止的崩漏，继而引发子宫内膜增生等一系列疾病。三是治疗时要注重观察患者舌脉情况，以查患者正气盛衰及气血津液情况。若患者出血期舌色紫黯，提示体内仍有瘀血，不可一味凉血止血，宜少量配伍活血化瘀药。观察患者脉象，若血止之后，患者脉象沉细略涩，考虑为脾肾亏虚，又有瘀血阻滞。四是结合患者证型遣方用药，血热证患者，治以清热凉血，常用墨旱莲、女贞子、仙鹤草、白芍、大蓟、小蓟类。脾肾亏虚证患者，常用菟丝子、枸杞子、太子参、白术等，益肾健脾。血瘀证患者多用活血化瘀药，若患者为脾肾亏虚兼加血瘀，可合用茜草、月季花、益母草等。此外，柴教授常合用生牡蛎和生地黄，比例2∶1，以治疗青春期功血，生牡蛎潜阳又收敛固涩，生地黄滋阴清热凉血，滋阴止血而不凉遏。服药期间，饮食忌辛辣刺激，如烟酒、辣椒、桂圆等。

病案1：患者，女，34岁，已婚。

初诊：2016年9月3日。

主诉：阴道不规则流血2年余。

病史：患者15岁初潮，量中，7 d/23 d，无痛经。2014年6月生化妊娠后月经愆期，7 d/40～50 d。2015年10月因阴道不规则出血于当地医院诊刮，刮出物病理示"内膜单纯性增生，伴局灶复杂性增生趋势"，2016年1月病理会诊为"子宫内膜单纯性增生"，以氯米芬促排卵3个周期，未见排卵。月经2016年4月19—26日。2016年6月15日出现不规则少量出血。2016年7月2日血量多，似月经量。2016年7月11日服炔雌醇环丙孕酮片，2016年7月13日血止。2016年7月31日停炔雌醇环丙孕酮片。2016年8月5日撤退性出血。2016年8月15血止。

刻下：双下肢浮肿，纳可，眠差梦多，大便干，每日1次，舌淡暗，舌体胖、边有齿痕，脉细滑。既往史：结婚10年，2006年8月剖腹产一活婴、体健。2010年9月人工流产1次，2014年6月生化妊娠1次。未避孕未孕2年。否认过敏史。2016年7月11日查激素：黄体生成素13.06 mIU/L，卵泡生成素 33.65 mIU/L，雌二醇 20.28 pg/mL，睾酮 0.17 ng/mL，泌乳素 161.9 μIU/mL，抗缪勒管激素 0.01 ng/mL。2016 年 8 月 24 日子宫 B 超示：子宫大小 6.3 cm×6.7 cm×5.3 cm，内膜厚 0.7 cm，回声欠均，肌层回声不均。左卵巢未显示明显异常，右卵巢大小 2.7 cm×1.6 cm，子宫腺肌症不排除。

西医诊断：异常子宫出血，卵巢储备功能下降，不孕。

中医诊断：崩漏，不孕。

辨证：脾肾两虚，兼有瘀血。

治法：补肾健脾、固冲止血。

方药：菟丝子 15 g，覆盆子 10 g，白术 10 g，太子参 12 g，益母草 10 g，阿胶珠 12 g，白芍 10 g，椿皮 5 g，莲须 5 g，牡蛎（先煎）20 g，茜草炭 10 g，大蓟、小蓟各 15 g，侧柏炭 12 g，三七粉（冲）3 g。20 剂，每日 1 剂，水煎服。

二诊：2016 年 10 月 22 日。末次月经：2016 年 9 月 11 日，行经 7 天，量、色、质均可，基础体温上升 25 天。舌淡，脉弦滑。2016 年 10 月 10 日查血人绒毛膜促性腺激素 1180 nmol/L。2016 年 10 月 13 日查血人绒毛膜促性腺激素 4639 nmol/L，孕酮 25.35 ng/mL。处方：覆盆子 15 g，白术 20 g，菟丝子 15 g，侧柏炭 15 g，茯苓 10 g，荷叶 10 g，芦根 12 g，苎麻根 10 g，陈皮 5 g，青蒿 6 g，莲须 6 g。继服 14 剂。

2016 年 10 月 27 日，B 超示：胎囊 3.7 cm×3.5 cm×1.4 cm，胎芽 0.9 cm，可见胎心。2016 年 11 月 2 日复查血人绒毛膜促性腺激素 167721 nmol/L，孕酮 40.55 ng/mL。2016 年 11 月 19 日，停经 70 天，血人绒毛膜促性腺激素 273000 nmol/L，孕酮 51.79 ng/mL，基础体温稳定。

按语： 本病案中，患者年近"五七"，阳明脉衰，面始焦，发始堕，气血不盛，又加多次妊娠而损伤脾肾。既往有流产、生化妊娠，生化妊娠后出现月经先后无定期，2015 年诊刮示"内膜单纯性增生，伴局灶复杂性增生趋势"，B 超示右卵巢缩小，现未避孕两年未孕，又阴道不规则出血 2 年余。刻下可见双下肢浮肿，大便干，舌淡暗，舌体胖、边有齿痕，脉细滑，综合其舌脉、症状、体征，辨证为脾肾两虚，兼有瘀血。治以补肾健脾，固冲止血。

患者气血始衰，脾气不充，故可见双下肢水肿，舌胖有齿痕，曾行人工流产，又发生生化妊娠，多产房劳，损伤肾气，气虚不能摄血，发为崩漏，又因气虚推动无力，血不流行，久而发生血瘀，故可见舌暗。本病案病位在脾肾，虚实夹杂，脾肾虚兼有血瘀。治疗时补肾健脾、固冲止血，但不可见血止血，一味用收敛止血药，会加重瘀血情况。首诊以补肾之菟丝子为君药，配伍覆盆子、生牡蛎、白术、太子参等补肾健脾药，以补肾养阴，健脾益气养血。茜草炭、侧柏炭、三七、大蓟、小蓟以固冲止血，其中，茜草性味苦寒，入血分，功效凉血止血，对各种出血，如吐血、崩漏、外伤出血等都适用，柴教授常以茜草炭凉血止血、化瘀通经。选用益母草活血调经，白术、益母草还可利水消肿，缓解患者下肢水肿。又选用阿胶珠，补而不腻，防滋腻太过。二诊时可见患者月经恢复正常，患者基础体温上升，血HCG升高，提示患者已经怀孕，考虑患者有生育要求，且以前发生过生化妊娠，二诊时以保胎为主，以白术、菟丝子为君药，补肾健脾安胎。该患者本虚标实，脾肾亏虚为本，瘀血为标，用药多为菟丝子、覆盆子、白术类，治以补肾健脾，固冲止血，少加活血化瘀药，止血而不留瘀。柴教授诊疗思路清晰，用药灵活，临床值得借鉴。

病案2：患者，女，46岁。

初诊：2014年11月4日。

病史：患者阴道不规则出血6月余。现病史：13岁初潮，周期26~28天，经期4~5天，量中。常年从事体力劳动。近年来月经先期或月行两次，经量渐少。6个月前月经来潮后淋漓不止，色红，伴小血块。自服止血药无效。刻下见阴道出血淋漓不净，色黯红，量少，无腹痛，伴心烦失眠，潮热盗汗，腰酸乏力，足跟疼痛，纳可便调，面色萎黄，口唇色淡。舌黯红少苔，脉细滑数略大。G3P2。2010年诊断子宫肌瘤。2014年10月化验检查：血HGB 88 g/L；FSH 26.63 mIU/mL；LH 12.60 mIU/mL；E2 23 ng/mL。B超检查：子宫大小5.8 cm×5.2 cm×4.7 cm，子宫内膜0.6 cm，子宫肌层内可见多个低回声结节，边界清晰，向外生长，最大者3.3 cm×2.6 cm。

西医诊断：围绝经期异常子宫出血，多发性子宫肌瘤（浆膜下），继发贫血。

中医诊断：崩漏，癥瘕，虚劳。

辨证：阴虚火旺，热扰血海。

治法：滋阴清热，固冲止血。

方药：滋阴清热止血方加减：生牡蛎15 g，寒水石3 g，茜草炭10 g，丹参10 g，墨旱莲12 g，女贞子15 g，白芍10 g，浮小麦10 g，莲子心3 g，侧柏炭 10 g，仙鹤草 10 g，大、小蓟各 10 g。14 剂。

二诊：2014 年 11 月 18 日。药后阴道出血减少，潮热盗汗明显好转。仍感腰酸乏力，足跟痛。舌黯红，脉沉细滑。方药：北沙参 15 g，生牡蛎 15 g，苦丁茶 3 g，黄柏 5 g，地骨皮 10 g，女贞子 15 g，墨旱莲 12 g，阿胶珠 10 g，白芍 10 g，白术 10 g，仙鹤草 12 g，茜草炭 10 g，三七粉 3 g（分冲）。14 剂。

三诊：2014 年 12 月 2 日。阴道出血止，腰酸、足跟疼痛缓解，精神体力改善。舌胖黯，脉细滑。方药：北沙参 12 g，知母 10 g，地骨皮 10 g，金银花 10 g，墨旱莲 10 g，熟地黄 10 g，乌梅 5 g，荷叶 10 g，白芍 10 g，莲须 6 g，莲子心 3 g，百合 10 g，侧柏炭 10 g。20 剂。

按语：柴老"肾之三最"学说提出"肾衰最早"，本患者 46 岁，年近"七七"，肾气渐衰，天癸将绝，肾虚封藏失司，冲任不固，乃至崩漏。阴血亏虚又生内热，血海不安，破血妄行，结合患者症状、体征、舌象、脉象，辨证为阴虚火旺，热扰血海，治以滋阴清热，固冲止血。药选墨旱莲、女贞子、白芍等，应注意顾护肾阴，清热凉血选侧柏炭、仙鹤草、大蓟、小蓟、莲须，侧柏炭敛而不涩，且颜色为黑，可入肾，有补肾功效。大蓟、小蓟甘凉，入心、肝经，有凉血止血、消肿化瘀功效，止血不留瘀。治疗过程中，柴教授还选用了寒水石、苦丁茶降相火，促进更年期女性尽快进入绝经期，以防子宫内膜异常增生发生癌变。

（黄海涛）

五、韩延华 "育阴止崩汤"加减诊治崩漏

韩延华是黑龙江中医药大学教授，博士生导师，为全国首届名老中医药专家，龙江韩氏妇科韩百灵的学术传人。韩教授幼承家训，喜读医书，打下了扎实的中医理论基础，在学术上继承其父思想精华并发扬光大，发扬"肝肾学说"理论，强调妇女疾病当中调补肝肾的意义，擅长治疗多种妇科疑难杂症，对崩漏一病有着丰富的治疗经验。

中医学上的崩漏即西医学所指的功能失调性子宫出血。分为无排卵性和排卵性两大类，以前者多见，主要发生在青春期和更年期。

韩教授认为在临床上崩漏可以归因为先天不足，少女肾气稚弱，或更年期肾气渐衰及早婚多产，损伤肾气，失于固摄，导致崩漏；若耗伤精血，则

肾阴亏损，阴虚内热，热伏冲任，经血妄行而导致崩漏；或命门火衰，肾阳虚损，封藏失职，冲任不固，不能制约经血；血瘀而导致的出血则多由于素体阳虚，或忿怒过度，气滞而致血瘀；或经期产后，余血不尽，感受外邪而使余血内停，血不归经所致。故综合其病因病机可见，导致月经病的主要原因不外乎肾阳虚、肾阴虚、肾气虚和瘀血内阻4个方面。在临床中，崩漏以肾阴虚者为最多。

肾为人体阴阳之脏，水火之宅，肾阴肾阳互根互用，故治肾之道，贵在平衡阴阳，使之阴平阳秘。治疗上，《妇人大全良方》记载："阴伤于阳，令人血下，当补其阴。"《傅青主女科》说："是止崩之药，不可独用，必须于补阴之中行止崩之法。"韩教授根据古训，针对肾水阴虚，阴虚阳搏，热扰冲任，血走而崩这一主要机理，治病求本，提出了"滋阴补肾、固冲止血"之法，并沿用了韩百灵老先生自创的特色验方"育阴止崩汤"。

方中有熟地、山茱萸、山药、杜仲、续断、桑寄生、白芍、牡蛎、龟板、阿胶、炒地榆、海螵蛸、甘草，其中熟地、山茱萸、山药、白芍补血滋阴、益精填髓；桑寄生、杜仲、续断补肝肾，益精强骨；海螵蛸、炒地榆收敛止血；龟板、牡蛎、阿胶类血肉有情之品，平肝之阳，敛肾之阴，阴阳平和，经水自安；甘草用以调和诸药。该方采用标本同治的方法，其中固冲止血纯属塞流之用，而补肾滋阴可清源，又可正本，因此同时具有澄源、复旧的作用，符合崩漏的治疗原则"塞流、澄源、复旧"。总之，滋阴补肾、固冲止血之法，可使肾阴得养，虚火得敛，冲任得固，血海安宁，胞宫蓄溢正常，用于肾阴虚型崩漏最为适宜。

韩教授指出在崩漏治疗中不能见血止血，应该根据中医"瘀血不去，新血不得归经"的理论，在止血的同时加用祛瘀止血之药，如三七、茜草、蒲黄、五灵脂，应用活血化瘀法以祛瘀生新、通因通用、引血归经，以达到止血的目的。

病案1：患者，女，20岁。

初诊：2008年3月。

主诉：月经淋漓不断一月余。

病史：16岁月经初潮，既往月经不规律。就诊时面色苍白，气短懒言，头晕耳鸣，腰膝酸软。

诊察：舌红苔黄，脉弦细。经量多，色淡红，少许血块。

西医诊断：功能失调性子宫出血。

中医诊断：崩漏。

辨证：肝肾阴虚证。

治法：补肾填精，清热固冲。

方药：育阴止崩汤加味。熟地 20 g，山茱萸 20 g，山药 20 g，杜仲 25 g，续断 15 g，桑寄生 20 g，白芍 20 g，牡蛎 20 g，龟板 20 g，阿胶 15 g，炒地榆 30 g，海螵蛸 30 g，甘草 5 g，黄芩 10 g，蒲黄 15 g，五灵脂 20 g，每日 1 剂，分两次煎服。

二诊：半个月后复诊，流血已止，但仍自觉头晕，气短懒言，故在此方药基础上减炒地榆，加黄芪、升麻，嘱再服数剂，煎服法同前。

三诊：一个月以后复诊，患者自觉诸症已经减轻。故令其服"育阴灵"月余以巩固疗效。

按语：此病例属青春期功血，因青春期内分泌发育不成熟，卵巢功能未臻完善，肾精匮乏，肾气不盛，封藏失司，开阖无度，冲任未健失控而出现崩漏。患者经血淋漓，量多色淡，面色苍白，脉弦细，头晕耳鸣，腰膝酸软，皆是肾阴亏虚的表现，韩教授在治疗时以补肾填精、固冲止血为大法。患者阴虚日久，阴阳失衡而至阳亢，虚热内生，出现舌红苔黄的症状，故其又在育阴止崩汤的基础上，加用清热之剂黄芩。"久崩必瘀"，患者经血有块，在止血固冲的基础上，还需要加用蒲黄、五灵脂化瘀止血之品。血为气之母，互相滋生，二诊时患者虽血已止，但崩漏日久，故血衰气脱，气短懒言等气虚的症状仍在，故韩教授在继续补肾填精的基础上加用益气升阳之药，如黄芪和升麻等。

病案 2：患者，女，24 岁。

初诊：2012 年 5 月 9 日。

主诉：月经紊乱半年有余。

病史：17 岁月经初潮，2011 年 1 月曾因崩漏住院治疗。本次月经干净后复见阴道下血数日，量多，色暗，有血块，体倦，头晕乏力，腰酸。

诊察：体型肥胖，轻度黑棘皮征；舌质暗红，舌边见瘀点，舌下脉络显露，脉略涩；妇科超声示：子宫大小为 53 mm × 42 mm × 43 mm，内膜 15.4 mm，呈不均质增厚，左侧卵巢呈多囊状态。

西医诊断：功能性子宫出血，多囊卵巢综合征。

中医诊断：崩漏。

证型：肾虚血瘀证。

治法：补肾活血化瘀。

方药：逐瘀止崩汤加减。生地 20 g（酒炒），大黄 10 g，丹皮 15 g，枳壳 15 g，赤芍 15 g，桃仁 10 g，盐杜仲 20 g，续断 15 g，桑寄生 20 g，蒲黄 15 g，五灵脂 20 g，茜草 15 g，醋龟甲 20 g，地榆炭 50 g，狗脊 20 g。6 剂水煎服，每次 100 mL，2 次/天。嘱其若服药期间血量增多，立即医院就诊。

二诊：6 剂服尽，自诉服药前两天血量有所增多，血色暗有血条血块，后出血量逐渐减少，现仍少量出血，血色红。考虑瘀血去但正气尚虚，当给予扶正固本治疗，再用韩氏经验方育阴止崩汤加味 15 剂，以补肾填精止血治疗。

三诊：2012 年 6 月 1 日，患者体倦乏力减轻，仍有腰酸，给予韩氏经验方：补肾活血方 10 剂，以补肾填精、活血化瘀、调经。如此补肾、活血、调经，用药两个月经期，患者诸症缓解或消失，月经按期行至，停药观察 3 个月经周期，告知经水按期行止。

四诊：一个月后复诊，患者自觉诸症已经减轻。故另其服"育阴灵"月余以巩固疗效。

按语：患者崩漏发病于青春期，表现为月经紊乱，时崩时闭，量多，色暗有血块，舌质暗红，舌边见瘀点，舌下脉络显露，属肾虚瘀血型崩漏之表现。韩延华教授认为：虽依据急则治其标，缓则治其本的治则，其治疗首要目的是止血，但若单用塞流止血之法，恐旧血不得以祛除，瘀血阻滞，新血难归常道，易生他变。患者出血日长，穷必及肾，损伤精气，现体倦、头晕乏力，腰府失养，腰酸加重之象，但若先用补肾填精、固冲之品止血，又常有闭门留寇，致邪无出路之害，故必先予活血祛瘀之治，"通因通用"，使内瘀之血得以祛除，新生之血循其常道。待血行流畅，衰去大半，后再用育阴止崩汤，补肾调经，活血化瘀行滞，周期性调经，终至经水自调，培本固元。

（彭玉勃）

六、熊继柏　活用经方诊治崩漏

熊继柏教授是国医大师，湖南中医药大学教授、博士生导师，国家名老中医药专家学术经验继承工作指导老师。熊教授主张学中医必须熟谙经典，精通医理，注重辨证，融贯理法。灵活应用经方是提高中医疗效的有效途径。坚持"知犯何逆，随证治之"的辨证论治精神。辨病机是首要，结合经方的组成，先议病，后议方，再议药，拓宽经方的应用途径，方可取得良效。

崩漏为经乱之重证，病因并非单一因素所致。其发病的主要机理是冲任损伤，不能制约经血，以致经血非时而下。纵观临床，女子青春时期正当肾气旺盛之年，此时天癸充盛，任脉通，太冲脉盛，月事按时来潮，若肾气不足，太冲脉虚，常发为崩漏。熊教授认为：本病的发生主要责之于"虚""热""瘀"，三者可单独存在或复合成因，又互为因果。崩漏的治疗，应根据病情缓急和出血时间久暂的不同，遵循"急则治其标，缓则治其本"的原则，灵活运用"塞流、澄源、复旧"三法，根据不同发病时期、发病年龄、个体体质，制定具有鲜明个性化的治疗方案。止血是治疗的第一要务，结合澄源以审证求因，切勿不究病因而滥用收涩之品，往往塞而不止，反留后患，反之，如若仅仅澄源而不塞流，则缓水不救急火，难得速效。出血期治疗以塞流为主，血止后治疗以复旧为主，临证时应注意调理善后，以防旧疾复发，同时结合澄源，体现中医治病之病证同治的特色。熊教授认为崩漏虽属妇科危急重症，但只要治疗及时得当，善后调治合理，本病是可痊愈的。

病案：黄某，女，21 岁，湖南长沙人。

初诊：2017 年 8 月 19 日。

主诉：不规则阴道流血反复发作 1 年余。

病史：患者月经淋漓不尽，量少，每次行经达 20 ~ 30 天方净。现症见：月经淋漓不尽，量少，其人精神疲倦，面色淡黄，眼睑色淡，形体消瘦，白带不多。

诊察：舌苔薄白，舌根苔稍黄，脉细。

中医诊断：漏下。

辨证：冲任不固。

治法：固摄冲任，养血止血。

方药：胶艾汤加味。西洋参 6 g，当归 6 g，白芍 10 g，熟地 15 g，川芎 5 g，阿胶珠 15 g，艾叶炭 10 g，地榆炭 20 g，炙甘草 10 g。30 剂，水煎服。

二诊：2017 年 9 月 18 日。患者前诊予"胶艾汤加味"治疗后症状有所好转，服药后月经持续 10 天干净，较之前时间缩短，面色淡黄，白带不多，无腰痛、腹痛。舌淡红，舌苔薄白，脉细。辨证：冲任不固。治法：固摄冲任，养血止血。选方：胶艾汤加味。处方：西洋参 8 g，当归 8 g，白芍 10 g，熟地 15 g，川芎 5 g，阿胶珠 15 g，艾叶炭 10 g，地榆炭 20 g，侧柏炭 10 g，炙甘草 10 g。30 剂，水煎服。

按语： 此病案中妇人冲任二脉虚损不固，不能制约经血，经水行时久，淋漓漏下不尽，时日长达数月之久并不能自止，长此以往脾肾之气更虚。脾虚气血生化乏源，脾气虚则统摄无权、不能摄血。肾为冲任之本，冲任虚损，肾气亦虚亏，封藏失司，冲任不固，不能调摄和制约经血。此二者环环相扣，一损俱损。分析熊教授选方用药有两大特点：一是师古而重创新。《金匮要略·妇人妊娠病脉证并治》指出："漏下者……胶艾汤主之。"此方为医圣张仲景治疗妇人冲任虚损，阴血不能内守所致多种出血症而设，为治疗崩漏及安胎的要方。熊教授用此方为基础方治疗冲任不固证之漏下，可谓病、症、证合一，理、法、方、药完备。胶艾汤原方即四物汤加阿胶、艾叶、甘草。人参性温，味甘、微苦、微温，具有大补元气、摄血固脱之功，用于暴崩之际气随血脱证尤为适宜，但如若在此方中过用鼓动之品，恐有扰动血海之弊。故熊教授将原方去人参，改用西洋参滋阴益气，谓之"加参胶艾汤"。熊教授将阿胶珠替代原方中阿胶，阿胶是补血，滋阴，润肺，止血之上品，主治血虚诸证，出血症等，但由于其性滋腻，故脾胃虚弱者慎用。阿胶用蛤粉炒制成珠后，降低了滋腻之性，增强养阴之功。熊教授巧将艾叶易为艾叶炭，并加入地榆炭、侧柏炭等合用，增强止血之功。二是通涩并用，动静结合。胶艾汤中"四物"补血健脾，阿胶珠滋补肾阴。脾肾精血充足，则冲任二脉充盈。艾叶炭性温，通经脉，利阴气，又能止血，甘草缓和补中气，使血能循经而行。诸药合用，补中有通，补而不滞血，通而无破血之忧，补中有散、散中有收是为止血之妙方。

（戴 月）

七、蔡小荪 治崩漏，临证首辨阴阳，塞流勿忘化瘀

著名中医妇科专家、上海蔡氏妇科传人蔡小荪对崩漏的治疗积累了丰富的经验。他主张临诊应详审病机，首先应辨阴阳。即阴崩和阳崩，然后再对症用药。《素问·阴阳别论》篇说："阴虚阳搏谓之崩。"女子属阴，以血为主，由于经、带、胎、产等生理发展特点，阴血易耗，且女子以肝为先天，肝藏血，体阴而用阳，阴血不足，更易发生引起阳亢，阴虚阳盛，则迫血妄

行，由于血得热则行，所以崩证属热者为多，故"审其阴阳，以别柔刚，阳病治阴，阴病治阳"。治疗崇尚"求因为主，止血为辅"。对于血瘀崩漏，则当活血化瘀，否则瘀血不去，新血不生，血不归经，则出血不止，甚则崩愈甚漏愈久，缠绵不愈。同时，也建议非血瘀引起的崩漏，也可以在处方中使用少量活血化瘀的药物，以防止使用止血法后的残瘀滞留，导致崩漏复发。所谓补虚不恋邪，止血可以不留瘀。在病机上没有分清是开阖不当，还是固摄乏权；是血病及气，还是气病及血；标本同时兼顾，气血互治，温凉同用，攻补并施，通涩得当，使阴阳达到平衡。另外，需掌握补益清净的主次关系，选方药时阳崩宜清热，养阴化瘀，凉血止崩；阴崩当益气健脾，补肾固冲。进一步强调气血阴阳、寒、热、虚、实在崩漏的全过程中相互影响、相互转化。

蔡小荪认为崩漏的发生，与开阖失调也有关。其机制可以归纳为开泄太过与固摄无权两类。子宫出血时，因为热导致溢出，是开泄了。而冲任功能受损，脾气比较虚弱，中气下陷，血分虚寒等，不得统血摄血，则属固摄无权。《内经》说："阴虚阳搏谓之崩。"指出崩证之因，乃阴虚之热。由于女性生理功能特殊，故临床表现为热和血虚的症状，有乳房肿胀，易怒，脉弱舌苔偏红。崩漏的虚火常与肝肾失调有关：肾属水，肝属木，肾主封藏，肝主疏泄。肾水不足，不能涵养肝木，相火亢盛发生过多；而肾不能尽其封权，故不固。这种肝肾亏损，表现为阴虚、火旺、冲任虚，也是崩漏的病机之一。

蔡小荪临诊，注重整体，重视气血与崩漏的密切关系，同时也重视补与清的关系。他认为，气为血帅，血为气母，互相依存，互相影响，不可分离。诊治崩漏时，在气与血的关系上，应注意辨别是血病及气，还是气病及血。补是滋补，清是清热。补与清，是针对崩漏患者常见的阴虚血热和阴虚火旺证候而立的治则。崩漏病，如量多如注或血液淋漓不断，颜色红，阴道热感，头晕，易怒，口干，手足心热，多用固涩药；两颧色赤，舌红，脉细数，阴虚火热，治疗则宜滋阴与清热药物并用，二者之间相辅相成，标本兼顾，并行不悖。不同的证型具体处方的应用和药物的选择也不同。在治疗上通与涩是蔡小荪治疗崩漏的特别方法，又谓变法。通常以活血化瘀法为主，用药上避免过凉过燥，力求药味平和，切合实情。注意中病即止，勿使过量。涩，是收涩一法，常用于冲任虚损引起的崩漏。在收涩药物中首推龙骨、牡蛎，其有安五脏，益心神，有涩血补益之功，无留邪伤正之弊。临诊时值得注意的是止血只是"塞流","塞流"之后还须"澄源复旧，源清而后流洁"才可达到防止崩漏再发的目的。澄源应注重调补脾胃，通过调补脾胃后，肝肾阴血仍然不复，或肝肾亏损明显，但脾胃运化又较好者，则宜滋养肝肾为主。

具体用药时，蔡小荪主张：一是阳崩宜养阴凉血。治法以清热凉血为主。常用炒当归9 g，丹皮炭9 g，侧柏叶9 g，白芍12 g，炒地榆12 g，旱莲草15 g，生地炭30 g等。二是阴崩宜温养止血。阴崩大多久崩久漏，失血过多而亡血伤阴，气亦随血耗，以致阳虚。在临床上常用党参12 g，生黄芪20 g，炒当归9 g，焦白术9 g，牛角腮9 g，陈艾炭3 g，仙鹤草30 g，熟附片9 g，炮姜3 g，阿胶9 g等，随症加减。此方对久治无效的阴崩常可获得显著的疗效。三是血瘀宜化瘀止血。患者病因有气滞血瘀，寒凝血瘀及气虚不足、无力推动血行而造成血瘀，以致崩漏。常用炒当归9 g，丹参6 g，赤白芍9 g，生蒲黄30 g，血竭3 g，花石蕊15 g，熟地9 g，益母草9 g，仙鹤草20 g等。炭剂是治疗崩漏常用之品，可助固摄之力。临床上某些崩漏症不必用炭，特别是血瘀导致的崩漏，相反用化瘀调摄之剂，也可取得较好的疗效。

病案：罗某，女，38岁。

初诊：2003年6月4日。

主诉：月经紊乱数月，伴月经量多两次。

病史：去年冬天，停经3个月后，月经来潮时行经量大、多块，经刮宫后，病理显示子宫内膜轻度增生，B超检查未见异常。术后外院予中西药治疗（药物不详），经行期准，末次月经5月18日。此次经行尚准，但四日后量多如注，胸闷疲惫，面色少华，外院予中药止血治疗未见好转，血红蛋白62 g/L。舌质嫩红苔薄，脉细。

诊断：崩漏。

辨证：气阴不足，冲任不固。

治法：益气止血。

方药：炒潞党参12 g，生黄芪30 g，当归身10 g，生地黄炭30 g，赤、白芍各10 g，旱莲草30 g，藕节炭30 g，香附炭10 g，阿胶（烊化）10 g。3剂，每日1剂。

二诊：2003年6月7日。自述药后第一日量多下块较大，中午服药后即少，第三日即净，腰酸乏力，脉来少力，苔薄。辨证：气血虚弱，治法：益气补肾养血。处方：炒潞党参12 g，生黄芪30 g，炒杜仲12 g，川断12 g，狗脊12 g，生、熟地各10 g，仙鹤草10 g，砂仁3 g，广郁金10 g。4剂。

三诊：2003年6月11日。诉头晕眼花，腰酸乏力，胸闷，脉细软，苔薄。气血大亏，再拟和养。生晒参10 g，炒潞党参12 g，生黄芪30 g，炒当归身10 g，生、熟地各10 g，砂仁3 g，白芍10 g，炒杜仲12 g，川断12 g，甘枸杞12 g，广郁金10 g，玫瑰花2 g。7剂。

四诊：2003年6月17日。诸症已基本消除，精神明显好转，继续按前法调理而愈。

按语： 经行狂注，淋漓不止，蔡小荪认为：治崩漏首当"塞流"，先区分阴阳，即阴崩和阳崩，执简驭繁，对症治疗用药。通过观察月经周期、量、颜色、质量，识别偏盛偏虚，细察有无瘀血停滞冲任胞脉。血气亏损，阴阳受损，当属阳虚阴盛崩漏，治当益气温阳止崩。在选方上，拟四物汤合当归补血汤化裁组成，原方去川芎，因该药走而不守，有动血之弊。阳虚导致崩漏大多为久崩久漏所致，始则血虚，气亦随亏，久而阳虚，用养血止崩之剂多无效。可见的血液不能迅速生长，但无形的气能很快固摄。故以参、芪益气固脱，配当归以养血，为血中之气药，可免留瘀之弊，旱莲草、仙鹤草止血补虚，二者以佐当归相得益彰，有阴中求阳之功。

（蔡　昱）

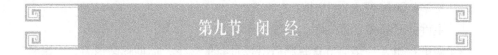

第九节　闭　经

女子年满14周岁，第二性征尚未发育或年满16周岁第二性征发育成熟仍无月经来潮称为原发性闭经。若正常月经周期建立之后又停经达6个月以上或停经超过自身月经周期3个周期以上称为继发性闭经。古医籍称为"经闭""经水不通""月事不来""不月"等。《景岳全书》以"血枯""血隔"分虚实立论。现代医家认为本病病因病机虽然较复杂，但仍不外以虚实论治。虚者多因肝肾不足、气血虚弱、阴虚血燥，以致精血不足、血海空虚，因而无血以下；实者多因气滞血瘀、寒凝血瘀、痰湿阻滞，以致脉道不通，经血不得下行。治疗时首先应分虚实论治，虚者补而通之，实者泻而通之。

一、刘祖贻　从脾肾论治闭经

国医大师刘祖贻认为诊治闭经，首先要辨证与辨病相结合，运用现代医学科学技术方法辨清病变部位和闭经原因。临床应先排除生理性闭经、先天生殖器畸形及后天器质性损伤所致闭经。再辨虚实之不同。并认为闭经临床上气血亏虚证型较常见，辨证其病因，大多由脾胃虚弱化源不足引起，脾胃乃后天之本，气血生化之源。脾主运化水谷之精微，化生气血，充养诸脏腑、经脉。气血充盈，元阴得养，则冲任通畅，经血按时而下。若脾胃素虚，或饮食不节，损伤脾胃，或思虑劳倦过度，耗损心脾，脾失健运，化源不足，气虚血少，则可闭经。正如《陈素庵妇科补解》曰："若脾胃虚，水谷减少，血无由生，始则血来少而色淡，后且闭绝不通。"刘教授还指出，闭经为多囊卵巢综合征的常见临床表现。此外，患者常有其他高雄激素及胰岛素抵抗表现，如体毛增多、粉刺、形体肥胖等。此类患者外形多丰腴，貌似实证，其本质是肾阴癸水不足，脾肾气化失司，痰湿蕴阻，故卵子不能发育成熟，停留在月经后期，故月事不下，以致闭经。故刘教授对于此病常从脾肾论治，将补肾健脾疏肝有序结合，按照月经的阴阳消长周期性变化的规律，结合年龄、四时变化、发病诱因，调整阴阳平衡，使得冲任充盈，月经周期重建。青春期多以健脾补肾为主，育龄期以肝血虚、肝郁气滞为多见，治以健脾养血疏肝解郁为主。

病案：彭某，女，21 岁，未婚。

初诊：2010 年 6 月 10 日。

主诉：月经稀发近一年，停经 5 个月。

病史：患者一年前节食减肥后出现月经量减少，周期逐渐退后，末次月经：2010 年 1 月 12 日，现面色萎黄，神疲乏力，懒言，少腹冷，纳少便溏，睡眠欠佳，舌淡，苔薄稍腻，脉细弱。未婚，否认有性生活史。

中医诊断：闭经。

辨证：脾虚血少，气血亏虚。

治法：益气健脾，养血调经。

方药：四君子汤加减。人参 10 g，炒白术 15 g，茯苓 10 g，炙甘草 9 g，砂仁 10 g，麦芽 10 g，鸡内金 10 g，山楂 10 g，香附 10 g，菟丝子 10 g，覆盆子 10 g，枸杞子 10 g。

二诊：2010 年 6 月 20 日。患者连服上方 10 剂后，自觉疲乏明显好转，食纳增加，又继续按原方加减 7 剂。方药：党参 15 g，炒白术 15 g，茯苓 10 g，炙甘草 9 g，麦芽 10 g，鸡内金 10 g，茺蔚子 10 g，香附 10 g，菟丝子 10 g，覆盆子 10 g，川牛膝 10 g，枸杞子 10 g。

三诊：2010 年 6 月 28 日。患者服上方 7 剂后于昨晚月经来潮，经量不多，色淡红，现感小腹隐痛，舌淡红，苔薄白，脉弦细。经期以活血为主，佐以养血补肾。予桃红四物汤加减 3 剂。方药：桃仁 9 g，红花 9 g，当归 9 g，川芎 9 g，白芍 9 g，熟地 10 g，蒲黄 9 g，五灵脂 9 g，续断 10 g，桑寄生 12 g，小茴香 6 g，川牛膝 10。患者月经 6 天干净，后又按前方治疗一个月，随访半年，每月月经按期而至，行经正常。

按语： 本例患者为未婚年轻女性，节食减肥后出现月经量少，周期逐渐延长，逐渐闭经。其病因病机是由于节食，导致脾胃气虚，运化乏力所致。脾胃为后天之本，气血生化之源，脾胃气虚，受纳与健运乏力，则饮食减少；湿浊内生，脾胃运化不利，故大便溏薄；脾主肌肉，脾胃气虚，四肢肌肉无所禀受，故四肢乏力；气血生化不足，不能荣于面，故见面色萎黄；脾为肺之母，脾胃一虚，肺气先绝，故懒言；舌淡苔白，脉细弱均为气虚之象。正如《医方考》所说："夫面色萎白，则望之而知其气虚矣；言语轻微，则闻之而知其气虚矣；四肢无力，则问之而知其气虚矣；脉来虚弱，则切之而知其气虚矣。"故治疗当以益气健脾为主。方中党参、茯苓、白术，健脾益气；茯苓甘草砂仁燥湿和胃；香附行气解郁调经；鸡内金、山楂健胃消食；菟丝子、覆盆子、枸杞补肾益精养血；炙甘草，益气和中，调和诸药。香附、砂仁的加入使得全方既能益气也能行气，使得补而不滞；诸药配伍，共奏益气健脾益肾养血之功。全方甘温益气，健脾和胃，补肾益精养血，既使脾的统摄功能得以恢复，又能补肾调经。脾胃运化有序，肾精充足，经水有源，则月经自然来潮。

（刘　芳）

二、孙光荣 "活水通源" 论治闭经

闭经的发病机理主要是冲任气血失调，应分虚、实两端，虚者由于冲任亏虚，源断其流；实者因邪气阻隔冲任，经血不通；闭经的病因复杂，有先天因素，也有后天获得，可由月经不调所致，也有因他病所致者。

孙教授认为，闭经之辨治的关键在于辨明虚实或虚实夹杂之不同。治疗

亦不同：虚证者，治以补肾滋肾，或补脾益气，或补血养阴，以滋养经血之源；实证者，治以行气活血，或温经通脉，或祛邪行滞，以疏通冲任经脉。总之，若"无水可行"则"活其水"；若"源流塞阻"则通其源，兼者兼治。本病虚证多、实证少，切忌妄行攻破之法，犯虚虚实实之戒。

病案1：文某，女，35岁。

初诊：2011年6月10日。

主诉：患者闭经一年余，消瘦，面暗，口干，尿黄，寐差。

病史：患者自2010年春季以来，月经自行停止。现面色晦暗，消瘦，尿黄，寐差，口干。

诊察：舌淡紫、苔黄，脉细涩。

中医诊断：闭经。

辨证：阴虚血瘀，冲任失调。

治法：滋阴养血，通经活血。

方药：西洋参12 g，生黄芪15 g，紫丹参10 g，熟地黄12 g，阿胶珠10 g，益母草15 g，川郁金10 g，制香附10 g，生地黄10 g，赤芍12 g，金银花12 g，制首乌15 g，云茯神15 g，炒枣仁15 g，无柄赤芝3 g，川红花10 g，生甘草5 g。7剂，每日1剂，水煎内服，每日2次。

二诊：2011年6月24日。服前方后，诸症好转，月经未至。舌淡红，苔白，脉沉细。上方去金银花，加北枸杞15 g，服法同前。

三诊：2011年7月15日。服前方后精神转佳，少腹疼，下肢疼，月经未至。舌淡、苔白，脉细。处方：生晒参15 g，生黄芪12 g，紫丹参10 g，益母草15 g，制香附10 g，川郁金10 g，阿胶珠10 g，延胡索10 g，川牛膝10 g，川红花10 g，吴茱萸10 g，生甘草5 g。14剂，每日一剂，水煎内服，每日2次。

随访：服此方后月经已至，续调理二个周期后，月经恢复正常。

按语：《景岳全书·妇人规》曰："凡妇女病损，至旬月半载之后，则未有不闭经者。正因阴竭，所以血枯，枯之为义，无血而然。"闭经的病因主要有饮食不当、情志失调、寒湿内侵、劳伤产后等。而本案患者并无明显的上述发病因素，根据其病史、症状，结合舌诊与脉诊，可知其为久病脾虚，气血生化乏源，肾阴不得滋养，冲任无血可下。临床表现为经闭，消瘦，舌淡，脉细。而正气虚极，必血流艰涩，甚至枯涸，从而引生瘀证，表现为面色晦暗，舌紫，脉涩。如若阴虚内热，心肾不交，则表现为口干，尿黄，寐差，舌苔黄。因此，本案患者闭经缘于阴血不足，血海无血。正如同水库中已经无水，如若直接开闸放水则无源外泄。因此在治疗上，孙教授用熟地黄、生地黄、阿胶珠为"三联药组"以生血补血，用制首乌、无柄赤芝、北枸杞为"三联药组"以滋肾养阴以储水，并用益母草、川红花、赤芍为"三联药组"以活血通经以开闸放水。诚如《景岳全书·妇人规》所言："欲其不枯，无如养营；欲以通之，无如充之。但使雪消则春水自来，血盈则经脉自至，源泉混混，孰能阻之？"

病案 2：贾某，女，25 岁。

初诊：2009 年 7 月 9 日。

主诉：患者闭经并不寐、纳呆。

病史：患者产后停经 2 年，不寐、纳呆 1 年。症见寐难，纳差，恶油，脱发，消瘦，心烦，下肢无力，口干不引饮。

诊察：舌淡、苔黄腻，脉细涩且沉。

中医诊断：闭经。

辨证：肝郁脾虚，心肾不交。

治法：疏肝健脾，交通心肾，补气养血，活血通经。

方药：生晒参 10 g，生黄芪 12 g，紫丹参 10 g，川郁金 10 g，云茯神 15 g，炒枣仁 15 g，制首乌 15 g，天麻 10 g，益母草 10 g，法半夏 7 g，广陈皮 7 g，佩兰叶 6 g，阿胶珠 12 g，北枸杞 15 g，生龙齿 15 g（先煎），乌贼骨 10 g，淮山药 12 g，生甘草 5 g。7 剂，每日 1 剂，分 2 次服。

二诊：服上方后，自感稍好转，但月经仍未至，怕冷，消瘦，无力，仍寐难，纳差。舌淡、苔黄润，脉细涩。上方生晒参改为西洋参；去法半夏、广陈皮、佩兰叶、北枸杞、淮山药、生甘草，加麦芽 15 g，砂仁 4 g，薏苡仁 20 g，芡实 20 g。因患者此时脾失健运之症明显，故加上四味药以助健脾之功，益后天之本。

三诊：月经未至，仍寐难，多梦，纳差，多汗，消瘦，腹胀，脚肿。舌绛，苔少，脉细涩。因患者脉涩并出现水肿之象，随证调方，治以理气利水，活血调经。处方：生晒参 15 g，生黄芪 15 g，紫丹参 10 g，益母草 15 g，浮小麦 15 g，全当归 10 g，阿胶珠 10 g，川红花 10 g，乌贼骨 10 g，生龙齿 15 g（先煎），大腹皮 12 g，炒枳壳 6 g，制川厚朴 12 g，云苓皮 12 g，合欢皮 10 g，川杜仲 12 g，冬瓜皮 10 g，车前仁 10 g（包煎），谷、麦芽各 15 g，鸡内金 6 g，生甘草 5 g。7 剂，每日 1 剂，分 2 次服。

四诊：服上方后纳眠均可，脚稍肿，腹仍胀，月经未至。舌绛、苔少，脉细涩。因纳眠已可，仅有肿胀，更方如下：生晒参15 g，生黄芪12 g，紫丹参10 g，益母草15 g，鸡骨草12 g，田基黄15 g，薏苡仁15 g，川红花6 g，云苓皮10 g，赤小豆10 g，车前仁10 g（包煎），麻黄根10 g，制首乌15 g，阿胶珠10 g，浮小麦15 g，当归片15 g，金樱子10 g。7剂，每日1剂，分2次服。

随访：服上方后，月经至，腹胀、脚肿消失，病情平稳。

按语：此案患者除闭经外，另有不寐之主诉。不寐的原因很多，但由于阳不入阴，心肾不交而致不寐者较为常见。清代林佩琴在《类证治裁·不寐论治》中曾言："阳气自动而之静则寐，阴气自静而之动则寤，不寐者，病在阳不交阴也。"本案患者产后耗血伤阴，阴虚内热，以致产后经闭；肝肾阴亏，心肾不交，血虚受风则导致脱发；肝郁脾虚，则导致纳差、恶油，消瘦，下肢无力。因此，孙老采用水火两济、疏肝健脾法进行治疗。心火下交于肾水，肾水上济于心火，心肾阴阳交通，水火既济，则昼兴夜寐。《傅青主女科》曾言："肾气本虚，又何能盈满而化经水外泄耶。"此方心、肝、脾、肾四经同治药也，如若"补以通之，散以开之"则经水自调，病痛自除。

以上，侍师实录、管窥之作。然，仅从妇科病数例之诊治亦可见国医大师孙光荣教授以《尚书·大禹谟》"人心惟危，道心惟微；惟精惟一，允执厥中"为依托，首倡中医"中和"思想、中和辨治、中和组方之大旨。

（孙英凯）

三、柴松岩 "三最观点"诊治闭经

国医大师柴松岩对闭经有深入研究，进一步提升了病证认识，总结了临床诊治的有效方法。

柴教授在近六十年的临床中，着重探讨闭经的病因病机及治疗理论，提出了独有的"三最观点"。柴老认为，中医在治疗因内分泌失调或卵巢功能衰竭引起的闭经病具有明显的优势。因此，从女性月经生理特性上了解闭经产生的原因，进而针对病因辨证用药治疗对该病至关重要。《景岳全书·妇人规》指出："经本阴血，何脏无之？"胚胎的形成源于父精与母血，即胚胎形成之始就有阴血的活动，但是，女性于青春期前无月经来潮，说明有月

经来潮需要一定的条件。产生月经的条件早在《内经》就有论述，柴教授在勤求古训的基础上，提出五脏六腑将有余之血源源不断地下注血海（冲脉），冲脉之阴血充实；在旺盛的肾气推动下，月经方可周而复始地按时来潮。一方面，强调肾气在月经来潮中的主导作用；另一方面，强调整体观念，即月经的来潮与五脏六腑的功能状态有关。反之，就会出现各种月经病。引起闭经的主要病机为肾气推动无力，或为阴血不足，或为血海阻隔，导致冲脉阴血匮乏而发。

柴教授特别强调补肾气在治疗闭经中的作用，认为肾气充盛的标准随年龄阶段的不同而不同，对闭经的治疗应考虑年龄的特点，因此，提出"三最观点"。①肾生最先：肾之精气是生命之始，受之于父母，是生命的基础。因此，在治疗女童的疾病时，应注意不要过分寒凉，应保护肾气，使之按时成熟，避免医源性损伤，引起原发性闭经；②肾足最迟：与其他脏腑功能相比，主生殖的肾气充实最晚，一般以青春期第二性征发育为标志，在此期间，用药应注意肾中阴阳的平衡，促进其发育成熟，建立排卵的月经周期；③肾衰最早：冲脉接受其他脏腑有余之血而充实，天癸至，月经周期而至。当其他脏腑的功能状态减退，虽能维持该脏腑的功能活动，但是已不能保证按时将有余之血下注血海，则出现冲脉衰、天癸竭、月经闭止。对于接近围绝经期的闭经患者，在治疗中强调注意护阴，不能过分鼓动肾中之阳气，而进一步伤及阴血，导致"竭泽而渔"的后果。

在治疗上，柴教授遵循古训，辨证论治，坚持"虚则补之，实则泻之"。"因实者，发于暂，通之则愈；而虚者，其来也渐，补养乃充。若虚者，复通之，而虚者愈虚也，切不可发竭泽而渔之弊，此弊甚也。"对于闭经之治疗，柴教授强调首先注意补充血海，血海充实，因势利导通经活血，方可使月经来潮。同时提出滑脉在判断血海是否充实及治疗上具有指导意义。柴教授认为滑脉为阳脉，其充实程度标志着血海的充实程度。妇女的正常脉象应为沉滑有力，说明血海充实。生育期的妇女可出现沉细滑的脉象，而围绝经期至老年期则易出现弦滑之脉。闭经患者的脉象显现出滑象，说明血海较为充盈，则可用通经之品，引经血下行而使月经来潮。反之，出现沉脉，说明血海不足，应补充血海，待血海充盈之时，方可应用通利之品。若脉沉细无力、无滑象，说明阴血极度匮乏，血海空虚，损伤严重，病程较长。因此恢复较慢，在治疗上切不可盲目应用通利之品，首先应以填充血海、补养阴血为主，直至脉象显现出滑象，方可酌情选用通利之品。

舌象反应病态的本质，且不受情绪及其他因素的影响。如绛红色表示阴亏、内有伏热，舌体胖为有湿，舌体瘦为肾阴不足，淡舌为血气不足，舌暗淡或为脾肾虚损或肾气不足或瘀血或血亏气弱，舌淡而有齿痕表示脾虚湿重、阳气不足。对于舌有瘀斑，柴教授特别强调不能一概以瘀血而论，应综合考虑，一定要四诊合参；应除外因虚致瘀的情形，避免过度使用活血化瘀之法，而进一步损伤血海。如何选用补益药及应用的时机，柴教授提出要注意舌苔的变化，如果出现薄苔，可以应用补益之品；出现腻苔，在应用补益药的同时，兼用化浊理气之品；出现厚腻苔，说明脾胃湿浊较重，应先化湿浊，除去邪气之后，再应用补益药。

从"整体观念"出发，柴教授治疗闭经，重在辨证，强调滋阴养血、健脾益气"补"其本；佐以温肾助阳"促"其动；同时配合"清"法清热解毒，配合"利"法祛湿化浊，配合"疏"法疏肝解郁，配合"化"法活血化瘀。诸法合用，动与静结合，攻与补兼施。

病案1：患者，女，16岁，未婚。

初诊：2010年12月11日。

主诉：间断闭经近3年。

病史：13岁月经初潮，既往月经周期规律，30日一行，经期5~6日，经量中。月经初潮5个月后因一次参加夏令营活动后，月经稀发渐至闭经，曾诊断为多囊卵巢综合征，口服炔雌醇环丙孕酮片（达英-35）治疗4个月。末次月经2010年11月6日。现面部痤疮，四肢不温，二便调。

诊察：舌胖淡，脉沉细滑。

中医诊断：闭经。

辨证：脾肾阳虚。

治法：补肾健脾通利。

方药：车前子15 g，桂枝2 g，当归10 g，何首乌10 g，川芎5 g，炒蒲黄10 g，夏枯草12 g，薏苡仁20 g，蛇床子3 g，菟丝子20 g，远志5 g，茯苓10 g，茜草12 g，香附10 g，20剂。

二诊：2010年12月25日。末次月经2012年12月17日，经前基础体温呈不典型双相，带经7日，经量中。舌胖淡，脉细滑。治法：补肾健脾。方药：阿胶珠12 g，车前子10 g，女贞子15 g，当归10 g，川芎5 g，茵陈12 g，生麦芽12 g，仙鹤草15 g，杜仲炭10 g，菟丝子20 g，枸杞子15 g，薏苡仁20 g，丝瓜络15 g，白术10 g，香附10 g，20剂。

按语：患者 13 岁肾气始充，但仍未足，月经来潮，但无规律。在此期间，应注意调整肾中阴阳的平衡，促进其发育成熟，建立正常排卵的月经周期。患者月经初潮后月经正常，后月经稀发渐至闭经，确诊为多囊卵巢综合征，首诊见面部痤疮，四肢不温，舌胖淡，脉沉细滑。结合症、舌、脉，诊断为多囊卵巢综合征脾肾阳虚证。治以补肾健脾通利之法。脉沉细滑，可见肾阳欠足，但血海已有充盈之象，当在温肾的基础上加上通利之品，温肾药常在菟丝子、杜仲、续断、蛇床子诸药之间选择，通利水湿药常在车前子、薏苡仁、茵陈诸药间选择。舌体胖为有湿，当健脾以祛湿，常在太子参、茯苓、白术、冬瓜皮诸药间选择。女子"阴常不足"，在调经的过程中需滋养阴血，而在多数药中通常仅选用一味女贞子，抑或加用阿胶珠，以免过用滋阴养血之品，因滋腻再损脾气、再生湿邪。

病案 2：患者，女，33 岁，已婚。

初诊：2013 年 7 月 13 日。

主诉：月经稀发 5 年，闭经 4 月余。

病史：12 岁月经初潮，既往月经周期规律，25～30 日一行，经期 5～6 日，经量中，无痛经。自诉 2008 年 6 月在四川地震中受惊吓后开始出现月经稀发，2～7 个月一行。2009 年经当地医院诊断为卵巢早衰。末次月经 2013 年 2 月 28 日，末前次月经 2013 年 2 月 2 日。现停经 4 月余，潮热汗出，带下无，性交痛，腰酸，眠易醒，二便调，诉平素喜食辛辣。诊察：舌胖暗，脉细滑。

中医诊断：闭经。

辨证：阴阳两虚。

治法：补肝肾，养阴血。

方药：枸杞子 15 g，熟地黄 10 g，枳壳 10 g，蛇床子 3 g，菟丝子 15 g，乌药 10 g，丹参 10 g，当归 10 g，玉竹 10 g，阿胶珠 12 g，生甘草 5 g，金银花 10 g，浙贝母 10 g，桔梗 10 g，杏仁 6 g，路路通 10 g，杜仲 10 g，20 剂。

二诊：2013 年 10 月 12 日。近日基础体温单相，腰酸背痛减轻，阴道干涩，带下少，眠欠安，二便调，舌淡暗，脉细滑。治法：补肝肾，养阴血。方药：何首乌 10 g，当归 10 g，钩藤 10 g，郁金 6 g，浮小麦 15 g，丹参 10 g，丝瓜络 15 g，黄精 10 g，杜仲 10 g，菟丝子 20 g，车前子 15 g，远志 6 g，茜草 12 g，百合 12 g，蛇床子 3 g，瞿麦 6 g，20 剂。

按语： 年龄 33 岁，既往月经周期规律，经历地震受惊吓后月经稀发，渐至闭经，自幼喜食辛辣，现闭经 4 月余。本病的病因明确，即在地震中受到惊吓，恐则伤肾，而致肾衰。肾气亏虚，不能保证按时将有余之血下注血海，则出现冲脉衰、天癸竭、月经闭止。纵观舌脉，辨证为肾之阴阳两虚，治以补肝肾、养阴血。虚者当补之，滋阴养血，温肾助阳，补养乃充。肝肾同源，肝藏血，肾藏精，精与血之间存在着相互滋生和相互转化的关系。肝主疏泄，肾主封藏，两者之间亦存在着相互制约、相反相成的关系。肝郁肾虚，则易出现血海空虚，经血不下之闭经。故肝郁病机是本案治疗中始终要考虑的问题，故选用钩藤以平肝。患者诉喜食辛辣，辛辣易生热而伏于体内成邪。治疗中常以金银花、生甘草、青蒿清解伏热。本案在"补"其本的基础上，结合了"促""清""疏"等法，攻补兼施，疗效显著。

（黄海涛）

四、夏桂成　从心肾论治闭经

国医大师夏桂成教授认为月经本质是人体内阴阳消长转化，经血来潮只是这一过程的结果以气血现象来周期性地呈现。闭经是以月经周期节律异常为主要临床表现。故闭经的治疗需调周才能达到调经的目的。而调周则需从阴阳论治，通过"心—肾—子宫轴"来调控女性体内的阴阳消长转化，重视养心和滋阴，顾护脾胃，协调气血，则可获良效。并认为其治疗应从阴阳论治，方为治本之法，遵循中医学整体观与个体化辨证论治相结合、辨病与辨证相结合的原则，从心肾论治，按月经周期节律调节法，分期分时遣方用药。

夏桂成教授认为闭经病因病机是心—肾—子宫轴功能发生紊乱，心肾失于交合，肾阴精不充，癸水不充，不能及时滋长至重，长时间处于经后期而达不到经间期重阴至阳的转化水平，失去阴阳消长转化的月节律，从而导致月经不来。心肾不交是病变核心，心为主导，因为心乃神明之主，主管一切情绪心理，若主不明则出现一系列焦虑、紧张、烦躁等情绪障碍，进一步耗阴伤水，因此，若单纯补肾水以治之则很难奏效。"静能生水"，只有在心静状态下，才能心肾交合，按时入眠，肾阴、癸水才得以滋养充实。所以，治疗须有整体观念，从心肾论治，首重养心，使肾阴癸水充实，重建心—肾—子宫轴之阴阳平衡，运用月经周期节律调节法，分期分时调治，恢复正常月经。

夏教授提出："心不静，肾不实；心安静，肾乃实"，降心火以宁心，有"清、养、镇、舒"四法。清法，即清降法，常用清心莲子汤。现代女性社会压力大，经常睡眠不足，常常处于心火亢盛状态，用此方加减效佳。临床还常用六一散，虽为清暑利湿之品，但有清泻心火之功，可清心除烦，火气随小便而除，不伤阴分。养法，即滋养法，常用柏子仁丸、天王补心丹、归脾丸加减。"心主血"，心神有赖心血的滋养而正常运作，心血不足，则心神无所依。镇法，即镇降法。常用二齿安神汤、龙牡救逆汤、朱砂安神丸。此为本虚标实，治标之法，常用青龙齿、紫贝齿、牡蛎、龙骨等镇摄浮动无根之气，同时加入养阴敛藏之品以纳气归源，培补本元。临床上还常用石决明、玄晶石等镇降之药，既能清热，又能降逆，镇摄浮阳。舒法，即静心解郁法，有远志、菖蒲饮。女子以肝为先天，血少气多，性喜抑郁。自古至今，论肝郁者众，逍遥散、越鞠丸、柴胡疏肝散等名方，理气解郁。因此，静心宁神，对补肾具有重大意义。

在有些情况下，要借肝脾的媒介才能达到静心作用，即体现在脾胃化生和肝胆母子关系。治脾常用归脾汤、半夏秫米汤。归脾汤，脾统血，心主血脉，补益脾胃，化生气血，以达到养心神、守神舍作用。全方以健脾升清为主，心脾两顾，又有远志交通心肾。半夏秫米汤则通过调节脾胃，化痰祛湿，以斡旋中焦之力，清上焦之浊以安定心神。治肝，常用酸枣仁汤，养肝清热安神，以期达到心肾交合的目的。

病案1：吴某，女，34岁。

初诊：2002年12月。

主诉：人流术后未孕3年，停经半年，潮热出汗、失眠1年余。

病史：患者3年前行人流后一直未孕。近1年多来月经紊乱。常3～6个月至8～9个月一潮，时有潮热出汗，失眠多梦，心烦心慌，耳鸣不已，足后跟痛等，纳一般，二便调，舌质红，苔薄，脉细弦。既往体健。月经4～5/28天，量中等，无痛经。28岁结婚，生育史：0—0—1—0。血LH 50.1 IU/mL，FSH 48 IU/mL。

诊断：闭经。

辨证：肾阴偏虚，癸水不足。

方药：坎离既济汤加减。生地12 g，牡蛎（先煎）15 g，山药12 g，山萸肉9 g，怀牛膝10 g，五味子5 g，川断10 g，菟丝子10 g，丹皮10 g，茯苓 10 g，酸枣仁 12 g，钩藤（后下）15 g，莲子心 5 g，党参 10 g，木香 9 g，鳖甲（先煎）9 g，紫贝齿 15 g。

嘱患者测 BBT。服药 2 月余，患者白带增多并出现棉丝状带下，遂从经间期论治。治法：滋肾助阳，调气和血。方药：补促排汤加减。当归 10 g，赤、白芍各 10 g，枸杞子 10 g，山药 10 g，山萸肉 9 g，丹皮 10 g，茯苓 10 g，川断 10 g，菟丝子 10 g，紫石英 10 g，煨木香 9 g，五灵脂 10 g，钩藤（后下）12 g，莲子心 5 g。

患者 BBT 上升，有高温相。随之按经前期治疗。治法：滋肾助阳，清心化瘀。方药：右归饮合钩藤汤加减。熟地 10 g，赤、白芍各 10 g，山药 10 g，丹参 10 g，丹皮 10 g，茯苓 10 g，川断 10 g，钩藤（后下）12 g，紫石英 10 g，合欢皮 10 g，莲子心 10 g。

患者 BBT 高温相维持 10 天后月经来潮。按行经期治疗。治法：理气调经。方药：越鞠丸合五味调经加减。制苍术 10 g，制香附 10 g，丹皮 10 g，山楂 10 g，丹参 10 g，赤芍 10 g，泽兰 10 g，钩藤（后下）12 g，五灵脂 10 g，益母草 10 g。

此后按调周法治疗，患者月经 25～45 天一潮，BBT 高温相维持在 9～12 天。治疗 1 年后受孕，现已足月生产一女孩。

按语：此例病案患者人流后月经紊乱后闭经。人流手术损伤患者肾气肾精，肾阴不足，肝血亦虚，冲任亏损，故胞宫无血可下，正如《医学正传》所云："月经全借肾水施化，肾水既乏，则经血日以干涸。"本病又与心有关，《素问·阴阳别论》云："二阳之病发心脾，有不得隐曲，女子不月"。胞脉者，属心而络于胞中，今心气不得下降于胞脉，月事不来，古人称为血枯闭经，说明肾衰心气不降乃其病机。本病例夏桂成教授用系统的中药周期疗法。经后期滋阴养血，补肾填精，提高天癸水平，促进卵泡发育；经间期补肾助阳，调气和血，使气顺血动，促发排卵；经前期补肾助阳，健全黄体功能。患者无子女，生活中压力较大，有心烦、失眠等心肝郁火症状。夏教授认为肾之阴阳处在一种运动状态中，与心火有着特别重要的关系。心肾相交，水火既济，才能保障肾阴阳的提高和正常运动。欲补肾者必先宁心，心神安定，则肾能充足，此即前人所谓的"静能生水"故在调周方中加入莲子心、合欢皮、炒枣仁等宁心安神之品，以保证在静的前提下较好地恢复肾阴。这也提示我们，治疗疾病时要注意患者的精神心理变化，使心气下通，胞脉畅达，则月经有望恢复来潮。

病案2：汪某，女，29岁。

初诊：2009年1月6日。

主诉：月经后期、稀发10年，闭经半年。

病史：17岁初潮，4～5/30天，量中。20岁月经后期稀发，调理后于2005年9月剖宫产，产后月经稀发，逐渐加重，需要服用安宫黄体酮、倍美力等方来潮。近3年来，4～5/30天～1年。G1P1。末次月经：2008年7月13日。刻下症：带下少，无拉丝样白带，无乳胀，无腰酸，便秘，偶有头昏，多梦，脱发明显，无烘热汗出。舌红，苔腻，脉弦。B超：子宫双侧附件未见异常（2008年12月5日）。MRI：垂体微腺瘤可能（2008年11月19日）。FSH：10.8 IU/mL（2008年12月12日）。甲功：无异常（2008年11月13日）。

中医诊断：闭经。

辨证：肝肾亏虚，阴血不足，冲任失调。

治法：补肝肾，滋阴血，调冲任。

方药：二甲地黄汤加越鞠二陈汤。炙龟甲10 g，炙鳖甲10 g，淮山药10 g，山萸肉9 g，丹皮10 g，茯苓10 g，川断10 g，怀牛膝10 g，广郁金10 g，广陈皮6 g，制苍术10 g，制半夏6 g，钩藤（后下）12 g。12剂。

二诊：2009年1月20日。末次月经：2008年7月13日。刻下：闭经半年，BBT低相，带下不多，无拉丝样白带，牙龈出血。舌红，苔腻，脉细弦。上方去丹皮、淮山药，加白芍10 g，菟丝子10 g。7剂，水煎服，日1剂。

三诊：2009年2月9日。闭经7个月，白带一般，大便秘，2天1次，BBT上升5天。舌红，苔腻，脉细弦。以经前期论治。方药：右归饮加越鞠丸。丹参10 g，赤、白芍各10 g，淮山药10 g，丹皮10 g，茯苓10 g，杜仲10 g，川断10 g，鹿角霜（先煎）10 g，制苍术10 g，制香附10 g，五灵脂（包煎）10 g，荆芥6 g，熟地10 g。7剂。

经期方：丹参10 g，赤芍10 g，益母草15 g，五灵脂（包煎）10 g，泽兰叶10 g，川断10 g，生山楂10 g，川牛膝10 g，茯苓10 g，艾叶6 g，生茜草10 g，制苍术10 g。7剂，水煎服，日1剂。

四诊：2009年2月17日。末次月经：2009年2月11日，5天净，前有高温相7天。现月经周期第7天，无带下，无明显不适，舌红苔腻脉细。经后期论治：方药：归芍地黄汤加越鞠丸。炒当归10 g，赤、白芍10 g，淮山药 10 g，山萸肉 9 g，生地 10 g，丹皮 10 g，茯苓 10 g，川断 10 g，桑寄生 10 g，怀牛膝 10 g，广郁金 10 g，合欢皮 10 g，制苍术 10 g。14 剂。

按语： 本案为闭经案，既往用激素治疗后效果欠佳，用西医周期疗法，月经可以来潮，停药后则病证再发。带下少等现象，均属于肝肾不足，阴血亏虚，始终停留在经后初期，连经后中期，亦很难进入，所以治疗重点在于恢复阴血，大补肝肾，所以选方用二甲地黄汤加减，以培补本元，使精血化生有其来源。女子以肝为先天之本，方中以山茱萸补益肝阴；脾为后天之本，方中以淮山药补益脾气；补益之品滋腻碍邪，方中辅以丹皮、茯苓泻肝补脾，一补一泻，经水调畅有节。二甲地黄汤重用龟鳖甲，实即补养奇经也，奇经八脉主要隶属于肾，"草木无情，难补有情，血肉有情，大补奇经"。龟甲有补肾固涩奇经的作用，是滋阴中的至品，鳖甲养肝而动，亦同样有补养奇经的作用，并有填补血海，促进子宫内膜生长的作用，而且血中养阴，所以在阴虚较甚，血海较虚时首选此二品。

（蔡　昱）

五、熊继柏　从肾论治闭经

熊继柏教授在长期的临床实践中，其学术思想已形成临床诊疗的特定模式。熊教授在治疗闭经这一疾病时，以"审因辨治，从肾论治"的思想作为出发点，论治法则以"三因制宜""顺应周期""病证同求""灵活变通"为体现。他认为闭经患者可以从虚、实两个方面进行论治。虚者，宜补而通之；实者，宜泻而通之；虚实夹杂者，当补中有通，攻中有养。一切皆以恢复月经周期为要。切勿一味滥用行血、破血或峻补之品，以犯虚虚实实之戒。《医学正传》云："月经全借肾水施化，肾水既乏，则经血日以干涸……渐而至于闭塞不通。"肝藏血，有血海之称。如若素体血虚，或化源不足，或肾精亏乏，失于濡润充养，则血海空虚，发为闭经。故临证注重滋肝肾、养心脾，组方用药以补肾、调肝、运脾等滋补精血之品为主，兼投少许理气、活血、清心、祛痰之品，寓通于补，补而不滞。再者，熊教授在诊治不同年龄段女性闭经，依据其不同阶段的生理特点选方用药各有特色，熊教授认为：青少年女孩闭经的原因当从肾论治，但需一分为二：其一，少女月经初潮建立初期，肾气未充，肾精不足，血海不能满溢，则经不得下；其二，肾气不足，精血衰少，气虚推动血行无力，留滞成瘀，瘀阻冲任，则渐至停经。故临床以肾虚血少及肾虚血瘀二证多见，治疗上虚者补之，虚实夹杂者，补虚与泻实并举，即补肾活血、化瘀调经。

病案：郭某，女，37 岁，长沙市人。

初诊：2007 年 3 月 16 日。

主诉：月经逾期未潮 2 个月。

病史：2006 年 5 月行人流术后，曾行经 3 次。2007 年 1 月 22 日曾服用黄体酮后行经 1 次，至今未行经。查 B 超示：子宫内膜变薄。现闭经近 2 个月，疲乏，腰痛，便秘。

诊察：舌苔薄白，脉细。

中医诊断：闭经。

辨证：肾气不足。

治法：补肾通经。

方药：四斤丸加味。熟地 20 g，肉苁蓉 20 g，菟丝子 15 g，杜仲 15 g，川牛膝 15 g，木瓜 15 g，炒鹿筋 10 g，当归 10 g，桃仁 10 g，红花 4 g，火麻仁 20 g。10 剂，水煎服。

二诊：2007 年 3 月 28 日。月经未行，精神明显疲乏，腰痛显减，便秘稍缓，舌苔薄白，脉细。改傅青主之益经汤治疗。处方：西洋参片 10 g，炒白术 20 g，白芍 10 g，淮山药 15 g，柴胡 10 g，熟地 30 g，当归 10 g，杜仲 15 g，生枣仁 15 g，沙参 10 g，丹皮 10 g，肉苁蓉 30 g，火麻仁 20 g。10 剂，水煎服。

三诊：2007 年 4 月 6 日。仍未行经，伴小腹胀，但 B 超示子宫内膜已增厚 2 mm。舌苔薄白，脉细。拟上方加味。处方：西洋参片 10 g，炒白术 20 g，白芍 10 g，淮山药 15 g，柴胡 10 g，熟地 30 g，当归 10 g，杜仲 15 g，生枣仁 15 g，沙参 10 g，丹皮 10 g，肉苁蓉 30 g，火麻仁 20 g，女贞子 15 g，淫羊藿 15 g，广木香 6 g。10 剂，水煎服。

四诊：2007 年 4 月 25 日。诉月经已行，量、色均正常，查 B 超示：子宫内膜已正常。舌苔薄白，脉细。拟原方再进 15 剂，彻底治愈。

按语：《女科经论》引虞天氏云："经水全赖肾水施化"，说明月经的物质来源于肾，是以肾为主导的。人流手术器械直入子宫胞脉，若再加之手术不当，如过度搔刮子宫内膜，负压过高或吸宫时间过长，冲任、胞宫直接受损，一方面伤及血络，瘀血内停，新血不生，肾气则耗伤；另一方面，人工流产时患者多处于一种紧张、恐惧的心理，《素问·阴阳应象大论》云：

"恐伤肾",使肾的闭藏失职。情志精神因素也加剧了肾精的亏损。最终导致肾—天癸—冲任—胞宫的生理功能紊乱,故而出现闭经。该患者曾行人流手术,金刃损伤冲任,肾虚精少,精少则血亦虚,肾虚血少,血海不充,则无血可以行经。熊教授初诊使用四斤丸加味进行论治,显效不佳。《傅青主女科·年未老经水断》云:"有年未至七七而经水先断者,人以为血枯经闭也,谁知是心、肝、脾之气郁乎……治法必须散心、肝、脾之郁,而大补其肾水,仍大补其心、肝、脾之气,则精溢而经水自通矣。方用易经汤。"熊教授勤求古训,灵活变通,改予易经汤治之。易经汤主治年未至七七而经水先断,缘于肾气先衰,精血不足,加之气郁血滞。此方中将人参改为西洋参滋阴益气,以杜仲补肾气,以山药、白术补脾气;熟地益肾精,沙参益肾阴;当归、白芍、生枣仁滋肝血;柴胡疏肝气,丹皮清郁热,肉苁蓉补肾精,润肠燥。诸药配合,共奏补脾肾之气,益肝肾之精,通冲任之脉的功用。心、肝、脾、肾四经同治。补以通之,散以开之。

(戴 月)

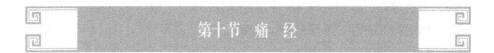

第十节 痛 经

痛经是指妇女正值经期或经行前后,出现周期性小腹疼痛,或伴腰骶酸痛,甚至剧痛晕厥,影响正常工作及生活的疾病。

痛经最早记载于《金匮要略·妇人杂病脉证并治》。《景岳全书·妇人规》:"经行腹痛,证有虚实。实证或因寒滞,或因血滞,或因气滞,或因热滞;虚者有因血虚,有因气虚。然实痛者,多痛于未行之前,经通而痛自减;虚痛者,于既行之后,血去而痛未止,或血去而痛益者。大都可按可揉者为虚,拒按拒揉者为实。"

痛经的病因有生活所伤、情志不和、六淫为害。痛经的病位在冲任和胞宫。与冲任、胞宫的周期性生理变化相关,病因病机可概括为两个方面:一是肝肾亏虚、气血虚弱所致的"不荣则痛";二是肝郁气滞、寒邪凝滞、湿热郁结等因素导致的"不通则痛"。

痛经辨证主要根据疼痛发生的时间、部位、性质及疼痛程度,察明病位，分清寒热，虚实，在气，在血。一般而言，病在小腹正中，多为胞宫瘀滞；痛在少腹一侧或两侧，病多在肝；痛连腰骶，病多在肾，经前或经行之初疼痛者者多属实，月经将净或经后疼痛者多属虚。掣痛、绞痛、灼痛、刺痛、疼痛拒按多属实，隐痛、空痛、按之痛减多属虚；坠痛虚实兼有；绞痛、冷痛、得热痛减多属寒；灼痛、得热痛剧多属热，胀甚于痛，时痛时止多属气滞；痛甚于胀，持续作痛多属血瘀。

痛经的治疗，以止痛为核心，以调理胞宫、冲任气血为主，或补气，或活血，或散寒，或清热，或补虚，或泻实，治法分两步，经期重在调血止痛以治标，平时辨证求因以治本。在辨证治疗中，适当加用止痛药加强止痛之功，如寒者加艾叶、小茴香、肉桂；气滞者加香附、枳壳、川楝子；血瘀者加三七、血竭、莪术、失笑散；热者加牡丹皮、黄芩等。

一、王金权 "王氏痛经 I 号方" 诊治寒凝血瘀型痛经

王金权教授是国家级非物质文化遗产"山西省平遥县道虎壁王氏中医妇科"（简称王氏妇科）第 28 代学术代表性传承人。其学术宗旨是"重气血与肝肾脾，调冲任，重补益调养"。王教授对痛经病因病机的认识多从肝、脾、肾三脏入手分析其机理。将痛经的病机分为四型，即寒凝血瘀证、气滞血瘀证、湿热瘀阻证、气血虚弱夹瘀证。但主题中不离瘀滞，认为血运缓慢容易形成瘀滞，所以在气血不足时兼有瘀证。王教授针对痛经的诊治重视肝、脾胃、肾、气血的变化与冲任的调摄。治则上在采取疏肝益肾、调和气血、肝脾同治的同时，注重温经化湿。针对痛经多以寒、瘀思辨，在治疗上守名方，重权变善用传承的"王氏痛经 I 号方"。麸炒白术、茯苓健脾化湿，巴戟天、官桂温经调冲任，麸炒山药、炒白扁豆、建莲子以卫冲脉，白果仁通经脉，益母草活血化瘀，陈皮行气和中，甘草调和诸药。药物运用上注重利用炮制提高疗效。在整体治疗上，注重时机的把握，尤其注重依据月经生理周期的辨证用药，如在经前期，尤其是经前末期细微辨证，小腹胀疼、胸胁乳房胀，在用药上行气药为主加用活血药，如果是寒象为主的就在"坐底方"的基础上加温经药，如果是虚性痛经，则贵在调养。临证时注重恢复妇女自身的生理功能，气血调畅，则疼痛可消。

病案：郭某，女，24 岁。

初诊：2013 年 1 月 9 日。

主诉：经行腹痛 5 年。

病史：患者自诉于 6 年前闭经 1 年后，经水来潮前出现小腹部疼痛，手足发凉，曾用西药治疗无效，为求进一步诊治遂来就诊，刻下见：手足发凉，喜热饮，纳眠可，二便调，精神可，舌淡红苔薄白，脉沉。未婚，初次月经 14 岁，行经 5 天左右，25～33 天一行，素体健康。末次月经：2012 年 12 月 2 日，行经 7 天，量中等，色偏红，伴腹痛，白带色白量少质稀。

诊断：痛经。

辨证：寒凝血瘀型。

治法：温经化湿，行气活血止痛。

方药：王氏痛经 I 号方。药物组成：麸炒白术 30 g，巴戟天 15 g，炒白扁豆 15 g，麸炒山药 15 g，茯苓 10 g，莲子 10 g，白果仁 10 g，官桂 6 g，益母草 10 g，陈皮 9 g，甘草 5 g。6 剂，1 天 1 剂，水煎 300 mL，早晚空腹温服。

二诊：2013 年 1 月 15 日。患者服药后手脚发凉症状较前明显好转减轻，纳眠可，二便调，精神可，舌淡苔薄白，脉沉。因寒证明显好转所以继续用上方减官桂为 3 g，继续化湿、调冲任，活血化瘀。6 剂，1 天 1 剂，水煎 300 mL，早晚空腹温服。

三诊：2013 年 1 月 22 日。患者服药后，于昨日月经来潮，腹痛明显减轻，量中等，色暗红，无血块，纳眠可，二便调，精神可，舌淡红苔薄白，脉弦。末次月经：2013 年 1 月 21 日，行经至今，量中等，色暗红，无血块伴腹痛。处方：当归 15 g，川芎 6 g，炒白芍 12 g，生地黄 15 g，焦槟榔 15 g，广木香 8 g，延胡索 6 g，川楝子 12 g，乌药 10 g，香附 10 g，赤芍 12 g，丹参 15 g，甘草 5 g。5 剂，1 天 1 剂，水煎 300 mL，早晚空腹温服。

四诊：2013 年 1 月 29 日。患者服药后疼痛症状消失，手脚心自觉发凉症状消失，纳眠可，二便调，精神可，舌淡苔薄白，脉缓。末次月经：2013 年 1 月 21 日，行经 7 天，量中等，色暗红，无血块伴腹痛。处方：王氏痛经 I 号方加延胡索 9 g，焦槟榔 12 g，香附 10 g。继续用王氏痛经 I 号方，加上香附、延胡索、焦槟榔行气。5 剂，1 天 1 剂，水煎 300 mL，早晚空腹温服。该患者治疗 2 个月经周期后疼痛完全消失，随访 3 个月经周期疼痛均未发作。

按语：王教授认为寒凝血液运行迟缓而瘀滞，气行则血行。主张在调气血时注重辨别是气滞证严重还是血瘀证严重，灵活辨证用药。本案一诊时诊断为寒凝血瘀型的痛经，故用王氏痛经 I 号方以温经化湿，行气祛瘀，冲任协调，疼痛自止。二诊时，寒的症状明显好转，故去掉官桂，主要以调冲任为主。三诊时，患者月经来潮，故主要以调经为底方，采用了四物汤为主，加上行气的药，主要以调和气血为主。四诊时，还是按照王教授的理论治疗，主要以调养为主，在临床实践中效果显著。

（林　萍　郝世凤）

二、吴家清　温经散寒，祛瘀止痛诊治痛经

吴家清主任中医师是湖南省名中医，善于博览群书，博采众长，临床经验丰富。

对于痛经的诊治，吴教授认为：少腹为厥阴之界，厥阴为寒热之脏，故少腹痛病因以寒阻气滞不行，或热灼血瘀不散多见，《血证论》谓："上焦之瘀多属阳热，下焦之瘀多属阴凝"。治疗常用少腹逐瘀汤，此方为清代王清任所创，取温经汤合失笑散化裁而成，方中当归、赤芍、川芎、蒲黄、五灵脂、没药活血祛瘀，延胡索理气行血上痛，官桂、炮姜、小茴香温经散寒，并引诸药直达少腹。

病案：黎某，女，32岁。

初诊：2006年3月10日。

主诉：月经前下腹疼痛3年余。

病史：近3年来，每次月经期前3~5天下腹部疼痛，痛时得热则舒，疼痛严重时需口服去痛片或哌替啶（杜冷丁）肌内注射方能缓解，异常痛苦。月经周期稍延迟，量多。现为月经前1周左右，要求中医治疗。诊时见：舌苔薄白，质淡，脉弦。

西医诊断：原发性痛经。

中医诊断：痛经。

辨证：寒凝血瘀。

治法：温经散寒，祛瘀止痛。

方药：少腹逐瘀汤加减。炮姜10 g，当归10 g，延胡索15 g，五灵脂10 g，赤芍15 g，白芍10 g，小茴香10 g，肉桂6 g，生蒲黄10 g，香附15 g，乌药10 g，益母草20 g，川芎10 g。5剂，水煎服，每日1剂，分3次服。

二诊：2006年3月16日，患者诉今日月经已至，经前稍有腹痛，但能

忍受，月经来潮后腹痛消失，月经色偏紫黯，量中等。舌脉同前。继服原方去乌药。处方：炮姜 10 g，当归 10 g，延胡索 15 g，五灵脂 10 g，赤芍 15 g，白芍 10 g，小茴香 10 g，肉桂 6 g，生蒲黄 10 g，香附 15 g，益母草 20 g，川芎 10 g。10 剂，水煎服，每日 1 剂，分 3 次服。

三诊：2006 年 4 月 15 日，患者诉今日月经将至，仍有轻微腹痛。舌苔白，质淡，脉沉细。继拟上方加田三七 10 g。处方：炮姜 10 g，当归 10 g，延胡索 15 g，五灵脂 10 g，赤芍 15 g，白芍 10 g，小茴香 10 g，肉桂 6 g，生蒲黄 10 g，香附 15 g，田三七 10 g，益母草 20 g，川芎 10 g。10 剂，水煎服，每日 1 剂，分 3 次服。

四诊：2006 年 5 月 17 日，诉昨日月经已至，经前未出现腹痛。舌苔白，质淡，脉细。继拟上方 10 剂以资巩固，同时嘱其勿贪凉饮冷。

随访 1 年，经前未诉腹痛，病已痊愈。

按语：《医宗金鉴·妇科心法要诀》云："腹痛经后，气血弱；痛在经前，气血凝"，此例患者每次腹痛发作，均在经前，部位在少腹，说明少腹胞宫寒气偏盛。寒湿之邪伤于下焦，客于胞中，寒凝则血瘀，行而不畅，故经前期腹痛。方用温经散寒、活血祛瘀之少腹逐瘀汤加减运用，使寒散血行，冲任、子宫血气调和流畅。

（林　萍　王南苏）

三、张良圣　活血化瘀，行气止痛法治疗痛经（子宫内膜异位症）

在中医古籍中，并没有"子宫内膜异位症"的相关病名记载，但类似症状及辨证论治的描述在中医文献中主要见于"痛经""崩漏""月经不调""不孕""癥瘕"等病中。继发性痛经是内异症的典型症状，张良圣教授认为，子宫内膜异位症痛经病机多为"冲任气滞血瘀，不通则痛"。治法上以阻断瘀块的形成为主，化散已形成的瘀块为辅，是治疗本病的关键，"血脉流通，病不得生"。

现代医学认为，痛经的发生主要是由于子宫内膜中生成和释放过多的 $PGF2\alpha$，引起子宫平滑肌异常收缩，使血管痉挛，血流减少，造成局部缺血，这与中医的"气滞血瘀"极其相似。张老运用失笑散治疗原发性痛经、子宫内膜异位症痛经，蒲黄合五灵脂（失笑散）以"活血化瘀"立法，正中病机，临床疗效明显。

病案：林某，女，25 岁。

初诊：2010 年 11 月 25 日。

主诉：婚后进行性痛经，2 年未孕。

病史：自诉既往无痛经史，婚后不久呈进行性痛经，且婚后 2 年未孕。疼痛时间以经前至行经中期为甚，腰腹和肛门坠痛难忍。剧痛时呕吐、出冷汗，不能坚持上班。月经周期基本正常。从婚后约半年时间开始，经量增多，经期延长达 10 多天，血块多，块出痛减。大便溏，有时每日大便 3 次。曾在当地医院检查均诊为"子宫内膜异位症"，治疗效果不明显。末次月经 9 月 10 日。检查：外阴阴道正常，宫颈有纳氏囊肿，白带较多，子宫体后倾，宫颈肥大，活动受限，宫后壁表面可触及几个花生米或黄豆大的硬实结节，触痛明显。左侧附件增厚，有压痛，右侧附件可触及索状物，压痛。舌淡暗，边有小瘀点，苔薄白；脉弦细数。

西医诊断：子宫内膜异位症，不孕症。

中医诊断：痛经。

辨证：气血瘀阻胞络。

治则：活血化瘀，行气止痛。

方药：失笑散加味。三七粉 10 g（冲服），五灵脂 10 g，蒲黄 10 g（包煎），橘核 15 g，生地黄 12 g，白芍 15 g，木香 6 g，甘草 10 g，延胡索 10 g，小茴香 6 g。14 剂，每日 1 剂，水煎分 3 次服。

二诊：2010 年 12 月 13 日，经服上方数剂后，痛经稍减。末次月经 11 月 30 日—12 月 9 日，经后仍有血性分泌物，纳差，效不更方，原方 21 剂。

三诊：2011 年 1 月 5 日，服上药后，痛经明显减轻，舌淡略暗，脉弦细。处方：原方去生地黄、木香，加乌药、续断、何首乌、党参等调理气血为主。

四诊：2011 年 1 月 28 日，末次月经 1 月 24 日，现行经 5 天，腹痛腰酸大减，经量亦减，无大血块。舌淡暗少苔，脉弦细略数。方以调理气血为主，佐以缓急止痛为法。处方：当归 10 g，白芍 15 g，九香虫 6 g，乌药 12 g，橘核 15 g，木香 6 g，三七粉 10 g（冲服），五灵脂 10 g，续断 15 g，益母草 15 g，蒲黄 10 g（包煎），山楂 15 g，桑寄生 15 g，鸡血藤 15 g，甘草 10 g。15 剂，日 1 剂，水煎分 3 次服。

五诊：2011 年 7 月 8 日，患者回当地依上方按月调经治半年，诸症渐减，末次月经 6 月 30 日，5 天即净，经期无腹痛腰坠，经量中等，仅觉口干苦，睡眠欠佳，多梦，舌稍淡暗，少苔，脉弦细数。患者因久用活血化瘀行气辛燥之品，必伤阴血，致口苦。故以滋养肝肾，补益养血为主。处方：二至丸加减。女贞子15 g，旱莲草15 g，北沙参10 g，川楝子5 g，淮山药15 g，熟地黄10 g，枸杞子15 g，当归10 g，川芎10 g，麦冬10 g，酸枣仁15 g，炙远志9 g，大枣15 g。30剂，带药回家，水煎服，日1剂，分3次口服。

六诊：2011年9月8日，前症已无，近5个月来，无痛经，且周期规律，量中等，5天干净，末次月经8月28日，现仅觉痰略多，色白清稀，舌淡稍暗，脉弦细。检查：子宫后倾，正常大小，宫后壁未触及明显结节，无触痛，双侧附件略增粗，无压痛。因患者体较肥胖，痰稍重。处方：白芍15 g，甘草10 g，当归10 g，香附10 g，陈皮6 g，法半夏10 g，丹参24 g，茯苓15 g，小茴香6 g，乌药6 g。

回访：2012年5月6日患者来电告知怀孕近3个月，并且之前几个月一直未出现痛经的现象。

按语：女性痛经不外乎气血、寒湿、邪毒瘀阻胞宫所致，邪阻胞络不通则痛，则见痛经，严重甚至影响生育，本例则通过活血化瘀、行气止痛法来治疗痛经。现代药理研究认为蒲黄、五灵脂具有改善子宫微循环，镇痛，降低毛细血管通透性，减少渗出，影响异位增生的子宫内膜的局部代谢，促使异位内膜退化脱落等作用。

（王南苏　林　萍）

四、柴松岩　解毒热、化湿浊、祛瘀滞、散结聚，诊治痛经

根据子宫内膜异位症具有疼痛呈进行性加剧、盆腔病灶持续存在并不断增长、具有较高的复发率等特性，柴教授认为，子宫内膜异位症从本质上来说是一种阳证、热证、实证。其病因病机为人流、宫腔手术、经期不节、不洁性交、生殖器官感染等导致湿热毒邪侵袭冲任血海，与血搏结，阻遏冲任、胞脉，不通则痛，发为痛经，但临床情况复杂，往往兼有气滞、肾虚、血虚者。

1. 湿热瘀阻证　因湿热之邪阻滞胞宫，气血运行失常，日久生瘀，湿热与瘀血互结于冲任，不通则痛。主要表现：经前或经期下腹疼痛拒按，月经量多或经期长、色黯红、质黏腻，带下量多色黄、有异味，舌红，苔黄

腻，脉滑数。治疗时应清化湿热，除瘀消癥。

2. 兼有气滞者　因疼痛使人情志抑郁，使肝气郁结，气机不畅，气滞则血瘀胞脉、冲任，不通则痛。主要表现：经前小腹胀痛，月经量少色黯，有血块，块下痛减，常伴有情绪不舒、乳房胀痛，舌质紫黯或有瘀点，脉弦。治疗时应理气化瘀，消癥散结。

3. 兼有肾虚者　因病程较长，久病及肾，或先天体弱，或有多次人流手术史、不良孕史、房劳过度，肾气不足，冲任、胞脉失于濡养，不荣则痛。主要表现：经期小腹隐隐刺痛，月经量少色黯，有血块，常伴腰膝酸软、耳鸣，舌淡紫、脉细涩。治疗时应补肾填精，化瘀消癥。

4. 兼有气虚者　疼痛日久，肝郁乘脾，脾气受损，气虚无力摄血，血溢脉外，形成离经之血。主要表现：经期小腹隐隐作痛，月经量少色淡，有血块，面色无华，神疲乏力，舌淡暗，脉细涩。治疗时应益气健脾，化瘀消癥。

柴教授将子宫内膜异位症的发病机制与女性的生理特点相结合，形成了"分时论治""分年龄论治"的论治特点。

一是分时论治：顺应月经周期气血盈亏、冲任虚实的变化规律，将治疗分为经期和非经期，根据分期采取不同的治疗原则，遣方用药。①经期：气血变化较甚，血海由满而溢，由盛骤虚。患者通常会腹痛剧烈，此时应遵循"急则治其标"的原则，以止痛为主。但因异位内膜在经期也会发生出血，故柴教授不主张应用大剂量的活血药，取而代之应用化瘀止痛的药物，止血而不留瘀，如三七粉、蒲黄炭、茜草炭等。②非经期：冲任气血较为平和，藏而不泻。此时期以"治本"为主，因瘀血是本病的主要病理基础，故在治疗中化瘀贯穿始终。柴教授喜用北沙参、玉竹等归肺经又具有益气滋阴的药物，调补肺肾，从肺而治，补肺启肾，达到治本的目的。

二是分年龄论治：对于年轻未婚或暂无生育要求的患者，柴老首先考虑药物保守治疗，控制病情发展，以止痛为主，采用中药治疗。对于抗拒服用中药者，柴教授不排斥利用西医治疗缓解症状。对于近绝经期且无生育要求的患者，柴教授主张"消癥、止痛、调经"，顺势而为，益气固肾，无须维持其生殖生理。对于有生育要求的患者，调经、育卵、助孕为治疗的主要目的，柴教授总结出"益肾安冲，稳定血海"的基本治疗思路，治疗重点在于调整盆腔环境，促使患者排出优质的卵子，使患者顺利受孕，其中非经期是治疗的关键时期。对于卵巢巧克力囊肿剔除术后的患者，因手术会切除部分正常的卵巢组织，术中电凝对卵巢血供会产生一定影响，造成了卵巢储备功能下降、排卵障碍。这类患者，常阴血不足，脉络瘀阻，治疗以滋肾养阴、活血通络为主。补肾喜用女贞子、墨旱莲、菟丝子、杜仲等性味较平和，无温燥助热之弊，有走动之性的药物，少用滋腻及温燥之品。有正常的排卵后，在经后期可加大通络活血之力，促进卵子的排出，帮助患者受孕。

治疗原则："解毒热""化湿浊""祛瘀滞""散结聚"。

第一，解毒热喜用金银花、野菊花、鱼腥草、萹蓄等。金银花能入血分，解血中之毒热，是妇科清热解毒第一药。野菊花味苦，归肝、心经，能消肿散结。鱼腥草清热解毒，利尿消肿，解毒的同时，同萹蓄共同引湿热之邪从小便而出。

第二，化湿浊喜用土茯苓、川贝母、茵陈、炒薏米等。《玉楸药解》记载：土茯苓味甘，气平，入足少阴肾经，利水渗湿，燥土健中。土茯苓在燥湿渗湿的同时，还能健中以防伤脾。川贝母气平可以通调水道，味辛可以散热结，促进肺脏的通调水道，从而使湿邪有转归。茵陈为利湿热第一要药，引湿热从小便而出。炒薏米健脾祛湿，祛湿不伤正。

第三，祛瘀滞喜用茜草、益母草、赤芍、三七粉等。茜草入肝经，通经脉瘀塞，止营血流溢，活血化瘀的同时防止太过。益母草行血不伤新血，养血而不滞瘀血，故《雷公炮制药性解》称为胎产圣药。赤芍止痛化瘀，除血痹，破坚积，益气。三七粉入肝经，和营止血，通脉行瘀，《玉楸药解》谓其可行瘀血而敛新血，凡一切瘀血皆破，一切新血皆止。

第四，散结聚喜用生牡蛎、夏枯草、连翘等。柴教授认为异位的子宫内膜在经期也会发生出血，若用活血药会加剧出血量，因此她主张将活血药以散结化瘀药代之。《本草经解》中记载有："生牡蛎气平微寒，味咸无毒""久服强骨节，咸平益肺肾之功也""味咸足以软坚"等，可见生牡蛎既能散结又不至于太过而兼能益肝肾。《本草经解》云："积聚而有形可征谓之症，乃湿热结气也，味辛可以散结，味苦可以燥湿，所以主之"很好地解释了夏枯草散结燥湿之功。疮家之圣药连翘，味苦，凉，无毒，柴教授认为，其入血分，可清下焦血分之毒热，散下焦血分之结聚。

第五，兼夹症常用药。兼有气滞者，常用香附、木香、乌药、荔枝核、玫瑰花、绿萼梅、大腹皮、川楝子、莱菔子等疏肝解郁药，这类药大多药性平稳，用之调理气血作用平和；兼有气虚者，常用生黄芪、白术、太子参、山药等平补肺脾肾气；兼有肾虚者，常用菟丝子、覆盆子、杜仲、淫羊藿、蛇床子等平补肾气药以防温燥太过暗耗肝肾之阴。

病案：患者，女，17岁。

初诊：2004年4月13日。

主诉：痛经3年。

病史与现状：患者14岁月经初潮，既往月经规律，周期30天，经期5~6天，经量多。一般经期前3天出现腹痛，持续至月经第二天，需要服用止痛药。2003年2月13日腹腔镜下行双卵巢内膜异位囊肿剥除术，术后曾服用醋酸曲普瑞林治疗3个月，2003年7月月经恢复，周期紊乱，1~2个月一行，经量少，仍伴腹痛，末次月经2004年2月28日，现纳可，眠欠安。患者平时喜食冷饮。

诊察：舌暗红，苔白，脉细弦滑。

中医诊断：痛经。

辨证：湿瘀互结。

治法：利湿化瘀，散结清热。

方药：生牡蛎20g，墨旱莲12g，薏苡仁12g，茯苓20g，女贞子20g，夏枯草12g，桔梗10g，萆薢10g，远志6g，三七粉3g，蒲公英12g，川芎5g，7剂。

二诊：2004年4月30日。末次月经2004年4月17日。仍诉经期腹痛，经血量多，二便调。舌淡暗，脉细滑。方药：当归10g，车前子10g，茯苓10g，薏苡仁20g，月季花6g，川楝子6g，枳壳10g，炒白芍10g，杜仲10g，桑寄生15g，10剂。

三诊：2004年5月21日。末次月经2004年4月17日。基础体温上升10天，二便调。舌淡肥，苔干，脉细滑。方药：萆薢12g，生牡蛎20g，川芎5g，夏枯草12g，川楝子6g，炒白芍10g，桑寄生15g，金银花15g，百合12g，茜草12g，桃仁10g，益母草10g，14剂。

以后陆续治疗六次，均以"化"法调整方药。药后分别于2004年5月17日、6月18日、7月20日、8月21日、9月18日月经来潮，周期稳定，经前基础体温均呈近典型双相，经期腹痛未再发生。

按语：患者为青春期女性，既往有痛经史，曾于腹腔镜下行卵巢子宫内膜异位囊肿剥除术，首诊见经行腹痛，经量少，舌暗红，苔白，脉细弦滑。四诊合参诊断为湿瘀互结证，治以清化湿热，除瘀消癥。患者平时喜食冷饮，损伤脾胃，脾气虚弱，不能摄血，血溢脉外，形成离经之血；脾气虚弱，内生湿邪，湿邪与瘀血互结，湿瘀日久化热，以致月经失调。遵循柴教授提出的"解毒热、化湿浊、祛瘀滞、散结聚"的基本治则，首诊以牡蛎为君，软坚散结；桔梗、夏枯草、薏苡仁、萆薢共为臣药利湿行气化浊。三七粉、蒲公英、茯苓为佐清热解毒化瘀。患者月经后期，考虑与术后服用醋酸曲普瑞林抑制排卵有关。术后损伤卵巢功能，应补充耗损之肾阴，佐女贞子、墨旱莲滋补肝肾。以川芎为使，引药入血，活血理气止痛。二诊药后月经恢复，结合舌脉，为气血不足之证。故应当以当归、炒白芍、桑寄生补血养阴，车前子、茯苓、薏苡仁理气化湿，川楝子、枳壳、月季花理气。三诊基础体温上升10天，提示有排卵，月经将至。应促进卵泡发育，改桔梗以川楝子理气，以生牡蛎、夏枯草软坚散结；去三七粉以益母草、茜草、桃仁化瘀滞。

柴教授根据年龄论治的原则，首先考虑药物保守治疗，控制病情发展，解决盆腔的疼痛症状，祛湿浊，解毒热，止痛。因该患者曾行手术，因手术会切除部分正常的卵巢组织，对卵巢血供会产生一定影响，容易造成卵巢储备功能下降、排卵障碍。因此加桑寄生、杜仲、墨旱莲等补益肝肾药以滋养暗耗之阴血。

（黄海涛）

五、熊继柏　审因三辨论治痛经

国医大师熊继柏教授擅长治疗临床常见病及疑难杂症，在长期的临床实践中，将辨证论治思想贯穿始终，学术上既尊古又重创新，审因辨治，脉证合参，在妇科疾病的治疗上收到了出其不意的临床疗效。

熊老教授治疗痛经讲求"三辨"：辨虚实、辨寒热、辨气血。其一，辨虚实：经前或经行之初疼痛者多属实，月经将净或经后疼痛者多属虚；胀痛、灼痛、刺痛、掣痛、绞痛，疼痛拒按者，多属实；隐痛、空痛、坠痛，按之痛减者，多属虚。其二，辨寒热：灼痛，得热痛甚者，多属热；绞痛、冷痛，得热痛减者，多属寒。其三，辨气血：胀甚于痛，时痛时止，痛处游离者，多属气滞；痛甚于胀，持续作痛，痛处固定者，多属于血瘀。如此一来，临证之时有的放矢，对证施治，可获速效。

病案：李某，女，38岁。

初诊：2014年10月22日。

主诉：经行腹痛3年。

病史：痛经3年，经前乳房胀痛，B超提示：卵巢囊肿、乳腺结节。西医诊断为"子宫腺肌症"。前诊服药后痛经显减，月经量较前减少，经期仍有腰痛。

诊察：舌苔薄白，脉弦滑而数。

西医诊断：子宫腺肌症。

中医诊断：痛经。

辨证：瘀阻胞宫。

治法：逐瘀止痛。

方药：琥珀散加香附、郁金、黄柏。处方：琥珀（吞服）10 g，三棱10 g，莪术10 g，丹皮10 g，玄胡10 g，乌药15 g，刘寄奴15 g，当归10 g，赤芍10 g，广藿香6 g，香附15 g，郁金15 g，黄柏8 g。30剂，水煎服。

二诊：2014年12月20日。患者服中药后痛经减轻，月经量较前减少，但四肢畏冷。舌苔薄白，脉弦细。辨证：脾虚湿阻兼气滞血瘀。治法：健脾利湿，行气活血散结。方药：当归芍药散合金铃子散、二甲散。处方：当归10 g，白芍10 g，川芎8 g，炒白术10 g，茯苓30 g，泽泻15 g，川楝子10 g，玄胡10 g，炒鳖甲20 g，生牡蛎15 g，乌药10 g。30剂，水煎服。

三诊：2015年9月26日。患者服药后痛经及乳房胀痛显减，但此次经前1周心烦易怒，面部长疮疹，晨起口苦，易疲劳，面色淡白。舌苔薄白，脉细略数。辨证：肝郁化火兼气虚。治法：疏肝清火兼补气。方药：丹栀逍遥散加味。处方：西洋参8 g，炒白术10 g，丹皮10 g，栀子10 g，当归10 g，茯苓30 g，白芍10 g，柴胡10 g，银花10 g，连翘10 g，甘草6 g。20剂，水煎服。

按语：痛经的治疗可分为"三步走"，即经前预防、经期治疗、经后巩固。该患者来求诊时处于经期，故本着"急则治其标、缓则治其本"的治疗原则，先予以琥珀散加味内服活血化瘀。方中三棱气味苦平，入足厥阴肝经，莪术气味辛温，与三棱同入足厥阴肝经，二者合用共奏破血行气，消积止痛之功；赤芍味苦平，能行血中之滞，入足厥阴；刘寄奴气味苦温，入足厥阴，能行血止痛、去癥瘕；牡丹皮气味辛平，入足少阳；玄胡味辛、微苦，性温，入足厥阴；乌药行气止痛；当归气味辛甘微温，入手少阴、足厥阴，可活血调经。方中绝大部分药物均入足厥阴肝经。肝藏血，主疏泄，具有贮藏血液和调节血量的生理功能。足厥阴肝经络阴器，与生殖密切相关。女子以血为本，经、孕、产、乳皆耗其血，故在本病治疗选方用药上多选择入肝经的药物以增强其行气活血、化瘀止痛之功。二诊时患者反馈经治疗后痛经已明显减轻，但经量较前进一步减少，且伴四肢畏冷，且既往诊断有"卵巢囊肿"，结合舌脉证，辨证为脾虚湿阻兼气滞血瘀证。方选当归芍药散合金铃子散、二甲散治宜健脾利湿，行气活血散结，主要治疗卵巢囊肿。当归芍药散养血调肝，健脾渗湿，体现了肝脾两调，血水同治的特点。《金匮要略·妇人杂病脉证并治第二十二》云："妇人腹中诸疼痛，当归芍药散主之"，当归芍药散中白芍养血柔肝，缓急止痛，佐当归、川芎调肝活血，更配茯苓、白术、泽泻健脾利湿。使肝脾和，气血畅，湿瘀去，则腹痛自愈。加活血化瘀之金铃子散、散结消癥之二甲散，对于湿瘀互结，久聚成癥之卵巢囊肿尤为合拍。更值一提的是，此处二甲散由炒鳖甲及生牡蛎两味药组成，《本经》云鳖甲主心腹癥瘕坚积。鳖甲味咸，性寒，归肝、肾经，具有滋阴潜阳、软坚散结之功。临床常以醋制入药，增强药物入肝消积，软坚散结之力，但熊教授四诊合参后辨得该患者有脾虚湿阻之征，若再投醋鳖甲则有加重脾胃虚寒之疑，故而改用炒鳖甲入药，炒鳖甲软坚，消积块，不活血，直入肝脏。三诊时患者自诉痛经及乳房胀痛明显减轻，但经前心烦易怒，颜面生疮疹，晨起口苦，是肝郁化火之象，加之易疲劳，面色淡白，又可见气虚之征，故辨证为肝郁化火兼气虚，故以丹栀逍遥散为主方，加以清热消疮之银花、连翘。既有气虚之征，又有化火之象，熊教授巧予西洋参入药取其补气益血、补阴退热之功。纵观丹栀逍遥散全方，方中丹皮、栀子、柴胡疏肝解郁，清热凉血；当归、白芍养血柔肝；白术、茯苓、甘草健脾补中。诸药合用，使得肝气畅达，肝热得清，热清血宁。不同于以往的是，方中重用茯苓达 30 g 之多，是因其有卵巢囊肿，为防治盆腔积液而采取的"治未病"之法。

（戴　月）

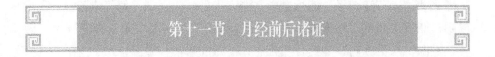

第十一节　月经前后诸证

凡于行经期前后或正值经期，周期性反复出现乳房胀痛、泄泻、肢体浮肿、头痛、身痛、吐衄、口舌糜烂、疹块瘙痒、情志异常或发热等一系列症状者，称为月经前后诸证。本病发生与肝、脾、肾三脏密切相关。主要病机为肝、脾、肾功能失调，气血失和。治疗重在疏肝、健脾、固肾、滋阴养血。

一、朱南孙　肝肾同源，乙癸为纲，论治月经前后诸症

国医大师朱南孙是海派朱氏妇科第三代传人。朱氏妇科从肝肾同源及冲任隶属于肝肾这一生理特征出发，认为肾为脏腑之本，十二经之根，藏精华主胞胎；而肝藏血主疏泄，与肾同居下焦，相火寄于肝肾。可以说"肝肾乃冲任之本"。因此，提出"治肝必及肾，益肾须疏肝"，肝肾为纲，肝肾同治的观点。临床治疗月经诸病，在辨证施治的同时，常结合"中药周期疗法"，根据月经周期中脏腑阴阳气血的生理性变化，因势利导，分期立法用药。对于月经前后诸证的论治，朱教授遣方独特，用药精妙，既平肝潜阳，疏肝理气，又养血补肾，疗效显著。

病案：患者，女，31岁。

初诊：患者诉半年前经期外感后，每逢月经第一日起，感右半侧脸部及手臂麻木"蚁行感"，重则双手拘挛，持续 1～2 日。月经周期规律，月经史：15～5/28 日。无痛经，月经量多，夹血块。经后症状消失。生育史：1—0—0—1（2 年前剖宫产）。曾于神经内科就诊，神经专科检查无阳性体征，头颅 MRI 未见明显异常，脑电图、肌电图无异常。来院就诊时正值经后期，妇科检查：外阴，已婚式；阴道，畅；宫颈，光；宫体，前位，常大，活动度好。附件：双侧附件未及明显异常。阴超：子宫附件未见明显异常。舌质淡暗，苔薄白，脉细。

西医诊断：经前期综合征。

中医诊断：月经前后诸证。

辨证：血虚动风，脉络痹阻。

治则：养血疏肝，活血通络。

方药：炙黄芪 9 g，金雀根 12 g，川桂枝 6 g，全当归 15 g，生白芍 15 g，炙甘草 6 g，嫩钩藤 12 g，广郁金 9 g，功劳叶 12 g，生地 6 g，熟地 6 g，炒白术 9 g，青皮 3 g，陈皮 3 g，淮山药 15 g，煨葛根 12 g，络石藤 15 g。

二诊：服药 1 周后值氤氲之"的候"。治拟疏肝通络，养血调血促进阴阳转化。处方：炙黄芪 9 g，金雀根 12 g，川桂枝 6 g，全当归 15 g，炒白芍 15 g，炙甘草 6 g，功劳叶 15 g，嫩钩藤 12 g，广郁金 9 g，煨葛根 12 g，首

乌藤 15 g，鸡血藤 15 g，青皮 3 g，陈皮 3 g，生白术 9 g，桑寄生 12 g。

三诊：值经前期，疏肝通络，活血调经。处方：炙黄芪 9 g，金雀根 12 g，川桂枝 6 g，全当归 15 g，生白芍 15 g，炙甘草 6 g，嫩钩藤 12 g，鸡血藤 15 g，煨葛根 12 g，桑枝 12 g，桑寄生 12 g，络石藤 15 g，伸筋草 12 g，炒川续断 12 g，川牛膝 9 g，月季花 6 g。服药 1 个月后经行肢体麻木已除，但仍见双手拘挛。前方有效，遵上法出入。服药半年后病症除，随访 1 年无复发。

按语：本病为经前期综合征，属本虚标实之证。经行时经血下注，血海溢泻聚于下，而不能上荣四肢百骸，濡养经脉，故见肢体麻木，甚则血虚动风，手足拘挛。东汉张仲景在《金匮要略》中将肢体局部麻木之主症称为血痹，由气血不足、加被微风所引起。"血痹阴阳俱微，寸口关上微，尺中小紧，外证身体不仁，如风痹状，黄芪桂枝五物汤主之。"黄芪桂枝五物汤具有振奋阳气、温通血脉、调畅营卫之功效。该患者剖宫产后冲任受损，血海亏虚，或外感六淫，或七情内伤，内有卫阳不足，外感风邪诱发，导致营卫不和，胞宫脉络痹阻不通。因此以黄芪桂枝五物汤为主方。方中钩藤、陈皮、郁金平肝潜阳，疏肝理气；白芍、甘草酸甘化阴，养肝柔肝而使肝气条达，气机舒畅；桑枝、桑寄生、功劳叶、伸筋草补肾强筋，通络止痛；方中所用络石藤、首乌藤、鸡血藤等皆为养血祛风通络之品，引药至肢端末节、络脉、孙络之微细之处。

（杨　硕）

二、张邦福　滋阴清热、养心安神法治疗阴虚火旺经前期综合征

张邦福教授是湖南省衡阳市名中医，全国第三批名老中医专家学术经验继承工作导师。张家数代以中医药为业，其家传治疗月经病的祖传效验方颇具针对性和实用性，临床疗效明显。在湖南中医药大学学习期间，受到多名中医大师的指导，颜公辰老师传授的妇科效验方，至今被用于临床。

病案：吴某，女，29 岁。

初诊：1977 年 5 月 13 日。

主诉：经前眩晕，伴乳胀一年。

病史：近三个月来，更有头晕头痛、心悸胸闷、烦躁易激动、失眠多梦、潮热汗出、口干便结。经后诸症渐消。妇科检查未见异常，多家医院诊

为"经前期综合征"，治疗效果不能巩固，特求诊中医。询知上次月经已过10余天，诊得脉细数，舌干红，苔微黄。

西医诊断：经前期综合征。

中医诊断：月经前后诸证。

辨证：阴虚火旺、心神失养。

治法：滋阴清热、养心安神。

方药：颜公辰老师效验方。百合 15 g，知母 10 g，女贞子 20 g，旱莲草 15 g，酸枣仁 15 g，云苓 15 g，川芎 10 g，当归 10 g，白芍 10 g，生地 10 g，郁金 15 g，合欢花 10 g，炙甘草 6 g。

二诊：1977 年 6 月 2 日，煎服上方 10 剂，月经今日来潮，经前期未出现初诊时症状。

按语：本例经前期综合征，属于中医阴虚火旺、心神失养之证。颜教授效验方施治，疗效甚佳，更年期综合征证型相同者，用之亦效。颜教授此方实由百合知母汤滋阴清热，二至丸平补肝肾，四物汤活血调经，酸枣仁汤养心除烦，再加郁金、合欢花解郁安神，共奏滋阴清热、养心安神之功。

（林　萍　王南苏）

三、李济民　清热凉血、引血归经法治疗血热经前鼻衄症

李济民教授为湖南衡阳县中医院的中医内科主任医师，湖南省名老中医。湖南省首批名老中医药专家学术经验继承指导老师。李教授出身中医世家，为衡阳县李氏中医内科第八代传人，临证心细胆大，处方灵活多变，用药独具匠心。治病必求本，治病必顾胃气。治病重中西医结合。

病案：禹某，女，17 岁。衡阳县第三中学学生，门诊病历。

初诊：1977 年 4 月 13 日。

主诉：经前鼻衄 2 年。

病史：14 岁月经初潮，经期提前 3~4 天，经色黑而量少。1975 年 5 月开始，月经前 2 天开始鼻衄，月经来潮鼻衄自止，每月如是而作。症见经前鼻衄，色红量多，经血色黑量少，情绪激动衄血增多，乳房胀痛，心烦口苦，小便短热，大便稍结，舌红苔黄，脉象弦数。

西医诊断：经前鼻衄症。

中医诊断：月经前后诸证。

辨证：血热逆行。

治法：清热凉血，引血归经。

方药：凉血降逆汤。生地 15 g，丹皮 12 g，麦冬 10 g，藕节 20 g，茜草炭 15 g，蒲黄炭 10 g（包煎），牛膝 15 g，焦栀子 10 g，郁金 15 g，白茅根 20 g，甘草 6 g。7 剂。

二诊：1977 年 4 月 20 日。服 5 剂时有小量鼻衄，7 剂服完，月经来潮，经量较前增多，且色红，乳房胀痛消除，但有头晕，腰膝酸软，口苦口干，舌质红，脉细弦而数。有肾阴虚之证，改治法用滋养肾阴，清热凉血。处方：生地 15 g，山萸肉 10 g，丹皮 10 g，麦冬 10 g，白芍 10 g，续断 15 g，山药 15 g，藕节 20 g，白茅根 20，甘草 5 g。20 剂。

三诊：1977 年 5 月 10 日。头晕、腰膝酸软、口苦口干均已消除，苔脉正常，又至月经前期，嘱服初诊方 7 剂。月经来潮，经前未发现鼻衄，月经量色正常。

回访 1 年未见复发，且月经周期亦正常。

按语：逆经，亦叫倒经，李时珍曰："有行经期吐血、衄血，或眼耳出血者，名曰逆经。"经前衄血是一种病势向上的病变，多由血热气逆所致，《素问·至真要大论》："诸逆冲上，皆属于火"。肾阴不足，虚火偏亢，血随火升，经血不能顺注冲、任之脉，反而逆上而致衄血。治以凉血降逆，滋补肾阴，血归经而不逆行则衄止，衄止则经血调。

（林　萍　王南苏）

四、周汉清　养血固冲，滋阴潜阳诊治经期手足麻木

周汉清教授是湖南省农村名中医，湖南桃源县首届名中医。周老从事中医临床 50 余年，处方用药首先考虑是否损伤脾胃，平时临诊处方很少用苦寒克伐之品，如黄芩、黄柏、龙胆草、三棱、莪术等。对于经期手足麻木的诊治，周教授认为：肝主筋，其华在爪。肝血亏损则不能滋养筋脉，故在行经期出现手足麻木或拘急，手足乃血循远端，血虚则筋脉空虚，远端经脉失养而致手足麻木。女子经期精血相对不足，故手足麻木自经期开始。经尽之后，气血逐步恢复，故手足麻木随之消失。

病案：王某，女，36 岁，教师。

初诊：1995 年 3 月 13 日。

主诉：经期手足麻木年余。

病史：每次行经第 3 天开始手足麻木、拘急，严重时手不能拿笔写字，时间可持续 10 天左右。一般可自愈。曾经数家医院检查，未发现明显异常。经中西医治疗无明显效果，邀周教授诊治。症见：面色无华，头晕耳鸣，心烦失眠，多梦，胁肋胀痛，腰膝酸软，口苦咽干，舌淡红少苔，脉弦细。3 月 10 日行经，自 3 月 12 日起出现手足麻木，双手握拳无力。询其生育史，患者孕 6 产 2 存 2，人流 4。

西医诊断：经期手足麻木。

中医诊断：月经前后诸证。

辨证：阴血亏虚，冲任不足，肝阳偏亢。

治法：养血固冲，滋阴潜阳。

方药：四物汤合甘麦大枣汤加味。当归、川芎、白芍、熟地、炙甘草、浮小麦、大枣、川楝子、枸杞子各 15 g。每天 1 剂，分 3 次服，连服 3 剂。

二诊：3 月 16 日，服药后手足麻木明显减轻。药已中病，按初诊方再服 10 剂。

三诊：3 月 26 日，服药后手足麻木基本消失，亦无拘急，他症亦消失。嘱其停药观察。得知 4 月 8 日经水又行，经期 6 天，无手足麻木或拘急。

按语：本例患者因多孕、多产耗伤精血致肝肾亏虚。肝主藏血，肾主藏精。肾水亏则水不涵木，肝血亏虚则肝阴不足，肝阳自然亢盛而出现一派阴虚阳亢之证。治法选择在其经期服药是遵"不足者补之，急者缓之"之意。用四物汤加枸杞、川楝子养血清肝；甘麦大枣汤调其阴阳，缓其拘急。全方具有补肝肾、养精血调阴阳之功效。用于本证，药证合拍。

（林　萍　王南苏）

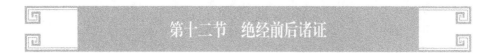

第十二节　绝经前后诸证

绝经前后诸证是指妇女在绝经期前后，出现烘热汗出，烦躁易怒，潮热面红，失眠健忘，精神倦怠，头晕目眩，耳鸣心悸，腰背酸痛，手足心热，或伴月经紊乱等与绝经有关的症状。西医学见于围绝经期综合征、双侧卵巢切除或放射治疗后卵巢功能衰竭出现围绝经期综合征表现者。

"肾为先天之本",肾之阴阳失调,易波及其他脏器,而其他脏器病变,久则累及于肾,故本病之本在肾,常累及心、肝、脾等脏。辨证要点以肾虚为本,分为肾阴虚、肾阳虚、肾阴阳两虚及心肾不交等。治疗应固护肾气,清热不宜过于苦寒,祛寒不能过于温躁,更不可妄用克伐。

一、尤昭玲　滋养肾阴,佐以潜阳,诊治绝经前后诸证

尤昭玲教授认为:绝经前后诸证是由于妇女年老体衰导致肾气虚弱,肾虚又导致其他脏腑功能的紊乱。更年期患者多以肾虚为本,尤以肾阴虚多见,肝肾同源,肾阴不足,则水不涵木,以致肝肾阴虚,临床多见头晕目眩耳鸣、烘热汗出、心烦胸闷、腰膝酸软等症状。

目前,西医主要采用性激素替代或补充治疗,但治疗后病情易反复,易致阴道不规则流血,有报道认为有增加子宫内膜癌及乳腺癌的风险,且用药有明确的禁忌证,不一定适用于每个复杂的更年期患者。中药能平调肾中阴阳,使五脏六腑趋于平和,共奏"阴平阳秘"之功,临床疗效显见。临证时,尤教授注重阴阳的平衡,注重肝肾的调理。用药时,多以黄精、五味子、知母、石斛、麦冬、酸枣仁等以滋补肝肾。肾虚不能上济心火,心火亢盛,热扰心神,以致心肾不交,临床症见失眠多梦、心烦不宁、腰膝酸软等症状,又因命门火衰,则不能温煦脾阳,以致脾肾阳虚,症见腰膝酸冷、面浮肢肿、夜尿频、带下清稀等,多以杜仲、菟丝子、小茴香、熟地、山药、黄芪、党参温补脾肾。临床又可见忽冷忽热、腰背酸冷、烘热汗出等一派阴阳俱虚症状,治疗上应平调肾中阴阳,故予杜仲、菟丝子、巴戟天等温补肾阳,知母、麦冬、黄精等滋补肾阴。大部分患者存在严重的失眠状态,故在方中常添加柏子仁、酸枣仁、珍珠母、远志、茯神、百合、夜交藤等养心安神之药。香橼、佛手则可疏肝理气;地骨皮、桑白皮、鳖甲清虚热,以缓解盗汗症状。

病案:胡某,女,50岁。

初诊:2012年3月12日。

病史:因停经半年,烘热汗出,失眠多梦1年。患者14岁初潮,既往月经规律,3~7/23~28天,量多,色黯红,有血块,有痛经。孕4产1流3,于24岁顺产一男婴。末次月经:2011年8月,月经量少,色鲜红,夹血块,无痛经。近1年来开始出现心烦、盗汗、烘热汗出、失眠多梦、脾气

暴躁、经常与爱人争吵，争吵后胸闷气短、口干口渴、晨起口苦、小便量少、夜尿次数多、大便秘结。自行服用太太静心口服液等保健品，症状未缓解。患者家属不理解，本人异常痛苦，求助于尤教授。就诊时患者精神较差，精神焦虑，潮热汗出，心烦失眠，入睡困难，多梦，声音洪亮，纳可，大便干结，小便频，舌尖红，少苔，脉沉涩。尿常规阴性。妇检示子宫偏小，双侧附件未扪及包块。妇科 B 超示：子宫内膜 5 mm。

西医诊断：围绝经期综合征。

中医诊断：经断前后诸证。

辨证：肾阴亏虚。

治法：滋养肾阴，佐以潜阳。

方药：熟地黄 15 g，百合 20 g，远志 15 g，茯神 15 g，珍珠母 15 g，生牡蛎 15 g，黄精 30 g，丹参 30 g，酸枣仁 15 g，五味子 10 g，石斛 10 g，橘叶 10 g，栀子 10 g，竹茹 15 g，月季花 10 g，淡竹叶 10 g，甘草 5 g。21 剂，水煎服，日 1 剂，分 2 次服。另嘱患者用玫瑰花、百合花、胎菊花、月季花泡水当茶饮。

二诊：2012 年 6 月 4 日。患者服上药 21 天后，自觉症状缓解。就诊时精神明显好转，潮热汗出，睡眠质量大大改善，盗汗症状减轻，心烦、口苦、干呕症状明显消失，大便日行 1 次。舌淡红，苔薄白，脉沉涩。嘱患者继续服用上方 21 天后停药，继续服用玫瑰花、百合花、胎菊花、月季花泡水当茶饮以巩固疗效，并嘱咐患者调畅情志，病情变化随诊。

按语：本案为绝经前后肾气渐衰，天癸渐竭，冲任脉虚衰，以致月经紊乱，逐至停经。在此过程中肾衰是主因，但肝的作用不可忽视，肝主要通过冲、任、督、带与胞宫相连，肝血亏虚，冲任督带失养，而致胞宫的生理功能紊乱，并可导致天癸衰竭。医言"肝肾同源，精血同源"，尤昭玲教授治疗绝经前后诸症主要从肝肾论治。用熟地黄、百合、远志、茯神、珍珠母、生牡蛎、黄精、酸枣仁、五味子以滋肾宁心安神；辅以月季花、玫瑰花、百合花、胎菊花四种花药组成"花茶饮"，百合花清热润肺，宁心安神；胎菊花又称甘菊，能平肝明目；月季花入肝经，偏走血分，重活血，玫瑰花偏行气，临床二药为伍，气血双调。

（林　萍　王南苏）

二、尚品洁　滋阴补肾，清热降火法诊治绝经前后诸证

尚品洁教授善用滋阴补肾，清热降火法诊治绝经前后诸证，常用方剂为二仙汤与知柏地黄汤。二仙汤又名仙茅汤，此方治更年期综合征、高血压、闭经及其他慢性疾病伴有肾阴、肾阳不足而虚火上炎者。其配伍特点是壮阳药与滋阴药同用。以针对阴阳俱虚于下，而又有虚火上炎的证候。方中以仙茅、淫羊藿、巴戟天温肾阳、补肾精；黄柏、知母泻相火而滋肾阴，当归温润养血而调冲任。实验研究证明，二仙汤对高血压有显著降压作用，是现代中医治疗更年期综合征的常用方剂。

病案1：姜某，女，45岁。

初诊：2010年9月9日。

主诉：月经紊乱半年余。

病史：患者月经紊乱半年余，伴面部烘热，汗出较多，畏寒，易感冒，大便干，小便频，舌质淡，苔薄白，脉沉细。

西医诊断：绝经综合征。

中医诊断：绝经前后诸证（更年期综合征）。

辨证：阴阳互损，虚火上扰证。

治疗：滋阴补肾，清热降火。

处方：知柏地黄汤合二仙汤、玉屏风散加减。

药物：熟地黄10 g，生地黄15 g，山茱萸10 g，泽泻15 g，仙灵脾20 g，仙茅10 g，巴戟天10 g，当归20 g，黄柏6 g，黄芪20 g，防风15 g，白术30 g，桔梗10 g，浮小麦30 g，知母6 g，枳实10 g，炙甘草6 g，10剂。

二诊：2010年9月23日诉面部烘热，汗出较前明显减轻，大便已正常不干，小便次数减少，舌质淡，苔薄白，脉沉细。治疗仍守上法。

处方：熟地黄10 g，生地黄10 g，山茱萸10 g，仙灵脾20 g，仙茅10 g，巴戟天10 g，黄柏6 g，黄芪20 g，当归10 g，防风15 g，白术10 g，浮小麦30 g，知母10 g，泽泻15 g，丹皮10 g，茯神15 g，甘草6 g，炒麦芽20 g。10剂。

药后面部烘热、汗出基本消失而停药。

按语：尚教授首诊以二仙汤为主体，加入生熟地、山萸肉、泽泻以增强补肝肾之功效；合入玉屏风散、浮小麦以益气敛汗；重用生白术以运脾通

便，枳实行气通便，桔梗开提肺气以通便，因肺与大肠相表里。药后大便转畅，潮热汗出明显减少。二诊守一诊方，再加入丹皮以除蒸，茯神安神，炒麦芽疏肝和胃，前后用药仅 20 剂，取效甚捷。

病案 2：刘某，女，47 岁，已婚。

初诊：2010 年 10 月 18 日。

主诉：月事 4 月余未行，伴乏力、少气懒言 2 个月。

病史：患者全身乏力，少气懒言伴消瘦、心慌，视力疲劳，月事已乱，进食则胃痛，餐后胃不适，夜卧欠安，腰痛，舌质红，苔薄白，脉沉细。

西医诊断：绝经综合征。

中医诊断：绝经前后诸证。

辨证：肾虚脾弱证。

治法：补肾健脾。

方药：二仙汤合五子衍宗丸、四君子汤加减。黄芪 50 g，党参 20 g，白术 10 g，茯苓 10 g，当归 10 g，鸡血藤 20 g，陈皮 6 g，淫羊藿 20 g，仙茅 10 g，巴戟天 10 g，枸杞 10 g，菟丝子 10 g，覆盆子 10 g，补骨脂 10 g，车前子 10 g（包煎），五味子 10 g，炒麦芽 30 g，甘草 5 g。7 剂，水煎服，每日 1 剂。

二诊：2010 年 11 月 4 日。药后诸症好转，停药后未见复发，易疲劳，饮食后腹胀，月事 5 个月未行，饮食正常，舌尖红，苔白，脉沉细。

处方：黄芪 50 g，党参 20 g，白术 10 g，茯苓 10 g，陈皮 10 g，当归 10 g，白芍 12 g，柴胡 6 g，黄精 20 g，枸杞 20 g，菊花 10 g，灵芝 15 g，砂仁 10 g，厚朴 10 g，山药 30 g，淫羊藿 15 g，炒麦芽 20 g，甘草 5 g。10 剂。水煎服，每日 1 剂。

按语：更年期妇女肾气虚衰，天癸将竭，气血易虚，故在把握补肾大法的同时，于方中加入疏肝、健脾之品疗效更佳。本案首诊先以二仙汤去黄柏、知母以温肾阳、补肾精调冲任；五子衍宗丸填精益肾；四君子汤加黄芪以健脾益气；鸡血藤养血活血，药效明显。再诊时酌加柴胡、白芍疏肝，菊花清热，黄精、枸杞补冲任，灵芝安神，砂仁厚朴、山药、炒麦芽健脾开胃以善后。

（林　萍　王南苏）

三、褚玉霞　养肝，舒肝，滋肾，滋阴，辨治绝经前后诸症

褚玉霞教授是河南省名中医，全国中医妇科名师，全国名老中医药专家学术经验继承指导老师。褚教授认为：妇女在绝经前后，生理上肾气渐衰，天癸不足，精血日趋衰少，肾之阴阳失衡，影响心、肝、脾脏及冲任二脉，产生一系列的病理变化，故在此年龄阶段或早或迟的出现月经紊乱至绝经，倦怠乏力，健忘少寐，颜面憔悴，情绪易波动等症状。本病以肾虚为本，因妇女一生经、孕、产、乳，屡伤于血，处于"阴常不足，阳常有余"的状态，临床以肾阴虚致病者居多。治疗上，褚教授主张补肾气以资天癸，养精血以营脏腑，调冲任提高肾气活力，达到机体阴平阴秘之目的。临床多分为五个证型，辨治如下：

1. 肝肾阴虚　月经紊乱，月经提前量少或量多，或崩漏，或绝闭，烦躁易怒，烘热汗出，腰膝酸软，头晕耳鸣，舌红少苔，脉细数。治以滋肾养肝，平肝潜阳。治以养阴清热，方选自拟滋肾调肝汤加减。药用：生地黄、山药、山萸肉、知母、黄柏、丹皮、茯神、丹参、炒枣仁、炙远志、桂枝、白芍、炙甘草。

2. 肾精亏虚　月经后期量少，甚或过早停闭，头晕健忘，耳鸣耳聋，甚者齿摇发脱，腰膝酸软，骨节酸痛，舌淡苔薄，脉细弱。治以滋肾填精。方选《景岳全书》之左归丸加减，药用：熟地黄、山茱萸、山药、枸杞子、菟丝子、川牛膝、阿胶、龟板胶、制首乌等。

3. 气滞血瘀　症见绝经前后月经紊乱，量少淋漓或量多如崩，色紫黑有块，小腹作痛，胸胁胀痛或周身刺痛，心烦易怒，潮热汗出，心悸失眠，夜梦易惊，焦虑抑郁，记忆力减退，舌黯红或有瘀点，脉弦或涩。治宜活血化瘀，安神除烦。方选《医林改错》之血府逐瘀汤加减，药用：当归、川芎、桃仁、红花、赤芍、生地黄、柴胡、枳壳、川牛膝、甘草。

4. 痰湿内阻　绝经前后，月经紊乱，后期量少，头重如裹，面部虚浮，四肢浮肿，心悸胸闷，失眠多梦，汗出潮热，纳差神疲，大便溏薄，舌苔厚腻，脉濡缓。治以祛湿化痰，健脾和胃。用《万氏夫人科》之二陈加芎归汤加减。药用：半夏、陈皮、茯苓、橘红、砂仁、当归、川芎、合欢花、厚朴花、淫羊藿、甘草。

5. 脾肾阳虚　经断前后经行量多，色淡黯，或崩中漏下，形寒肢冷，面浮肢肿，倦怠乏力，精神萎靡，腰背冷痛，纳呆便溏，小便清长，夜尿频

数，甚或五更泄泻，舌淡苔白，脉沉细弱。治以温肾扶阳，健脾止泻。方选《景岳全书》之右归丸合《伤寒论》之理中丸加减。药用：菟丝子、枸杞子、覆盆子、山茱萸、山药、杜仲、仙茅、淫羊藿、党参、白术、陈皮、干姜、炙甘草。临证所见病证并非单一型，诸教授强调随症加减。

病案 1：张某，51 岁，已婚。

初诊：2008 年 10 月 25 日。

主诉：绝经 2 年，烦躁、失眠、汗出数月。

病史：患者绝经 2 年，近几个月精神紧张，烦躁易怒，心悸失眠健忘，烘热汗出，纳可，口干苦，二便调，舌质黯红、苔薄黄燥，脉细数。

西医诊断：绝经综合征。

中医诊断：绝经前后诸证。

辨证：肝肾阴虚型。

治则：滋肾养肝。

方药：炙百合 30 g，生地黄 24 g，山药 30 g，山萸肉 20 g，知母 20 g，黄柏 10 g，丹皮 15 g，茯神 15 g，丹参 30 g，炒枣仁 30 g，炙远志 6 g，桂枝 10 g，白芍 20 g，炙甘草 6 g，大枣 5 枚，生姜 3 片为引，取 7 剂，日 1 剂煎服。

二诊：诉服上药后诸症减轻，烘热不汗出，睡眠改善，苔薄黄燥转白，脉细。继服上药 5 剂后，诸症消失。随访 6 个月未见复发。

病案 2：朱某，49 岁，已婚。

初诊：2008 年 12 月 8 日。

病史：患者近 2 年来月经量时多时少，时悲伤欲哭，烦躁不安，失眠，重则彻夜难眠，渐至精神异常，喜怒无常。面部及前胸常阵发性烘热汗出，末次月经 2008 年 11 月 23 日，经前乳房胀痛，舌红，苔薄黄而燥，脉弦细。

西医诊断：绝经综合征。

中医诊断：绝经前后诸症。

辨证：肝郁化火，心阴不足型。

治则：舒肝解郁清热，滋阴养血安神。

方药：丹皮 15 g，栀子 12 g，柴胡 12 g，青皮 12 g，郁金 15 g，当归 15 g，白芍 30 g，五味子 30 g，石菖蒲 30 g，桂枝 10 g，浮小麦 15 g，炙甘草 5 g，生姜 3 片，大枣 5 枚为引。7 剂，日 1 剂。

服药后烘热汗出症状改善，夜寐渐安，精神好转。又随症加减服药 7

剂，诸症消失。

按语：妇女一生"有余于气，不足于血"，临床多见于肾阴虚者，而肾阴虚不能上济于心，心火偏亢，久则不能下交于肾，心肾不得交合，阴阳紊乱，致发此病。褚教授认为：本病的发生与患者机体肾气渐衰，天癸渐竭，冲任二脉虚衰相关，治疗上多以滋肾清心调理子宫冲任。但褚教授亦主张调治心肾子宫的同时，必须注意脾胃的变化，尤其是绝经后期。金元四大家的刘完素曾指出："天癸已绝，乃属太阴经也。"故调理脾胃不能忽视。同时，此病亦与患者本身的体质情况、生活环境、疾病史、家庭、社会、心理等诸因素有关，亦应重视情志调理。

（林　萍　王南苏）

第二章　带下病

带下病，始见于《素问》："任脉为病……女子带下瘕聚。"《诸病源候论》明确提出了"带下病"之名，冲脉任脉损伤则血与污秽相兼而下形成带下病，并分"带五色俱下候"。

广义带下是指女性经、带、胎、产、杂病而言，狭义带下又分为生理性带下及病理性带下。正常月经前后、排卵期、妊娠期带下增多，或绝经前后白带量减少，而无不适者，为生理现象。病理性带下即带下病。

带下病是指带下量明显增多或减少，色、质、气味异常，或伴全身或局部症状者。临床表现包括带下过多、带下过少和阴道干涩等。

带下过多：带下量明显增多，色、质、气味异常，或伴全身、局部症状，如阴痒、阴痛、月经不调、闭经、不孕、瘕瘕等，称带下过多。《神农本草经》称为"沃""白沃""赤沃"，又称"漏下赤白"。《金匮要略》称"下白物"。《诸病源候论》始称"五色带"，即白带、赤带、黄带、青带、黑带，又称"白崩"。西医阴道炎、宫颈炎、盆腔炎、内分泌功能失调等疾病均可引起白带过多，可参照本病进行治疗。

带下过多的主要病因多以湿邪为患，有外侵与内生之分。或经期受寒湿，或平素不洁，或产后胞脉空虚等均可给予湿邪外侵之机。而内生之邪则与脏腑功能失调密切相关，若脾虚则运化失常，湿邪下注；肝郁则横克脾土，阻碍湿邪运化脾湿携带肝火下注；肾虚则气化不足，精关不固而下滑。而湿邪日久不解则可化为湿毒，从而导致其他带下病发病，如"赤白带"，故脾肾功能失常是内在条件，感受湿热、湿毒之邪是外在因素；任脉不固，带脉失约是核心病机。带下过多的辨证要点主要根据带下量、色、质、气味的异常及伴随症状、舌脉辨其寒热、虚实。对于赤带、赤白带、五色杂下、气味秽臭者，需先排除恶性病变，生殖道肿瘤引起的当及时采取手术治疗。中医治疗原则以祛湿止带为基本原则，临证治法有清热解毒或清热利湿止带；健脾除湿止带；温肾固涩止带；滋肾益阴，除湿止带。

带下过少：是指带下量明显减少，导致阴中干涩痒痛，甚至阴部萎缩。

本病与西医学的卵巢功能早衰、绝经后卵巢功能下降、手术切除卵巢后盆腔放疗后、席汉氏综合征、长期服用某些药物抑制卵巢功能导致雌激素水平低落而致阴道分泌减少相类似。中医认为带下过少的主要病因是肝肾亏损、血枯瘀阻；治疗重在滋补肝肾之阴液，佐以养血、化瘀等。肝肾亏损者用左归丸加减；血枯瘀阻用小营煎加味。有学者认为，亦可参照月经病、不孕症进行辨证调治。

一、刘祖贻　健脾助运，清利湿热，诊治盆腔炎症性带下过多

带下病系湿邪为患，而脾肾功能失常又是发病的内在条件；病位主要在前阴胞宫；任脉损伤，带脉失约是带下病的核心机理。黄带者系湿热下注所致，其热易除而湿难清。国医大师刘祖贻教授治疗此病，重在祛湿以止带，用苍术温散而燥湿，茯苓、薏苡仁淡渗而利湿。湿证以脾为湿困，运化不能，故湿浊屡去而屡生，迁延难治。因此，湿证治疗要治脾以绝生湿之源。刘教授用苍术之芳香、燥动以解困醒脾，以陈皮、香附、麦芽理脾胃气机而强运化之能。临证中，慢性炎症多有郁热深入营分，致瘀血留滞，故以败酱草、贯众、红藤既清下焦热，又能入血分，活血化瘀。其中贯众可祛毒止带。《神农本草经》谓其"主腹中邪热气，诸毒"，《本草纲目》言其能"治下血崩中，带下"。

病案：李某，女，35 岁。

初诊：2006 年 4 月 20 日。

主诉：带下过多伴小腹胀痛、腰酸痛 1 年余。

病史：患者年余前出现带下过多，黄多于白，气味腥臭，伴小腹胀痛、腰酸痛，纳差，口干苦，不欲多饮，大便溏而不爽。外院诊断为慢性盆腔炎，经抗生素治疗，无明显效果。刻下查舌黯淡、苔白中黄，脉细滑。

西医诊断：慢性盆腔炎。

中医诊断：带下过多。

辨证：湿热下注，脾虚失运。

治法：健脾助运，清利湿热。

方药：苍术 12 g，茯苓 12 g，薏苡仁 30 g，败酱草 30 g，贯众 15 g，红藤 15 g，制香附 10 g，陈皮 10 g，炒麦芽 10 g。7 剂，每日 1 剂，水煎，分两次服。

二诊：带下量减少，色转白多于黄，腥臭已减。因小腹、腰仍胀痛，故

上方加续断 10 g、延胡 10 g，14 剂。

三诊：带下已不多，色白；小腹及腰无胀痛，大便已调。效不更方，守方调治约 2 个月，遂愈。

按语： 本案为慢性盆腔炎致带下多、腰腹酸胀不适，刘教授治疗此病，重在祛湿以止带，治脾以绝生湿之源。刘教授未用补脾益气之品，而以醒脾开胃为法，强健脾胃功能，则湿浊无从而生。服药 7 剂，患者带下、腹痛均减轻；再治疗半个月，带下、腹痛均无，且大便转实，提示脾胃功能恢复。见效后守方调治，乃得痊愈。

本案虽用药精简，但辨治照顾周全，用意深得理法；既祛已生之邪，又绝生邪之源；清热利湿之余，气血同调；补脾重在助化，扶正而不留邪。

（刘　芳）

二、朱宗元　异病同治，薏苡附子败酱散治"湿瘀"型带下过多

朱宗元教授是全国第四批、第六批名老中医学术继承指导教师，在治疗带下病过程中，朱教授认为"治带先祛湿，瘀与湿不能相分离，治瘀湿自除"，薏苡附子败酱散是朱教授治疗"湿瘀"型带下病的经典基础方，既清热祛湿，又消散瘀滞。该方药味简单，配伍严谨，遵循了治疗带下病祛湿为其第一要务特点，兼以祛瘀之效。

本方中薏苡仁为君药，淡渗利湿兼有健脾之效，调畅气机，气化则湿化，使湿邪从小便而去，利湿不伤正；败酱草为臣药，性寒味苦，寒而清热，苦而燥湿，排脓破血；附子辛温大热，温阳运脾，善行诸经，消散一身寒凉之气，破血分瘀滞、湿热凝滞，有"治未病"之效，防止赤带形成。三药寒温并用，补泻同施，调畅气机，祛湿热清瘀滞。

薏苡附子败酱散出自《金匮要略·疮痈肠痈浸淫病脉证并治》，主要用来治疗肠痈等脓肿性疾病，而朱教授取薏苡附子败酱散寒温并用入下焦，以温阳健脾、清热祛湿化瘀的功效来治疗带下病，充分体现了"谨守病机，异病同治"的思想，同时，朱教授还"因人制宜""观其脉证，随证治之"，虚寒明显重用附子，湿瘀显著重用败酱草。对肾阳虚患者，通常加淫羊藿、蛇床子、韭菜子温肾散寒，蛇床子也有燥湿杀虫止痒的功效；对于湿邪较重者常加入土茯苓、红藤、鸡冠花、乌贼骨等加强利湿之效并可止带杀虫；伴有外阴部瘙痒者，加入藿香、地肤子等祛湿止痒；带下量多清稀者，加入扁

豆、芡实等增强健脾化湿益肾止带之效；对于舌色有紫黯，有瘀点、瘀斑，脉涩者，加入泽兰、红花、益母草等增强祛瘀止带之效。因时制宜，针对夏月内外湿易合邪的特点，带下者常重用藿香、佩兰、苍术等，增强祛湿之效。在临床诊疗中，朱教授坚持病证结合、四诊合参，三因制宜，以薏苡附子败酱散随症加减治疗，湿瘀并除，辅以食疗方法强健体魄，丰富了带下病的诊治手段。

病案：患者，女，36 岁。

初诊：2018 年 12 月 10 日。

主诉：白带增多，伴腰困痛。

病史：患者诉白带增多，腰困痛，妇科检查无异常，患者寻求中医药治疗，遂来找朱教授。刻下症：白带增多，腰困痛。舌淡，苔薄白，脉沉迟。

中医诊断：带下过多。

辨证：脾肾阳虚、湿浊下注。

治法：温补脾肾，燥湿止带，兼以清热。

方药：薏苡附子败酱散加减。生薏苡仁 5 g，制附子 4 g，败酱草 7 g，土茯苓 7 g，红藤 7 g，淫羊藿 5 g，韭菜子 5 g，蛇床子 5 g，乌贼骨 5 g，椿根皮 5 g，鸡冠花 5 g，小茴香 4 g，荔枝核 4 g，乌药 3 g，山药 4 g，扁豆 4 g，芡实 4 g，白薇 5 g，五倍子 5 g。7 剂，水煎服，日 1 剂。

二诊：2018 年 12 月 24 日。患者服药后腰困痛减轻，白带仍多，色白。舌淡苔薄白，脉沉。守上方。7 剂，水煎服，日 1 剂。

三诊：2018 年 12 月 31 日。患者服药后腰困痛、白带多均已减轻。舌淡苔薄白，脉沉。守上方，7 剂，水煎服，日 1 剂。三诊过后，腰困痛及白带多等诸羔皆无，效果显著。

按语：朱教授认为该案例辨属脾肾阳虚，寒湿内阻，郁久化热，湿热下注，损伤冲任二脉，而发带下。治疗应补虚祛邪同用，方取薏苡附子败酱散加减，寒热并用，补泻兼施。

现代药理研究表明，薏苡仁能提高脾、淋巴细胞增殖能力和抗体生成能力，改善脾虚湿阻型动物免疫水平，发挥健脾利湿功用；败酱草具有抗炎抑菌、抗氧化、抗肿瘤的作用；附子可以改善机体血液循环状态，提高体液、细胞免疫功能，减轻白细胞水肿，降低炎症介质产生释放，发挥抗炎、调节免疫的功能。全方能增强免疫力、抗炎，共奏健脾祛湿温阳、祛瘀清热之效。

（张 群 林 萍）

三、李炜　温补肾阳，固涩止带诊治冲任虚寒型带下过多

带下病发生并非单一因素所致，《妇科玉尺·带下论》曰："带下之因有四，一因气虚，脾精不能上升而下陷也；一因胃中湿热及痰，流注于带脉，溢于膀胱，故下浊液也；一因伤于五脏，故下五色带也；一因风寒入于胞门，或中经脉，流传脏腑而下也。"李炜教授认为，五脏之中与肾、肝、脾关系较密切。对于肾阳不足，冲任不固者宜温补肾阳；脾肾阳虚者宜温肾健脾止带；肝经湿热者，宜清热利湿。

病案：贾某，女，37 岁，已婚。

初诊：2008 年 3 月 2 日。

病史：自诉 5 个月前开始白带量增多，质清稀如水，绵绵不断，曾在当地某医院服用中药效果欠佳。近来上述症状加重，四肢欠温，小腹空坠，腰酸腿软，小便清长，大便稀溏。舌淡苔白润，脉沉迟而弱。

中医诊断：带下过多。

辨证：肾阳不足，冲任虚寒。

治法：温补肾阳，固涩止带。

方药：内补丸加减。鹿茸（研末冲服）3 g，菟丝子 15 g，黄芪 20 g，桑螵蛸 15 g，沙苑子 15 g，杜仲 15 g，桑寄生 20 g，补骨脂 10 g，乌贼骨 15 g，肉桂粉（冲服）2 g，制附子 6 g（先煎），芡实 15 g。5 剂，水煎服。

二诊：2008 年 3 月 7 日。患者服药后白带减少，腰膝酸软减轻，余症皆好转。肾阳始复，冲任较温。有效守方，前方继进 7 剂。

三诊：2008 年 3 月 15 日。服药后带下基本干净，诸症悉除。舌苔薄白，舌质淡红，脉沉缓而弱。肾阳渐复，冲任较温。处方：鹿茸（研末冲服）3 g，菟丝子 15 g，黄芪 20 g，桑螵蛸 15 g，沙苑子 15 g，杜仲 15 g，桑寄生 20 g，补骨脂 10 g，乌贼骨 15 g，肉桂（冲服）2 g，芡实 15 g。7 剂，水煎服。

四诊：2008 年 3 月 22 日。服药后带下正常，诸症悉除。舌苔白薄，舌质淡红，脉沉稍弱。肾阳已复，冲任功能正常。处方：菟丝子 15 g，黄芪 20 g，桑螵蛸 18 g，沙蒺藜 15 g，杜仲 15 g，桑寄生 20 g，补骨脂 10 g，党参 20 g，白术 10 g，山药 15 g，茯苓 15 g，芡实 15 g。15 剂，水煎服。

五诊：2008 年 4 月 6 日。服药后带下正常，诸症悉除。舌淡红，苔薄白，脉沉缓。已获临床治愈。追访 3 年带下未再发生异常。

按语：本例患者白带量多，腰膝酸软 5 个月，是肾阳不足，冲任虚寒所为。肾阳不足，命门火衰，封藏失司，精液滑脱而下，故带下量多，绵绵不断，质清稀如水。肾阳不足，不能温煦胞宫，故小腹空坠；腰为肾之府，今肾阳不足，故腰膝酸软；阳气不能外达，故四肢欠温；肾阳不足，不能暖脾，故大便稀溏，不能下暖膀胱，则小便清长。舌淡苔白润，脉迟而弱均为肾阳虚之征。治以温补肾阳，固涩止带。方用《太平圣惠方》内补丸加减。方中菟丝子、杜仲、桑寄生补肝肾，固任脉；肉桂、制附子补肾壮阳，温养命门；黄芪补气助阳；鹿茸、补骨脂温肺益肾；桑螵蛸、沙苑子补肾助阳；芡实、乌贼骨固涩止带。全方共奏温补肾阳、固涩止带之功。

（林　萍　汤　洁）

四、吴家清　活用龙胆泻肝汤诊治湿热下注型带下过多

湖南省名中医吴家清教授诊治带下病时，认为首先要根据带下的量、色、质、味辨清寒热，不可妄投苦寒之品，若过于苦寒则使脏腑阳气受损，可致病症加重。临床诊疗发现湿热下注证较为多见，吴教授活用龙胆泻肝汤，并随症加减，取得了明显的疗效。

病案：柳某，女，58 岁。

初诊：2004 年 1 月 18 日。

病史：诉阴道流水反复 8 年余。近 8 年来反复阴道流水，量较多，色黄，并有腥臭味，伴外阴瘙痒。曾在省、市、县多家医院中西医诊治，外阴瘙痒缓解，但阴道流水仍较多，内裤经常湿漉，异常烦恼。今来就诊，要求中医治疗。诊时见：带下量多，色黄，气臭秽。舌苔黄腻，质淡红，脉弦数。

西医诊断：阴道炎。

中医诊断：带下过多。

辨证：湿热下注，久蕴生瘀。

治法：清热利湿、解毒。

方药：龙胆泻肝汤加减。龙胆草 8 g，木通 10 g，泽泻 10 g，生地黄 20 g，炒栀子 10 g，黄芩 15 g，苍术 10 g，黄柏 10 g，苦参 20 g，川牛膝 10 g，土茯苓 30 g，蒲公英 20 g，金银花 15 g，淮山药 15 g，鱼腥草 20 g，六一散 30 g。5 剂，水煎服，每日 1 剂，分 3 次服。

二诊：2004 年 1 月 25 日。诉服药后有次在解大便时阴道似有一球形物体坠出，之后阴道出水停止，但偶有外阴瘙痒。舌苔薄，质淡，脉和缓。药中病所，再拟方如下，以增祛风止痒之功。处方：苍术 10 g，黄柏 10 g，泽泻 10 g，生地黄 20 g，炒栀子 10 g，黄芩 15 g，苦参 20 g，土茯苓 20 g，蒲公英 20 g，鱼腥草 20 g，木通 10 g，金银花 15 g，淮山药 20 g，蛇床子 10 g，地肤子 10 g，全蝎 8 g，六一散 30 g。5 剂，水煎服，每 2 日 1 剂，分 3 次服。

按语：《傅青主女科·黄带下》云："妇人有带下而色黄者，宛如黄茶浓汁，其气腥秽，所谓黄带是也，夫黄带乃任脉之湿热也。"本例为肝胆湿热下注，故选方龙胆泻肝汤加减，以泻肝胆之实火，清下焦之湿热，佐以解毒祛风止痒而愈。

（林　萍）

五、沈宁　沈氏女科"分色论寒热，辨苔分虚实"治带下过多

对于带下病的诊治，沈氏女科主张"分色论寒热，辨苔分虚实"。一是分色：白带属脾虚偏湿，治重化湿，以山药、薏苡仁、扁豆为主；黄带湿热偏火，治重泻火，以黄柏、栀子、制大黄为主；赤带热甚入血，治重凉血，以丹皮、茜草、水牛角粉为主；黑带阴虚内热，治重滋肾，以生地、女贞、知母为主。二是辨苔：舌苔薄者，地黄汤化裁（生地、黄精、泽泻、云苓、蛇床子、仙鹤草、生杜仲、扁豆衣、鹿角霜）；舌苔腻者，温胆汤加减（竹茹、枳壳、云苓、陈皮、生牡蛎、生龙骨、海蛤壳、莱菔子、海藻、泽兰）。止带还要抓住风、寒、湿三邪；风寒湿为带下主因，止带必投三子：散风者用炒苍耳子，祛寒者用蛇床子，化湿者用地肤子。

病案 1：曹某，女，28 岁。

初诊时间：2012 年 3 月 5 日（雨水）。

主诉：白带量多 2 月余。

病史：平素烟酒不节，饮食无度，出现白带量多 2 月余，色白质稀，食纳不香，时有便溏，四肢欠温，神疲乏力。某医院诊为"盆腔炎"，曾服西药、中成药无效，病友介绍，门诊求治。

检查：苔薄白腻，舌质淡，脉沉细。

西医诊断：盆腔炎。

中医诊断：带下病。

辨证：脾虚湿困，寒凝带脉。

治法：健脾除湿，散寒止带。

方药：异功散加减。党参10 g，炒白术10 g，白扁豆10 g，云苓10 g，陈皮10 g，生杜仲10 g，桑寄生10 g，生黄芪10 g，当归10 g，生薏仁10 g，蒲公英10 g，莱菔子15 g，车前草30 g，仙鹤草10 g，山药10 g。14剂，每日1剂，水煎分2次服。

二诊：连服14剂，白带明显减少，纳谷增加，精神好转，仍有肢凉便溏。脾运渐健，寒凝仍存。上方去莱菔子、当归，加桂枝10 g，生白芍10 g，补骨脂10 g温补祛寒。

三诊：再服14剂，白带已止，纳便通调，四肢转暖。嘱改为每晚服1煎巩固。

按语：脾虚湿困，异功散对症效方，应有所佐，提升其效；一是脾肾同本，调肾以健脾，用生杜仲、桑寄生；二是气血互联，养血以益气，用当归补血汤。便溏带稀，白扁豆、山药为妙药，莱菔子补而不滞，又开胃口，为不影响治疗便溏，少用5克，仙鹤草补气利于健脾。脾虚便溏，补骨脂益火生土，桂枝、白芍调和营卫，专治手足不温。为巩固止带，每晚1煎以善其后。

病案2：希某，女，32岁。

初诊时间：2013年6月20日（芒种）。

主诉：带下增多1个月。

病史：出差时不慎感染衣原体，近期带下量多，色黄秽臭，外阴瘙痒，口干且苦，尿黄便干。某医院检查衣原体阳性，西药消炎效果不显，遂来门诊求治。

检查：苔黄腻，舌质红，脉弦数。

西医诊断：感染性阴道炎。

中医诊断：带下病。

辨证：湿热下注，热毒为患。

治法：清利湿热，解毒止痒。

方药：四妙丸加味。黄柏10 g，炒苍术10 g，生薏仁10 g，川牛膝15 g，萆薢10 g，土茯苓10 g，黄芪15 g，蒲公英10 g，白菊花10 g，当归10 g，草决明30 g，白花蛇舌草30 g，地肤子10 g，生栀子10 g，莱菔子

15 g。7剂，每日1剂，水煎分2次服，药渣加花椒20粒水煎，温时坐浴15分钟。

二诊：带下明显减少，外阴瘙痒、口干且苦已除，仍有屎黄便干。湿热渐清，加强分利之力，上方去地肤子，蒲公英，加大腹皮10 g，车前草30 g。

三诊：再服7剂。白带已止，两便已调。上方改为每晚服1煎。

2个月后陪病友求诊，述白带未复，检查衣原体已转阴。

按语：带下多见湿热蕴结，"四妙丸"是效方，但要加味，扶正有助于清利湿热。黄芪补气，当归养血，气血双扶，扶正乃祛邪，当归配白菊花为通腑有效药对。车前草，白花蛇舌草可利尿、解毒；大腹皮、莱菔子、草决明润肠又可利湿。清利湿热最忌苦寒恋湿，生栀子、蒲公英得当又健胃，地肤子为止阴痒妙药，萆薢、土茯苓为止湿带妙药。

（林　萍　张　丽）

六、徐涟 "三豆二陈汤"诊治带下过多

徐涟教授为云南省荣誉名中医，擅长妇科疾病的诊治。徐教授认为带下与肝、脾、肾、任带二脉密切相关，认为其基本病机在于"肝肾不调，脾虚失运，湿浊下注"。临床以"湿热下注"多见。徐教授根据本病"肝肾不调，脾虚失运，湿浊下注"的病机，制定了"调益肝肾，健运脾胃，运化水湿"的基本治则，结合临床不同的兼症，以自拟"三豆二陈汤"为基础方，临证加减治疗，取得了很好的临床疗效。

三豆二陈汤：绿豆15 g，黑豆15 g，红芸豆15 g，茯苓20 g，陈皮10 g，法半夏15 g，炙甘草3 g。方以绿豆、黑豆、红芸豆为君药，清热利湿，陈皮、法半夏为臣药，理气健脾除湿，茯苓为佐使药，利水渗湿，健脾宁心，甘草调和药性。临床随症加减：湿邪偏重者，加薏苡仁、佩兰、芸香草、炒苍术化湿利湿；热邪偏重，带下色黄、黏稠、有异味者，加入椿皮、土茯苓、败酱草、蒲公英等清热解毒；湿热俱重者，加炒黄柏、竹茹、车前子、车前草等清热利湿；阴痒明显，伴虫邪外袭者，加百部、蝉蜕、苦参、广蛇床、地肤子等杀虫止痒；肝气郁滞者，加炙香附、炒小茴香、青皮、川楝子、佛手等疏调气机；肝肾不足者，加女贞子、旱莲草、熟地、桑寄生、续断、千张纸、菟丝子、芜蔚子补益肝肾；恶寒肢冷、腰腹冷痛者，加吴茱

黄、官桂温经散寒。治疗中患者除服药治疗外，需注意"三保持"：保持外阴清洁，保持心情舒畅，保持饮食清淡营养。

病案：张某，女，61 岁。

初诊：2017 年 9 月 7 日。

主诉：带下量多半年余。

病史：患者已绝经 10 年，孕 3 流 1 产 2，无其他慢性病史，否认药物过敏史。半年前带下量明显增多，色灰黄，质黏稠，有异味，无明显阴痒，无血性分泌物，偶有轻微腰部冷痛，时有双胁肋胀痛，纳眠可，二便调。舌红，苔薄白稍腻，脉弦滑。

2017 年 8 月 30 日阴道镜检：慢性宫颈炎 CIN。腹部 B 超：宫腔积液 0.4 cm，内膜线状。白带常规：清洁度Ⅲ度，余（-）。

妇科检查无异常。

中医诊断：带下过多。

辨证：肝郁脾虚，湿热下注。

治法：健脾除湿，调益肝肾。

方药：三豆二陈汤加减：绿豆 15 g，黑豆 15 g，红芸豆 15 g，茯苓 20 g，陈皮 10 g，法半夏 15 g，生薏苡仁 30 g，败酱草 12 g，佩兰 10 g，芸香草 10 g，炒小茴香 10 g，炒苍术 15 g，川楝子 10 g，车前草 10 g，旱莲草 15 g，吴茱萸 10 g，甘草 3 g。5 剂，水煎内服，每天 3 次。

二诊：2017 年 9 月 14 日，患者带下明显减少，色转淡黄，异味渐消，腰部冷痛、两胁痛缓解，纳眠可，二便调，舌红润，苔薄白，脉弦滑。现患者湿热渐退，气机渐调，再予三豆二陈汤加生薏苡仁 30 g，败酱草 12 g，佩兰 10 g，芸香草 10 g，炒小茴香 10 g，椿皮 15 g，蒲公英 10 g，土茯苓 15 g，川楝子 10 g，车前草 10 g，旱莲草 15 g，吴茱萸 10 g，炒黄柏 6 g，甘草 3 g。5 剂内服。

一个月后复诊，患者已无不适。

按语：患者一诊时带下量多、色灰黄、质黏稠、有异味，为湿热结于胞宫所致，予三豆二陈汤加生薏苡仁、佩兰、芸香草、炒苍术化湿利湿；予败酱草、车前草清热解毒利湿；患者腰部冷痛，脉弦滑，加之老龄，肝肾渐亏，予黑豆、旱莲草补益肝肾，调理任带；予炒小茴香、吴茱萸温经散寒，理气止痛；两胁胀痛，予川楝子、吴茱萸、炒黄柏等疏调气机。二诊，患者诸证好转，带下明显减少，色转淡黄，湿热渐退，去炒苍术，续予椿皮、蒲公英、土茯苓、炒黄柏清热解毒利湿；患者胁肋胀痛明显缓解，气机渐调，续以川楝子、吴茱萸调理气机，温经散寒止痛治疗。诸药健运脾胃、运化水湿、调益肝肾。在整个治疗过程中，徐教授除了健脾除湿以外，还注重调养肝、肾、任带二脉。

（林　萍　罗钊琰）

七、韩延华　韩氏"温肾健脾止带汤"诊治带下过多

韩延华教授是龙江韩氏女科第四代主要传承人。韩氏认为：带下病的病因有内外二因：内因主要是情志之动，劳逸过度，房事不节，贪吃生冷；外因为湿邪侵犯胞脉，损伤冲任督带，致脾肾两伤。湿浊是致病的必要条件，不论内湿、外湿，都属于脾不能燥湿、渗湿、运湿而致。针对带下病的病因病机，韩氏指出：治疗带下病必先祛湿，而祛湿必先理脾，佐以温肾固涩。临证时需辨寒热虚实：一般白带清稀，腥臭，属虚寒，当温补渗湿；黄带黏稠臭秽，属实热，当清热泻火；黄绿色青带，属湿热，当清热利湿；坏血色黑带，属肾阳不足，当益火消阴；红津色赤带，属阴虚相火灼伤胞脉，当清热凉血；赤白带下，属湿热损伤胞脉，当清利湿热；五色带下，有腐败气味，属热毒损伤内脏，当清热利湿解毒。在临床上常见的是白带、黄带、赤白带，而青带和黑带比较少见，五色带更少见。如时下而多，恶臭难闻，乃为重症，应积极进行相应辅助检查，以免延误病情。

韩氏强调：治疗带下病，首先要根据带下的量、色、质、味辨清寒热，不可妄投苦寒之品，若过于苦寒则使脏腑阳气受损，可致病症加重。脾肾阳虚证，方用韩氏自创的"温肾健脾止带汤"：生龙骨，牡蛎，山药，白术，茯苓，芡实，薏苡仁，甘草。如为肝经湿热证，方用龙胆泻肝汤：龙胆，柴胡，栀子，黄芩，车前子，通草，泽泻，生地黄，当归，甘草。阴虚夹湿证，方用养阴凉血止带汤：生地黄，怀牛膝，椿皮，牡丹皮，白芍，栀子，黄柏，麦冬，阿胶，炒地榆。肾气亏损，命火虚衰证，宜选加味补肾固精丸：人参，白术，杜仲，续断，益智，艾叶，菟丝子，补骨脂，山药，龙骨，赤石脂。

病案：孙某，女，41岁，工人。

初诊：1987年5月28日。

病史：白带量多有腥臭味数月，质稀，伴有腰酸体倦，不思饮食，便

溏，舌质淡润，苔白滑，脉缓。

妇科检查：外阴已产型，阴道通畅，分泌物较多，色白，有腥臭味，宫颈光滑，宫体及双附件未见导常。

中医诊断：带下病。

辨证：脾肾阳虚，湿浊内盛，带脉失约，任脉不固。

治法：温肾健脾，益气渗湿。

方药：温肾健脾止带汤加减。杜仲20 g，山药15 g，党参20 g，白术15 g，茯苓20 g，龙骨10 g，牡蛎20 g，芡实20 g，荆芥穗15 g，甘草10 g。6剂，水煎服，每日1剂，忌食生冷。

二诊：带下量明显减少，食欲增进，效不更方，再服5剂。一个月后孙某介绍她人来诊，同时告知上次用药后痊愈，未见复发。

按语：本案为脾肾阳虚，湿浊内盛，任带失约所致，韩氏所创"温肾健脾止带汤"加减治之，专立益肾健脾，佐以疏肝止带，主治脾肾阳虚，水湿不运，湿邪流注下焦，伤及任带二脉而引起的带下病。方中白术、茯苓健脾燥湿止带；山药补肾气，益脾气，可涩精止带；薏苡仁健脾渗湿，可助除湿止带；龙骨、牡蛎固涩止带，全方健脾益肾、渗湿止带，这正符合韩氏"治带必先祛湿，祛湿必先理脾，佐以温肾固涩"的学术思想。

（林　萍　刘　颖）

八、潘敏求 "黄连地榆汤"诊治宫颈癌性带下过多

宫颈癌又称子宫颈癌，系指发生在宫颈阴道部或移行蒂的鳞状上皮细胞及宫颈管内膜的柱状上皮细胞交界处的恶性肿瘤，属中医"崩漏""带下"。患者常出现阴道秽浊，腥臭夹血。冲任二脉为经脉之海，人体血气外循经络，内荣脏腑，冲任阻滞，不能制约其经血而致"漏"，甚则"崩中"，阴道大量出血致气血亏虚，临床呈现标本虚实夹杂之证。以脏腑虚弱，冲任损伤，肝、脾、肾虚为本；湿热邪毒，瘀积阻滞，积阻胞中为标；脾虚湿盛，化热成毒，肝郁气滞，郁而化火，肾阴亏损，水不济火，皆可致湿热瘀毒阻滞流注下焦，损伤任脉而发病。

治疗本病的原则是补脾益气，疏肝滋肾，清热利湿，活血散结。潘教授的经验方为"黄连地榆汤"。基本方药为：黄芪、茯苓、白术、陈皮、砂仁、法半夏、黄连、大黄、地榆、槐花、白头翁、败酱草、半枝莲、白花蛇

舌草。方中黄芪补气益血（血随气行）；白术、茯苓陈皮健脾益气；砂仁、法半夏和胃止呕；大黄、黄连、地榆、槐花、白头翁清热利湿，宽肠凉血；败酱草、半枝莲、白花蛇舌草清热解毒。全方合用，补脾益气，清热利湿，活血散结。

黄连地榆汤是潘教授几十年的临床经验积累而成，能改善宫颈癌症状，稳定瘤体，提高生活质量，延长生存期，宫颈癌患者可长期服用以促进术后康复及防止转移复发，并可与放疗、化疗同时使用，临症时需随症加减。

病案：彭某，女，56岁。

初诊：2010年4月25日。

病史：患者从2009年下半年起，阴道流血，伴黄色分泌物，有腥臭味，腹部疼痛，牵引至腰背部、会阴部并有灼热感，大便干结，小便黄少。经对症处理后未缓解。于2010年2月中旬在当地医院阴道镜检查，病理证实为：宫颈鳞状细胞癌，腹部CT检查：盆腔见一巨大肿块，范围约6 cm×8 cm，左输卵管，左卵巢粘连，盆腔广泛转移，腹膜后见多个肿大淋巴结。因发现病情太晚，不能手术，在当地医院放疗加全身化疗2月余，转氨酶上升至96 U/L，患者不愿再化疗，欲求助中药治疗。

症见：精神疲乏，阴道流血少量，伴黄色分泌物，有腥臭味，腹部疼痛，牵引至腰背部、会阴部并有灼热感。大便干结，小便黄少。恶心呕吐，体乏纳少，舌红，苔薄黄，脉细数。

西医诊断：宫颈癌盆腔转移。

中医诊断：带下过多。

辨证：脾气亏虚，下焦湿热。

治法：补脾益气，和胃止呕，清热利湿。

方药：黄连地榆汤加减。黄芪15 g，茯苓10 g，白术10 g，陈皮10 g，砂仁10 g，法半夏10 g，黄连5 g，大黄10 g，地榆15 g，槐花15 g，白头翁15 g，败酱草15 g，半枝莲15 g，白花蛇舌草15 g。水煎，每日1剂。

二诊：2010年7月6日，服上方2月余，阴道流血基本止，黄色分泌物减少，偶有腹部疼痛并牵引至腰背部、会阴部。大小便正常，仍有恶心，体乏纳少，脉细数，舌红，苔薄黄。白细胞为3.6×10^9/L。治宜健脾益肾，化生气血，佐以清热利湿，解毒散结，和胃止呕，改脾肾方合黄连地榆汤加减。上方去大黄、黄连、白头翁，加枸杞子10 g，女贞子10 g，仙灵脾10 g，当归10 g，白芍10 g。

三诊：2010年10月9日，白细胞上升至 4.5×10^9/L，仍腹痛，纳食少，上方去砂仁、法半夏、败酱草，加鸡内金10 g，谷芽15 g，麦芽15 g。

四诊：2011年1月12日，仍有少量阴道夹血及黄色分泌物，偶有腹部疼痛，感体乏纳少，脉细数，舌红，苔薄黄。以脾肾方合黄连地榆汤加减。上方加西洋参10 g，莪术6 g，桃仁6 g。

五诊：2011年6月5日，阴道仍有少量分泌物，下腹部胀痛不适，纳食可，舌质红，苔薄黄，脉弦细，续方治疗。

六诊：2011年9月20日，腹部CT复查：盆腔肿块6 cm×8 cm，大小基本稳定，肝、脾、胰、肾未见转移，续方巩固治疗。

按语：本患者宫颈癌晚期，湿热邪毒稽留体内，并随经隧窜行，冲任受损，脉络阻滞，血瘀、气滞、湿毒互结，融合成巨大肿块盘踞盆腔内，并向周围组织挤压蔓延，导致左输卵管、卵巢、腹膜后淋巴结广泛转移已不能手术切除。经放疗化疗等抗癌治疗，肿块仍存在，未能痊愈，但气血不足，肝肾阴虚，白细胞下降，肝肾功能不正常。潘教授以黄连地榆汤合脾肾方加减，脾肾双补。培补后天之营血，化生先天肾精，精血充足，骨髓充填，元气振奋，迅速纠正放、化疗后骨髓抑制状态，经上方治疗，白细胞上升至 4.5×10^9/L，阴道仍有分泌物，下腹部疼痛，继续以黄连地榆汤加减进行巩固治疗。

（颜　彦）

第三章　妊娠病

妊娠期间，发生与妊娠有关的疾病，称为妊娠病，又称"胎前病"。包括妊娠恶阻、异位妊娠、胎漏、胎动不安、滑胎、葡萄胎等。妊娠病的常见病机有四个方面：一是阴血虚，阴血素虚，孕后血聚宫养胎，阴血更虚，致阴虚阳亢而发病。二是脾肾虚，脾虚则气血生化乏源，胎失所养；脾虚湿聚，泛溢肌肤或水停胞中而致病。肾虚可致肾精匮乏，胎失所养；肾气虚弱则胎元不固。三是冲气上逆，孕后经血不泻，聚于冲任、子宫以养胎，冲任气盛，上逆犯胃，胃失和降则呕。四是气滞，平素多郁，气机不畅，腹中胎体渐大时，易致气机升降失常，气滞则血瘀水停而致病。

妊娠病的治疗原则，当以胎元的正常与否为前提。胎元正常者，宜治病与安胎并举。安胎之法，以补肾健脾、调理气血为主，补肾为固胎之本，健脾为益血之源，理气以通调气机，理血以养血为主，使脾肾健旺，本固血充，则胎可安。妊娠期用药，禁用峻下、滑利、祛瘀、破血、耗气、散气及一切有毒药品，如确实需要也应慎用，严格掌握剂量和用药时间，以免动胎、伤胎。若胎元不固，胎坠难留，或胎死不下，或孕妇患病不宜继续妊娠者，则从速下胎以益母体。

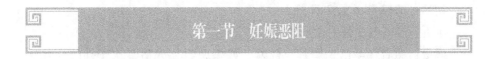

第一节　妊娠恶阻

妊娠早期出现恶心呕吐、头晕倦怠，甚至食入即吐者，称为"恶阻"，亦称为"子病""病儿""阻病"，西医称为妊娠剧吐。本病最早见于汉代张仲景所著的《金匮要略·妇人妊娠病脉证并治》"妇人得平脉，阴脉小弱，其人渴，不能食，无寒热，名妊娠，桂枝汤主之"。《诸病源候论·妊娠恶阻候》首次提出恶阻病名。临床常见病因病机为脾胃虚弱，肝胃不和，严重者致气阴两伤而加重本病。治以调气和中，降逆止呕为主。注意饮食和情志调节，忌用升散之品。

一、马大正　寒热并用，诊治寒热错杂型妊娠恶阻

马大正教授为全国第三批、第五批名老中医药专家学术经验继承指导老师。长期从事妇科医疗、教学和科研工作，对妇科经、带、胎、产、杂病的治疗积累了丰富的经验。

马教授认为妊娠恶阻证型虽多，但脾胃虚寒者尤为多见，因而温中健胃法乃其临证治疗妊娠恶阻第一大治法。临床上，单纯热证或寒证虽然较多，寒热错杂者亦不少见，寒热错杂证为妊娠恶阻第二大常见证型。故宜寒热并用、寒热并治，方可起效。正如《医碥》曰："又有寒热并用者，因其人有寒热之邪夹杂于内，不得不用寒热夹杂之剂。"寒热并用法属八法中的温清两法，是马教授治疗妊娠恶阻的第二大常用治法。临证时，对于妊娠恶阻属寒热错杂者，采用经方以寒热并治法治疗呕吐症状，随症加减，其效斐然。在马教授治疗妊娠恶阻的医案中，有半夏泻心汤加味治疗脾胃虚弱、肝热犯胃者；有小柴胡汤治疗肝胃不和、寒热错杂型恶阻兼有表证者；有黄连汤加减治疗肝热胃寒者；有干姜黄芩黄连人参汤治疗寒热中阻、脾胃虚弱者；有黄芩加半夏生姜汤合橘皮汤加味治疗寒热错杂于中、湿热下注者；亦有用附子泻心汤治疗中焦寒热错杂者，以及栀子生姜豉汤加味治疗恶阻兼有风热表证者等。马教授常言：辨证论治，方证相符，则用之无虞。考虑到妊娠恶阻者对各种不良气味异常敏感，在遣方用药时，马教授认为能简则简，能用平和者则不用气味雄烈之品，优先选用药简力专之经方，常能取得良效。

病案：患者，曾某，30 岁。

初诊：2013 年 6 月 3 日。

主诉：孕 3 月，恶心呕吐 1 月余。

病史：患者怀孕已 3 个月，曾因"妊娠恶阻"先后 2 次于外院住院治疗，予"补液、补钾、中药"等治疗，呕吐症状反复，现每日呕吐 3～5 次，吐出胃内容物及酸水，口干欲饮，饮入则吐，口中苦涩，胃脘隐痛，饥不敢食，常觉咽部有痰，无嗳气。舌略红，苔微黄，脉细滑。

西医诊断：妊娠剧吐。

中医诊断：妊娠恶阻。

辨证：寒热错杂证。

治法：温清并进，和胃降逆。

方药：半夏泻心汤加减。半夏9 g，黄连3 g，黄芩5 g，党参15 g，干姜5 g，炙甘草6 g，制大黄5 g，代赭石30 g。浓煎少量频服，用药3剂后恶阻好转。

按语：泻心汤是《金匮要略》治疗"心下即痞"及"心气不足，吐血衄血"的方剂，半夏泻心汤则用于治疗"呕而肠鸣，心下痞者"。妊娠恶阻轻者可为痞，重者则呕吐涎沫及食物、胆汁，甚至呕血。无论痞或吐，但凡属胃腑郁热者，尤伴便秘者，则可首选泻心汤，此为腑气得降、胃气则无以上逆之故。

（唐征宇　林　萍）

二、韩百灵　创立"肝肾学说"，从脏腑论治妊娠恶阻

韩百灵教授是龙江韩氏妇科流派的代表，是北疆中医妇科的奠基人。韩老创立了"肝肾学说"，丰富和发展了"同因异病，异病同治"的理论体系，尤其在肝、脾、肾和气血论治方面独具匠心。

韩氏认为，肝肾与血海、胞宫的功能联系和经络联系最为密切，也最为直接，是其他脏器所不具备的。妇女的经、带、胎、产、乳的生理活动皆根植于此。反之，脏腑经络、阴阳、气血、津液、情志等生理活动失调，都会影响经、带、胎、产、乳而产生妇科疾病。根据女性特殊的生理、病理特点，提出妇人以肝肾为本、以精血为用，在治疗妇科疾病过程中，经常从精血互生、乙癸同源理论出发进行辨析。临证时，对凡由肝肾阴虚所引起的诸多症证，均以滋补肝肾，调理冲任为主，提出"养肾之阴，敛肝之阳，壮水为主，以制阳光"的根本法则。

韩氏学术思想指导下辨证施治，以祛病安胎并举为大的原则，同时在用药上也遵循孕期"有故无殒，亦无殒""中病即止"的原则。韩氏认为妊娠恶阻病位多在脾胃，与肝相关。临床常见四种证型，包括胃虚型、肝热型、脾虚痰湿型和气阴两虚型。治疗上多以脏腑辨证诊治为主，辅以固护气阴。一是从胃论治。患者若素体脾胃虚弱，失于和降，冲气挟胃气上逆，故致恶心呕吐。治疗以健脾和胃，降逆止呕，治病安胎为大法。方选香砂六君子汤加减：人参、白术、茯苓、姜半夏、陈皮、木香、砂仁、甘草。若脾胃虚寒者，酌加丁香、白豆蔻以增强温中降逆之功；有热而口干便秘者，减去木香、砂仁辛燥伤阴之品，加黄芩、竹茹清热降逆止呕，加玉竹、麦冬、石

斛、胡麻仁养阴润肠通便；胸中痞闷者，加瓜蒌、枳壳以理气行滞；阴血虚者，加当归、白芍以敛阴补血安胎。二是从肝论治。孕后肝气不舒，郁久化热，火热之邪迫于脾胃，肝胃积热令人呕吐酸苦不止。在治疗上以清肝和胃，降逆止呕为法。方选清热止呕汤加减：竹茹、陈皮、枳实、茯苓、麦冬、芦根、黄芩。呕甚伤津者加石斛、玉竹养阴润燥生津；便秘者加火麻仁、郁李仁润肠通便或少量大黄以清热降逆止呕；若见胃虚者加白术、人参以健脾益气；若见夹痰者加半夏、胆南星化痰止呕。三是从脾论治。韩氏认为妊娠恶阻病，可由脾胃怯弱，中脘停痰所致。治以祛湿为主，兼以健脾，但用药时需掌握中病即止的原则，以免燥湿药太过而损伤胎元，方选二陈汤加减：半夏、橘红、茯苓、炙甘草、生姜、乌梅。呕吐痰涎甚者加瓜蒌以清肺化痰；胸闷者加枳实、陈皮以宽胸理气；心中烦热者，加黄芩、麦冬以清热除烦。四是固护气阴。频繁呕吐，日久损伤阴液，导致气阴两虚。在治疗上应气阴双补，安胎止呕。方选生脉散合增液汤：人参、麦冬、五味子、沙参、生地、陈皮、竹茹。阴血亏虚加当归、白芍、黄芪以敛阴补血安胎；烦渴者加石斛、乌梅养胃生津；胎元不固者加桑寄生、杜仲固肾安胎。若疾病发展趋重，同时也应衷中参西，相辅相成，在中药治疗同时，应及时补液，纠正水、电解质紊乱。

病案：患者，女，26岁。

初诊：2015年12月17日。

主诉：妊娠3月余，呕吐1个月。

病史：该患者怀孕3月余，近1个月出现剧烈呕吐，米水不进，进则即吐，甚则呕吐酸苦水，呈铁锈色，曾入院治疗2次，外院诊断为妊娠剧吐合并酮症酸中毒，西药治疗数日病情不见缓解。故寻求中医药治疗。自述全身乏力，不寐多梦，便干。

诊察：患者面色无华，舌苔微黄，语声低微，脉细滑。

西医诊断：妊娠剧吐合并酮症酸中毒。

中医诊断：妊娠恶阻。

辨证：脾胃虚弱，肝胃失和。

治法：健脾和胃、降逆止呕。

方药：北沙参10 g，麦冬15 g，五味子15 g，竹茹10 g，陈皮15 g，茯苓10 g，炒山药15 g，砂仁10 g，姜半夏10 g，刺五加15 g，大黄5 g。5剂，水煎，频服，梨汁送下。并嘱患者注意饮食调摄，慎起居。

服药后患者呕吐明显减轻，可以少量进食，睡眠好转。知其腑气已通，胃气将复，守原方去大黄，再进 5 剂，患者诸症消失，基本恢复正常。

按语：该患者孕后精血下聚冲任以养胎，致肝血不足，冲脉气盛，而冲脉起于胞宫隶于阳明，致肝的疏泄功能失常，影响脾胃升降运化，脾为仓禀之官，胃为水谷之海，脾气主升，胃气主降，相反而相成。脾气升则肾气、肝气皆升，胃气降则心气、肺气皆降。若胃气不降，故呕吐酸苦。韩氏在益气养阴的药物之中酌加健脾开胃之品，妙用大黄通腑气，降逆止呕，常能起到覆杯而愈之效。

（唐征宇）

三、曾倩　内外治兼顾，先后天同补，诊治妊娠恶阻

曾倩教授为四川省名中医，著名妇科专家。曾教授认为，妊娠恶阻责之肝脾肾。《傅青主女科·妊娠恶阻》指出："人怀妊之后，恶心呕吐……人皆曰妊娠恶阻也……夫妇人受妊，本于肾气之旺也，然肾一受精而成妊，则肾水生胎，不暇化润于五脏。"肾气不足，不能化润五脏，而肝为肾之子，若缺肾之濡润，则肝气上逆，疏泄失常。若肝气上犯于胃，则肝胃不和；肝木乘脾土，则脾胃虚弱。

妊娠恶阻相当于西医学的妊娠剧吐，据报道早孕反应的发生率为 75%。西医临床治疗该病尚无特效药物，中医治疗形式多样，疗效确切，且安全性高，对胎儿影响较小。

曾教授治疗妊娠恶阻以调和脾胃、平冲降逆止呕为主，同时兼顾补肾安胎。脾胃不和者，以健脾和胃、降逆止呕佐以安胎为主；肝胃不和者，以抑肝和胃、清热降逆、祛痰止呕佐以安胎为主，气阴两伤者，以益气养阴、和胃降逆佐以安胎为主。

临证时，曾教授首选非药物治疗，主要出于两方面考虑，一是妊娠期患者应尽量少服药物，以减少或避免对胎元的影响；二是患者恶心呕吐，汤药难下，以外治疗法为最佳。耳穴贴压和穴位敷贴皆为特色疗法。耳为"宗脉之所聚"，具有人体各个部分的反应点，可用王不留行籽压迫刺激耳部相应穴位以达到治疗目的。曾教授常选用肝、脾、胃、肾、神门、耳迷根、额、颞、枕等穴位，以调和肝脾、降逆止呕。穴位敷贴则以中脘穴、上脘穴、双足三里穴、内关穴为主穴，随症加减，以达到降逆止呕的效果。

若使用外治法效果不明显者，曾教授及时给予中药治疗，原则是量少而精，中病即止。常以小半夏加茯苓汤合寿胎丸为主方加减，方药组成：姜半夏、茯苓、生姜、菟丝子、桑寄生、续断。方中半夏平冲降逆止呕、生姜温化寒凝，行水散饮；茯苓健脾益气、渗利水湿、降浊升清；菟丝子、桑寄生、续断既能补肾固精，又能滋阴养血，从而顾护胎元。全方既能利湿健脾、平冲降逆，又能补肾益精、安胎固胎。若伴见呕吐清水、痰涎、纳呆、困倦、嗜睡、神疲乏力等气虚症状，可加四君子汤以健脾益气和胃止呕；若伴见呕吐酸水、苦水、头晕目眩、胸胁闷胀、心烦口苦、口干或尿黄等肝逆痰热之症，可加黄芩、竹茹清热除烦止呕；枇杷叶化痰降逆止呕；苏梗、藿香宽中行气、和胃止呕。若伴见呕吐血性之物、神疲乏力、口干舌燥等气阴两虚之症，可加西洋参益气养阴，麦冬、生地、石斛养阴滋液，藕节凉血止血，气足阴旺，逆气渐平，呕吐可愈。此方用药以燥湿化痰、降逆止呕之半夏为君药，半夏味辛，性温，有小毒，《妇人大全》认为："半夏有动胎之性，盖胎初结，虑其易散，此不可不谨也"。故曾教授使用半夏时注重其用量及配伍。因顾及胎元不宜长期服用平冲降逆止呕之药，当呕吐得以控制，应停止用药，以免伤及胎元，此所谓"中病即止"。

病案：徐某，女，32 岁。

初诊：2017 年 5 月 17 日。

主诉：妊娠 50 天，恶心，厌油，干呕 9 天，加重伴呕吐胃内容物 3 天。

病史：患者 13 岁月经初潮，5/28～30 天，G1P0，平素月经正常。近两年月经量减少 1/2，患者未避孕未孕 5 年，1 次试管失败病史。末次月经：2017 年 3 月 29 日，现怀孕 50 天。9 天前患者出现食欲欠佳，反胃，厌油，干呕，近 3 日，上述症状加重，并出现呕吐胃内容物、清水、痰涎，难以进食，伴呃逆，腰酸，多梦，情绪尚可，大便调，小便频，起夜 1 次。舌淡红，苔薄黄微滑腻，脉弦滑。医院检查生殖激素三项、腹部 B 超均正常。

西医诊断：妊娠剧吐。

中医诊断：妊娠恶阻。

辨证：冲气上逆，脾虚痰湿。

方药：小半夏加茯苓汤加减：姜半夏 10 g，茯苓 10 g，生姜 10 g，枇杷叶 10 g，炒稻芽 10 g，百合 10 g，砂仁 5 g，陈皮 10 g，竹茹 10 g。3 剂，少量频服。辅以耳穴、敷贴辅助治疗。

二诊：2017 年 5 月 21 日。患者诉药后呕吐、恶心、厌油等症状明显好转，睡眠好转，大便调，起夜 1 次，舌淡红，苔薄白，脉弦滑。复查激素正常，予寿胎丸合异功散加减：菟丝子 15 g，桑寄生 15 g，续断 10 g，南沙参 30 g，茯苓 15 g，炒白术 10 g，陈皮 10 g，枸杞子 10 g，百合 20 g，桑椹 20 g，砂仁 5 g，桑叶 10 g。2 剂，少量频服，同时辅以耳穴、敷贴治疗。

三诊：2017 年 5 月 25 日。患者已无恶心等不适症状，纳眠可，晨起口干，情绪调，二便调，给予患者耳穴、敷贴治疗以巩固。

随访：患者未再出现恶心、呕吐、反胃、胃部灼痛等不适，纳眠可，二便调，复查激素及 B 超均正常。

按语：患者因恶心、厌油严重，且呕吐清水、痰涎，难以进食，辨为冲气上逆，脾虚痰湿证，直接给予内外结合治疗。方选小半夏加茯苓汤，茯苓健脾利湿，半夏降逆止呕，生姜为"呕家圣药"，又能制半夏之毒；砂仁、陈皮健脾和胃；枇杷叶、竹茹清热和胃，全方平冲降逆止呕。二诊，患者诸症皆有好转，因患者婚后 5 年未孕，又有试管失败病史，虑其有脾肾两虚之患，加之前期呕吐剧烈已致耗气伤津，恐伤及胎元，故以寿胎丸合异功散补肾健脾，益气养血，先后天同补，血气充盛而病去胎安。三诊患者已无恶心呕吐及其他不适，应"中病即止"，故仅给予耳穴、敷贴外治疗法以巩固疗效。

（林 萍 唐征宇）

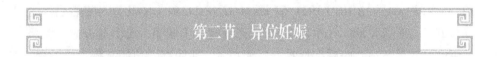

第二节 异位妊娠

凡孕卵在子宫体腔以外着床发育，称为"异位妊娠"。中医古籍文献中未见有"异位妊娠"病名的记载，但在"妊娠腹痛""胎动不安""胎漏""癥瘕"等病证中有类似症状的描述。异位妊娠属妇产科常见急腹症之一，发病急、病情重，处理不当可能危及生命。其主要发病机制是冲任不畅，孕卵异位着床。气虚血瘀、气滞血瘀、湿热瘀结均可导致孕卵不能成功运至胞宫。临床表现分为三期，初始孕卵阻碍胞脉气血运行，而导致病位疼痛，此为"未破损期"，治以杀胚消癥、活血止痛；日久孕卵增大，胀破胞脉，血溢腹中，腹痛加重，此为"已破损期"，治以活血止血，杀胚消癥；血溢腹中，日久血瘀成癥，形成包块，此为"包块期"，治以活血化瘀消癥。

一、尤昭玲　行气活血，消癥杀胚，诊治包块型异位妊娠

中医学认为"异位妊娠"（宫外孕）为少腹宿有瘀滞，冲任不畅，气机阻滞郁结，为少腹血瘀之实证，以活血化瘀杀胚、行滞生新为治疗原则。对于异位妊娠未破裂型行保守治疗者，相对而言，中药杀胚作用较西药甲氨蝶呤弱，但对盆腔血肿包块的消除和吸收作用显著。有研究表明异位妊娠患者在血清 HCG 降至正常后胚胎附着处组织的修复、绒毛的退化、积血块的吸收还需要一段时间，恢复期间部分患者可有绒毛蜕变缓慢、血块机化、胚胎附着处组织修复不良肌肉组织纤维化形成瘢痕增生，甚至如胚囊未完全吸收，则可残留在输卵管内，直至数年，使输卵管管腔狭窄阻塞或影响输卵管蠕动功能，导致日后再次发生异位妊娠或继发不孕。国家级名中医尤昭玲教授充分发挥中医活血化瘀、消坚散结优势，遵"结者散之""塞者决之"原则，拟定治疗大法以活血通络为主，促进盆腔包块的消散与吸收，减少对以后生育的影响。

病案：何某，女，32 岁。

初诊：2012 年 3 月 24 日。

主诉：停经 60 天，阴道少量流血 1 周。

病史：因停经 60 天，阴道少量流血 1 周于 2012 年 3 月 4 日住院治疗，B 超示：宫内未见明显妊娠囊声像，右侧附件可见混合性包块（43 mm×32 mm×28 mm）。β-HCG 1921. 67 mmol/L，P 11. 64 pg/mL，入院后确诊为异位妊娠，予保守治疗（甲氨蝶呤）。患者现无下腹痛，无阴道流血，无恶心呕吐及其他不适，睡眠、饮食、二便正常。舌色黯，边缘有瘀斑，苔薄，脉弦滑。B 超示：右侧附件可见混合性包块（35 mm×30 mm×25 mm）。β-HCG 51. 67 mIU/mL。

西医诊断：异位妊娠。

中医诊断：癥瘕。

辨证：少腹血瘀（癥证）。

治法：行气活血，消癥杀胚。

方药：天花粉 20 g，紫草 10 g，当归 10 g，白术 10 g，泽泻 10 g，泽兰 10 g，荔核 10 g，桔梗 10 g，土鳖虫 10 g，土茯苓 10 g，土贝母 10 g，路路通 10 g，生牡蛎 10，夏枯草 15 g，台乌药 10 g，连翘 10 g，公英 10 g，甘草

5 g。7 剂，水煎服，日 1 剂。

二诊：2012 年 4 月 5 日。复诊 B 超示右附件包块明显缩小（15 mm×
20 mm×10 mm），β-HCG 正常，余症如前。处方：柴胡 10 g，当归 10 g，
白术 10 g，泽泻 10 g，泽兰 10 g，荔核 10 g，桔梗 10 g，土鳖虫 10 g，土茯
苓 10 g，土贝母 10 g，路路通 10 g，生牡蛎 10 g，夏枯草 15 g，台乌药 10 g，
连翘 10 g，公英 10 g，甘草 5 g。7 剂，水煎服，日 1 剂。

三诊：2012 年 4 月 13 日。复查 B 超附件正常。

按语：本病病因各异，但其病理产物主要是"瘀、湿"。以瘀为主，瘀
血内阻，水湿内停，阻滞冲任、胞脉，孕卵运行不畅，着床于异位，发为本
病。该案血瘀包块期，治以行气活血，消癥杀胚，化瘀止血贯穿始终。患者
还伴有附件炎症，多为热毒所致，故在化瘀通络的同时配以清热解毒药连
翘、蒲公英治疗，以清热解毒、消肿散结，使粘连消散，输卵管通畅。

（林　萍　姚翰琳）

二、张良英　益气活血化瘀，消癥散结杀胚诊治异位妊娠

国医大师张良英教授在治疗异位妊娠方面有非常丰富的临床阅历及诊治
经验，重视肾肝脾、顾护精气血，临证重视中西医结合、病证结合、审因论
治、四诊合参，强调抓住症状以辨病、重视整体以辨证，灵活机变、融会
贯通。

张教授强调：早期确诊保守治疗、及时诊断内在出血、辨病清楚防止误
诊。异位妊娠早期常常处在未破损期阶段，该阶段是中医治疗的最佳时期，
具有安全、无痛、保留输卵管等优势，但也因临床表现常不典型，常容易导
致误诊漏诊。明确为异位妊娠未破损期后，选择中医保守治疗，治以杀胚消
癥，活血化瘀。同时中医治疗对包块型异位妊娠（陈旧性异位妊娠）也具
有良好效果。

杀胚方：三棱、莪术破血消癥杀胚为君药；臣药丹参、赤芍、桃仁协助
君药加强化瘀杀胚之功；丹参、赤芍凉血养血，可防止血瘀化热，也可使化
瘀而不伤正；黄芪、党参健脾益气，既可顾护正气，又可推动血液运行；紫
草凉血解毒，且实验研究证明紫草可通过破坏绒毛从而达到杀死胚胎的作
用；枳壳行气止痛，上述均为佐药；甘草调和诸药为使药。全方合用，活血
化瘀杀胚，益气扶正。

消瘤方：川芎、桃仁、赤芍活血化瘀，三味药中，川芎性温、赤芍微寒、桃仁性平，活血而不动血；三棱与川芎相配伍，行气活血；夏枯草、荔枝核、三棱软坚散结，行气止痛；当归、白术、甘草益气健脾补中，当归又有补血之用。全方利气活血、软坚散结、益气健脾，使结块软散，气行瘀化，癥消而不伤正。气虚者加党参、黄芪；血虚者加白芍、熟地；阴虚火旺者加牡丹皮、沙参；痰湿重者加二陈汤；湿热重者加薏苡仁、黄柏。

张教授特别指出，若此时胎元未亡，有一定的发展趋势，务必严密动态监测患者的一般生命体征与血、尿 HCG 值及盆腔包块的变化，如病情未得到控制则应马上采取相应措施治疗以防耽误病情。

病案：吴某，女，25 岁。

初诊：1999 年 8 月 8 日。

主诉：停经 59 天，阴道流血伴右下腹痛 9 天。

现病史：平素月经正常，末次月经 1999 年 6 月 10 日。停经 50 天时经某医院测尿 HCG 阳性，B 超提示"右附件包块 4.1 cm × 3.2 cm，宫腔空虚"。确诊为右侧输卵管妊娠（未破损期）。住院给予西药杀胚治疗，治疗期间测 HCG 持续阳性，7 月 7 日 B 超提示右附件包块增大约 5.0 cm × 4.7 cm，遂自动要求出院。接诊时患者生命征平稳，阴道少量流血，右下腹部隐痛不适，乳房胀痛，自汗，大便稀，舌尖红，舌边有瘀点，脉沉细微弦。

西医诊断：右侧输卵管妊娠未破损期。

中医诊断：癥瘕。

辨证：气虚夹瘀证。

治法：益气活血化瘀，消癥散结杀胚。

方药：杀胚方加味。炙黄芪 30 g，党参 15 g，三棱 10 g，莪术 10 g，丹参 15 g，赤芍 12 g，桃仁 12 g，紫草 30 g，枳壳 10 g，白术 15 g，茯苓 15 g，甘草 5 g。3 剂，水煎服，1 日 1 剂。

嘱患者若腹痛剧烈随诊。患者服药 3 剂后阴道流血停止，但仍感右下腹部隐痛不适，继用上方 6 剂后疼痛缓解，查尿 HCG 为弱阳性。再用上方 6 剂后尿 HCG 转为阴。于 9 月 12 日月经来潮，持续 6 天干净，经量中等。后改用消瘤方治疗，枳壳 10 g，川芎 10 g，桃仁 12 g，赤芍 12 g，三棱 10 g，荔枝核 12 g，党参 12 g，白术 12 g，茯苓 15 g，甘草 6 g，于每次月经干净后连服 5 剂，每剂药服 2 天。2000 年 3 月复查 B 超为右附件区实质性不均匀包块，大小约2.7 cm×2.0 cm；2000年6月再次复查B超示子宫附件未见异常。

按语：本病辨证要点为是否破损，有无阴血暴亡等。根据患者就诊时的情况：生命征平稳，阴道少量出血，右腹部隐痛不适，乳房胀痛，自汗、大便稀；舌尖红，舌边有瘀点，脉沉细微弦，说明患者为未破损期，但有气虚之象。治疗当以活血化瘀为大法，用杀胚方加益气药，方中黄芪、党参益气行血；三棱、莪术破血行气，消癥杀胚；丹参、赤芍、桃仁活血化瘀，加枳壳宽胸理气，散结止痛；紫草凉血活血，可杀灭活胚，加强杀胚消癥的作用，再加白术、茯苓固护脾胃，使杀胚消癥而不伤正。

（姚翰琳）

三、褚玉霞　活血化瘀，杀胚消癥诊治未破损期异位妊娠

褚玉霞教授为国家级名老中医，河南省首届名中医，第五批全国老中医学术经验继承工作指导老师。褚老认为异位妊娠多虚实夹杂，虚者多因脾肾不足，孕卵先天不足，或母体虚弱，运孕无力；实者多为湿热瘀滞于冲任胞络。主要病机责之于冲任不畅，少腹血瘀。少腹素有瘀滞，阻滞冲任，冲任不畅，运送孕卵受阻，不能达于宫腔；或气虚运送孕卵无力，不能达于宫腔而致发生本病。褚玉霞教授认为在未破损早期主要表现为胎元停于子宫腔外，随着胎元渐长，有时继而自陨，与余血结而成瘀，或积于小腹或上腹而成癥。治疗先以活血化瘀、杀胚消癥为主，待彩超显示胚囊萎缩消失，血β-HCG下降至接近正常值，阴道出血停止之后停用杀胚及破血之药。同时强调祛邪勿忘扶正，即"寓补于攻"之意。自拟消癥杀胚方，疗效较好。

病案：李某，女，35岁。

初诊：2016年10月20日。

主诉：停经50天，阴道少量出血伴小腹下坠11天。

病史：末次月经2016年9月1日，现停经50天，阴道少量褐色分泌物，偶有小腹下坠，无腰酸。纳寐可，二便正常；舌暗红，苔薄白，脉略滑。2016年10月13日血HCG：936.81 IU/mL，P：13.20 mL。2016年10月13日彩超示：宫腔内未见囊性物及典型妊娠囊，双侧附件未见明显异常包块，腹盆腔未见异常积液。2016年10月20日血HCG：1085.56 IU/mL，彩超示：宫腔内未见典型妊娠囊，左侧卵巢旁见20 mm×13 mm略低回声，

紧贴左侧卵巢，未见典型壁厚囊性物，腹盆腔未见异常积液。孕产史：G1P0。

西医诊断：异位妊娠。

中医诊断：癥瘕。

辨证：未破损期——胎元阻络证。

治法：活血化瘀，消癥杀胚。

方药：黄芪30 g，丹参30 g，赤芍药15 g，三棱10 g，莪术10 g，蜈蚣2条，全虫6 g，天花粉30 g，枳壳10 g，车前子（包煎）15 g，紫草15 g，川牛膝15 g。取7剂，日1剂，水煎服。建议患者住院，患者因家庭等原因，签字要求门诊治疗，嘱如腹痛剧烈、头晕等不适随时急诊入院。

二诊：（2016年10月27日）药已服完，仍见少量阴道出血，褐色，左下腹隐痛，今日复查血HCG：908.06 IU/mL，彩超示：宫腔内未见典型妊娠囊，左侧卵巢旁见20 mm×15 mm略低回声。守原方三棱、莪术、紫草增至20 g，取7剂，日1剂，水煎服。医嘱同前。

三诊：（2016年1月3日）药已服完，间断阴道少量出血，暗红色，有时见蜕膜样组织，未见明显腹痛。今日复查血HCG：547.00 IU/mL，彩超示：左侧卵巢旁见20 mm×15 mm略低回声。继守原方三棱、莪术增至30 g，取7剂，日1剂，水煎服。医嘱同前。

四诊：（2016年11月10日）偶见阴道出血，无明显腹痛。今日复查血HCG：231.90 IU/mL。效不更方，继服7剂。

五诊至七诊，守上方加减，经过2个月治疗，血HCG转阴，左附件区包块消失。

按语： 褚教授总结数十年的临床经验，对于包块体积不大，血HCG < 1500 IU/mL者，常建议患者中药治疗。褚氏消癥杀胚方为诸教授经验方，常用于异位妊娠未破损期。方中丹参、三棱、天花粉消癥杀胚、活血散结为君药，凡活血化瘀之品皆有使血液循环加速，迫血下溢，促使流产之作用；全虫、蜈蚣合用为臣，二者均为有毒中药，为正常妊娠所禁忌，有杀胚化瘀散结之功，能加强君药消癥杀胚之效；黄芪用至30 g意在寓补于攻，益气化瘀，扶正达邪，以防攻药伤正；莪术、赤芍活血消癥，以助消散包块；紫草活血杀胚，现代药理研究证实小鼠口服紫草后有明显的抗垂体促性腺激素及抗绒毛膜促性腺激素释放的作用；枳壳理气消积，与黄芪、莪术、赤芍、紫草共为佐药；川牛膝、车前子通经活血，亦为引经药，用以为使药。诸药

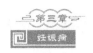

合用，共奏活血化瘀、杀胚消癥之效。

异位妊娠为妇科危急重症，处理不当可能危及患者性命。褚教授强调在运用本方治疗未破损期异位妊娠时应注意：①患者生命体征平稳；②妊娠囊大小之最大直径≤10 mm；③无明显腹腔内出血；④血 β-HCG < 2000 IU/mL；⑤患者要求并同意保守治疗且住院观察者；治疗过程中需严密观察患者腹痛情况、血 β-HCG 变化，以免延误病情。

（王　茜）

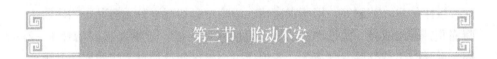

第三节　胎动不安

妊娠期间阴道有少量出血，时出时止，或淋漓不断，而无腰酸、腹痛、小腹下坠者，称为"胎漏"，亦称"胞漏"或"漏胎"。妊娠期间出现腰酸、腹痛、小腹下坠，或伴有少量阴道出血者，称为"胎动不安"。本病的病机是冲任损伤、胎元不固。引起冲任损伤、胎元不固的常见病因病机有肾虚、血热、气血虚弱和血瘀。

历代医家都很重视对胎漏、胎动不安的诊治。《金匮要略·妇人妊娠病脉证并治》提出安胎养胎的当归散和白术散，代表了一寒一热的安胎方，并提出妇人发生阴道出血三种情况之鉴别。唐代《经效产宝》指出"安胎有二法"。宋代《女科百问》提出曾有胎动不安之苦者，"可预服杜仲丸"（杜仲、川断为丸），首创补肾安胎防治反复自然流产。元代朱丹溪源出当归散并加以发挥，提出"黄芩、白术乃安胎圣药"之说。明代《妇人规》强调辨证安胎，并首先提出动态观察"腹痛、下血、腰酸、下坠"胎动不安四大症状的轻重变化，预测胚胎存活与否，以决定安胎抑或下胎，完善了妊娠病"治病与安胎并举"和"下胎"两大治则。清代《傅青主女科》广泛论述安胎七法。王清任提倡祛瘀安胎，张锡纯创制寿胎丸治疗滑胎和预防流产，成为安胎首选方剂。

现代医学称本病为先兆流产，是堕胎、小产的先兆，若未及时治疗，病情进一步发展，可成为难免流产、过期流产，甚至习惯性流产。本病是妊娠期间最常见的出血性疾病之一，亦属中西医妇产科的疑难病。

一、吴克明　补肾健脾法诊治胎动不安

四川省名中医吴克明教授认为，胎动不安以肾不固胎、脾失摄养为发病关键。正如《素问·评热病论》："胞脉者系于肾"，只有在肾气充盛之时，肾中精气才能不断得脾化生精微之物，气血的充盈使冲任所主的阴血旺盛，为胎孕提供妊养的物质基础，故有"肾以荫胎、脾以载胎"之说。故脾肾不足是本病发生的主要病机。另外需注意，孕妇脾肾两虚，冲任损伤不固，母病影响胎元者、胚胎原因所致者，多系先天不足，结胎不实。

治法针对母体以补肾健脾、益气养血为主，佐以清热理气，止血安胎，配合卧床休息，节欲等，用药宜谨慎。治疗中密切观察胎元情况：如疗后小腹痛止，腰酸减轻，阴道出血消失，说明保胎有效，应继续巩固治疗 1 ~ 2 周，并随时了解胚胎发育情况；若治疗后小腹疼痛反加重，腰酸加剧，阴道出血持续不止或出血量加多，或有血块或组织排出，提示堕胎难留，一经证实，应当机立断，下胎益母，不可姑息遗留后患。

随着近年不孕症和自然流产率的上升，许多患者对怀孕后保胎充满希望。特别是针对母体因素中肾虚脾弱、气血不足而多次流产者，积极保胎尤为重要。其临床主要表现为：孕后阴道少量出血，腰酸膝软，小腹隐痛下坠，伴神疲乏力，面色萎黄，少气懒言，或头晕耳鸣，恶心纳呆，脘腹胀痛，夜尿频多，大便溏泄，舌淡红或淡黯、苔薄白，脉细弱略滑。据此吴教授以补肾健脾为保胎大法，用多年总结经验方寿胎丸合胎元饮加裁治疗。药物组成为：菟丝子、桑寄生、续断、阿胶、太子参、白术、杜仲、陈皮、当归、炙甘草。随症加减：肾阳虚甚者加巴戟天 15 g；肾阴虚甚者加女贞子 15 g，旱莲草 20 g；早孕反应重者加砂仁 6 g，苏梗 10 g；小腹下坠者加升麻 10 g；心悸不眠者加合欢皮 10 g；乏力气短者加黄芪 18 g；有热象者加黄芩 12 g；有寒象者加艾叶 10 g，生姜 6 g；小腹痛者加白芍 15 g，元胡 10 g；大便干者加生首乌 15 g。1 剂/天，水煎分 3 次口服，5 天为 1 个疗程，连续服至症状消失后仍需巩固服药 10 剂以上，正所谓"脾肾两旺自能萌动"的治疗原理。

病案：王某，女，32 岁。

初诊：2012 年 1 月 17 日。

主诉：停经 47 天，要求保胎。

病史：患者既往 2 次妊娠时，均行人工流产术。此次妊娠保胎要求迫切。

末次月经：2011 年 12 月 2 日，5 天干净，量、色、质同既往。查 B 超示：子宫前后径 5.0 cm，肌层回声欠均匀，后壁探及大小约 1.5 cm×1.4 cm 的似孕囊回声，余（－）；查血示：P：37.06 pg/mL，HCG：25620 IU/mL；余未见明显不适。自测尿 HCG 为阳性。诊断：早早孕，予维生素 E 及叶酸口服，嘱其节后复诊。

二诊：2012 年 2 月 13 日，诉停经 74 天，小腹隐痛伴腰酸，阴道少许血性分泌物 3 天。3 天前无明显诱因，阴道少许咖啡色分泌物，腰酸，下腹隐痛。在当地诊所肌内注射黄体酮注射液 20 mg，HCG 2000 单位，1 次/天，3 天后无明显好转，遂来院就诊。B 超示：宫腔内探及孕囊大小约 32 mm×16 mm，囊内可见胎心搏动正常；血清孕酮 23.65 pg/mL；HCG > 10000 IU/mL。症见：体倦乏力、懒言、面色萎黄、晨起恶心欲吐，舌淡黯苔薄白、脉细滑。

西医诊断：早孕。

中医诊断：胎动不安。

辨证：脾肾两虚、胎元不固。

治法：补肾健脾安胎。

方药：寿胎丸合胎元饮加减：菟丝子 15 g，桑寄生 20 g，炒续断 20 g，太子参 20 g，白术 12 g，白芍 15 g，干生地 12 g，杜仲 15 g，陈皮 10 g，覆盆子 50 g，砂仁 6 g，炙甘草 6 g。服 6 剂后，自觉腹痛、腰痛明显减轻，阴道血性分泌物减少，色转淡红。晨起恶心欲吐，故予上方加苏梗 10 g，减去甘草，所谓 "呕家不喜甘" 继续服 4 剂，症状消失。2 周后 B 超复查提示：胚胎大小与妊娠月份相符，符合早孕。建议其隔日 1 剂，巩固治疗，至孕 3 个月。并嘱治疗期间尽量卧床休息，勿负重，禁止性生活，保持情绪稳定，并于怀孕 3 个月至产科建卡。

按语：先兆流产是妇科常见病，其中 80% 发生在孕早期。吴教授从先兆流产发病的主要机理着眼，采用补先天以固胎元，补后天气血以养胎体的寿胎丸合胎元饮为主治疗，方中重用太子参和菟丝子为君，一补脾、一补肾，脾肾合治，先后天双补；桑寄生、川断、杜仲固肾壮腰以助孕安胎；白术健脾益气以资生化之源；阿胶养血止血，但更有太子参、白术健脾益气以止血，3 药共同作用消除阴道流血。正说明胎元不固之下血，止血不在固涩，而在健脾益气养血固摄以安胎；白芍养血敛阴、柔肝止痛；甘草以缓急止痛，调和诸药。据有关现代药理研究表明，补肾药中菟丝子具有雌激素样作用，杜仲能镇静镇痛，抑制子宫收缩。桑寄生含广寄生苷等黄酮类，有补肝肾安胎元之功效。

（王圆圆）

二、李颖　补肾益气，养血安胎诊治胎动不安

李颖教授为河南省名中医，全国首届杰出女中医师。李教授认为肾虚与胎动不安密切相关，肾为先天之本，肾主生殖，肾气充盛，则有所固，肾虚精亏，则受胎不实，胎易殒，另外，气血虚弱亦是本病发生的重要原因。《诸病源候论》曰："胞漏，谓妊娠数月而经水时下，此由冲脉、任脉虚不能制约太阳、少阴之经血故也。冲任气虚，则胞内泄漏，不能制其经血，故月水时下，亦名胞阻"，指出母体气素虚，或大病久病耗伤气血，或孕后劳倦伤脾，气血生化不足，气血虚弱，冲任匮乏，不能固摄滋养胎元，易致胎元不固。

治疗本病时，不仅要进行正确的辨证用药，亦应注意患者的精神情绪、饮食偏嗜及生活习惯。在服用中药保胎的同时，还应注意患者在妊娠期间保持心情愉快，精神舒畅，避免过度紧张、焦虑、抑郁、悲伤、惊恐等不良的精神刺激，饮食宜清淡而富有营养，应忌辛油生冷之品，应改掉熬夜、抽烟、饮酒等不良生活习惯，保证作息规律，避免过度劳累。

病案：患者，女，28 岁。

初诊：2011 年 7 月 28 日。

主诉：妊娠 46 天，阴道少量流血 6 天。

病史：末次月经：2011 年 6 月 12 日，见血 6 天，近 1 周因过度操劳出现阴道少量出血，色红，伴小腹下坠，腰酸不适，劳累后加重，食欲不振，时有恶心、呕吐，入睡困难，舌淡少苔，脉细滑而软。当日彩超：宫内早孕（妊娠囊大小：24 mm×12 mm），可见胚芽回声未见心管搏动。

西医诊断：早孕。

中医诊断：胎动不安。

辨证：肾虚精亏，气血不足。

治法：补肾益气、养血安胎。

方药：经验方：党参 10 g，白术 20 g，杜仲 30 g，山萸肉 15 g，枸杞子 20 g，川续断 30 g，桑寄生 30 g，远志 15 g，砂仁 10 g，炒升麻 10 g，白芍

10 g，枳壳 10 g，红参 10 g。5 剂，日 1 剂，水服。嘱其卧床休息，勿食辛辣刺激食物。

二诊：2011 年 8 月 3 日。上药已服，服药后阴道出血基本已止，但仍有腰酸不适、入睡困难、小腹下坠，食欲不振已明显减轻，上方减红参。5 剂，日 1 剂，水煎服，医嘱同前。

三诊：2011 年 8 月 8 日。药已服完，药后阴道出血已止，无小腹下坠、腰酸不适、入睡困难等不适，今日彩超：宫内早孕（妊娠囊大小：31 mm × 24 mm，可见胚芽回声及心管搏动）。继服上方 5 剂，巩固治疗，医嘱同前。

按语：肾为冲任之本，肾主系胞，肾虚系胎无力，冲任失约，蓄以养胎之血不固，故阴道少量出血，腰为肾之府，虚则有腰酸不适、腹痛下坠。舌淡少苔，脉细滑而均为肾精亏损气血不足之象。故治疗应以补肾益精为主，以健脾益气，养血安胎，方中杜仲、山萸肉、枸杞子、川续断、桑寄生补益肝肾，养血安胎；党参、白术健脾益气，是以后天养先天，生化气血以化精，先后天同补，加强安胎之功；红参、炒升麻益气升提，固摄胎元，白芍缓急止痛，补血养血安胎；枳壳行气宽中，使诸药补而不滞，因睡眠、饮食欠佳，加远志、砂仁以宁心安神、化湿温中止呕。全方共奏补益肝肾，益气养血安胎之效，临床灵活运用，随症加减，疗效显著。

（王圆圆）

三、柴松岩　补肾健脾，清热利湿，固冲安胎，诊治胎动不安

胎漏和胎动不安为堕胎、小产之先兆，类似西医先兆流产，临床表现均有阴道少量流血，区别在于胎动不安常有腹痛。二者病因病机基本相同。

国医大师柴松岩教授根据多年诊治胎漏的临床观察，发现其脉象多滑数，舌质偏红，苔白干，认为此病根本病机，是各种原因引起的冲任不固所致，治则以清热止血、固冲安胎为主。柴教授辨治胎漏主方中，菟丝子补肾固冲；山药健脾益气；黄芩、藕节健脾清热安胎；椿皮、荷叶利湿，清中焦伏热；莲须清下焦之热；侧柏炭清热止血。实际临证，随症加减：若见大便干者加瓜蒌润肠通便；出血稍多而胚胎仍存活者，服中药同时配合肌内注射黄体酮，早期妊娠还应监测妊娠状态，注意观察基础体温改变；习惯性流产若再次怀孕者，本方应连续服至妊娠 2 个半月，以后改隔日 1 剂，服至 3 个月为宜，以防治"未病"；习惯性流产欲再孕者，在孕前服用养血、补肾、

解郁之药物3~5个月，填充血海。

病案：李某，女，32岁，已婚。

初诊：2004年8月27日。

主诉：孕28周，间断阴道出血1周。

病史：患者孕28周，近一周阴道间断不规则出血，色黯红，某妇产医院诊断先兆流产，服烯丙雌醇5 mg，3次/日治疗，现阴道出血已止，仍有小腹紧缩感，纳差，大便尚可。舌绛红、体胖，舌苔厚腻，舌心舌苔轻度剥脱。右脉沉滑，左脉细稍数。今日B超检查提示：前壁胎盘，胎儿小于孕龄1周。

西医诊断：先兆早产。

中医诊断：胎动不安。

辨证：脾肾不足，冲任不固，兼有湿热。

治法：补肾健脾，清热利湿，固冲安胎。

方药：覆盆子15 g，黄芩10 g，藕节20 g，百合15 g，茵陈12 g，菟丝子20 g，椿皮15 g，香薷3 g，莲子心3 g，茯苓10 g，荷叶12 g，小蓟20 g，侧柏炭20 g，14剂。医嘱：禁食羊肉及辛辣食物。

二诊：2004年9月10日。孕30周。药后阴道未再出血，但宫缩频繁，3~5分钟1次，午后明显。二便调，舌苔白腻，质黯，脉细滑数。辨证为脾肾不足，冲任不固，兼有湿热，治疗仍以前法为继，处方：北沙参20 g，百合20 g，佩兰5 g，乌梅5 g，茯苓10 g，墨旱莲15 g，覆盆子20 g，椿皮15 g，地骨皮10 g，黄连3 g，金银花12 g，7剂。

三诊：2004年9月24日。孕32周。药后宫缩减少，纳可。舌苔黄厚，脉沉滑稍数。仍以补肾健脾，清热利湿，固冲安胎法治疗。处方：覆盆子20 g，茵陈12 g，金银花15 g，荷叶12 g，莲子心3 g，百合12 g，乌梅6 g，玉竹10 g，黄芩炭12 g，墨旱莲20 g，莲须15 g，7剂。

四诊：2004年10月8日。孕36周，胎动正常，已无明显宫缩。舌苔黄腻，脉沉滑。处方：覆盆子12 g，荷叶10 g，佩兰5 g，椿皮12 g，藕节30 g，茯苓12 g，黄芩10 g，砂仁6 g，莲子心3 g，百合12 g，7剂。至此，患者已治疗1月余，阴道出血止，并已无明显宫缩，胎儿发育良好。

按语：该案患者孕28周阴道不规则出血，诊断为先兆早产。患者舌胖、纳差，提示脾虚。脾虚运化不利，湿浊内停，故见舌苔腻，舌绛红，舌心舌苔轻度剥脱、左脉细而稍数，提示阴虚内热。脾虚统摄无力，阴虚内热扰动冲任，均可导致冲任不固，故见阴道出血，并伴小腹紧缩，脾肾不足，胎元失养，故胎儿小于孕周。综合辨证为脾肾不足，冲任不固，兼有湿热。治以补肾健脾，清热利湿，固冲安胎。首诊方覆盆子、菟丝子为君，补肾固冲；茯苓、黄芩、藕节、莲子心为臣，健脾清热安胎；佐药包括：茵陈、香薷、椿皮、荷叶清热利湿；小蓟、侧柏炭清热止血；百合缓急迫、养阴血。全方虚实兼顾，清补兼施，清热止血、固冲安胎。二诊理同前方，选药略做调整：北沙参入肺、胃经，养阴清肺，益胃生津，补肺以启肾；黄连清胃热，兼以养胎；金银花清解血海伏热。观其舌，患者首诊即现舌苔厚腻，乃湿热内停之证，至今未解。现值暑末秋热季节，高温难当，又感受暑湿，故加佩兰，以其辛、平之性，入脾、胃、肺诸经，止汗，去暑湿，除中焦伏热，解暑化湿，辟秽和中。考虑患者此前曾有阴道出血，此方用佩兰既不动血海亦不走下。乌梅生津止渴，以助佩兰去暑湿之力。与乌梅相比，五味子亦有滋肝肾之阴，生脾胃之津，有生津止渴之功效，然其酸敛，入肺、胃经，或有促进子宫收缩之弊，此时用之不宜。考虑小腹紧，仍宫缩，百合用量增至20 g，加大缓急力度。三诊方中加莲须，入肾固冲，清下焦之热。四诊治疗以安定血海为原则，切不可动血。治疗重点：一是除中焦伏热，药用荷叶、佩兰、藕节、黄芩等；二为交通心肾，药用百合、莲子心。纵观整个医案，遣方用药灵活、变通，足见柴教授临证功力之深。

（林　萍　王圆圆）

四、曾倩　从"五行"观出发，用"安胎协定方"诊治胎动不安

早期先兆流产是发生在妊娠12周前，出现阴道少量出血，伴或不伴有下腹部疼痛或腰酸，未见妊娠物排出，妇科检查宫颈口未开，胎膜未破，子宫大小与停经周数相符。中医药治疗本病独具特色。曾倩教授为四川省名中医，师古不泥古，在长期的临床实践中，从"五行"观出发，摸索出一套独特的安胎治疗规律，临床验证，疗效显著。

脾五行属土，太阴之脾，长养万物；肾五行属水，元阴元阳，润泽万物。水、土为万物生长之根本。临床早期先兆流产，多由脾肾两虚所致，气血乏源，胎失濡养，则难以系固，故安胎尤重脾肾，同时兼顾他脏。肾虚胎元不固者，曾教授常加用菟丝子、寄生、续断、枸杞子、覆盆子等药以补肾安胎。安胎先养脾健脾，针对保胎的患者，常加入适量的黄芪、白术、砂

仁、紫苏梗等，健脾和胃以安胎。

肝五行属木，厥阴之肝，条达万物。肝藏血，下滋肾水，肾水足则胎可系，肝血与肾精相互化生，谓精血同源。然精血皆由脾运化水谷所得。肝之疏泄与脾之运化密切相关，"肝木不舒，必下克脾土而致塞""土得木而达""木得土而培之"。水土均需木得固，曾教授认为肝血充足则脾肾健旺，脾肾健旺则胎可固，临证常会酌加一些养肝柔肝之品如白芍、枸杞等以滋水涵木，土中调木。

心五行属火，少阴之火，烛照万物。胞宫通过"胞脉"与心直接络属，胞胎之固藏，胞络胞脉之制约与心肾交济密切相关。心阳通过胞脉下注胞宫，温煦胎元。先兆流产的患者大多有流产史，再受孕后因心理紧张，夜不能寐以致心肾不交，故临证多在安胎方中加入宁心安神，调畅情志的药物如莲子心、首乌藤、酸枣仁等。

肺五行属金，太阴之肺，下济万物。肺具有辅助心脏，治理调节全身的气血津液及脏腑组织生理功能的作用，犹如朝廷之宰相。《傅青主女科》云："夫妊娠虽有按月养胎之分，其实不可拘于月数，总以健脾补肺为大纲，盖脾统血，肺主气，胎非血不萌，非气不生，脾健则血旺而萌胎，肺清则气旺而生子。"肝、脾、肾在肺的节制下各司其职。曾教授常加蜜炙黄芪以补气润肺助胎安。

临床治疗以"安胎协定方"为基础方加减：

安胎1号方：定位水、土、木，曾教授认为，水土不固，不能摄固胎元，则致使胎漏、胎动不安，故治疗往往以安胎协定1号方，其组成主要是由寿胎异功散化裁成方（菟丝子、桑寄生、续断、南沙参、炒白术、枸杞、山药等），补肾健脾、益气养血安胎。方中菟丝子性平，为阴阳双补之要药，补而不峻，微温不燥，固冲任安胎。桑寄生味甘苦，无寒热偏向，能养血安胎；续断辛苦微温，既能补肝肾，强筋骨，又能止血安胎；白术燥湿健脾，为安胎之圣药；枸杞子甘平，能滋补肝肾；山药甘平，能补肾健脾，厚其土壤。临证时，如有小腹疼痛者加白芍；伴恶心呕吐者加竹茹、桔梗、陈皮、砂仁等；反复滑胎患者，曾教授还注重患者情志调理，在调木之法中，注重加入养肝柔肝之品。

安胎2号方：定位水、火、金。母体在妊娠中阴血下聚，虚阳上亢，失调可内伏于冲任，迫血妄行，可形成胎漏、胎动不安，曾教授采用金水相生之法以济心火，常用安胎2号方加减，由寿胎丸合保阴煎加减裁定而成，方中黄芩、黄柏、生地黄、清热凉血；熟地、白芍养血敛阴；山药、续断兼补肾固冲安胎；若有烦躁失眠重者常加百合、酸枣仁；若因出血伴有心烦、口干口苦者加酸枣仁、钩藤；出血较多者加苎麻根，苎麻根味甘性凉，能清热止血安胎，也被视为安胎要药。妊娠中，孕妇阴血骤降，外感后六气皆从火化，化热入里，水道不通气机不利，易致胎动不安，甚则胎萎不长。常应用桑菊饮合二陈汤加减。

病案：邓某，27岁，已婚。

初诊：2015年11月29日。

主诉：孕3月余，伴腰酸，下腹坠胀2天。

病史：停经3月余，下腹坠胀2天。平素月经推后，14岁初潮，7~8天/30~60天，量中，色暗，夹少许血块，腰酸，经前乳胀。患者曾因月经周期推后，反复调经助孕治疗。末次月经：2015年8月中旬，7天净，量、色、质同前。白带无异常。2天前患者自测尿HCG阳性，故来复诊，查血激素：P：56.7 ng/mL，HCG：186812 IU/mL，E2：1806 pmol/L；B超提示：宫内探及3.6 cm×2.6 cm孕囊回声，内见胚芽长约0.6 cm，胎心搏动正常。症见：患者无阴道出血，偶腰酸，下腹坠胀，纳眠可，大便不成形，1天1次，怕冷，心烦，急躁易怒，咽喉部干燥不适，晨起干呕，舌淡边有齿痕，苔薄白，脉弦滑。

中医诊断：胎动不安。

辨证：肾虚肝郁脾虚，胎元不固。

治法：补肾健脾、清热安胎。

方药：安胎协定1号方加减：菟丝子15 g，桑寄生15 g，续断20 g，南沙参30 g，炒白术20 g，陈皮10 g，枸杞子10 g，百合20 g，桑椹子20 g，黄芩10 g，桑叶15 g，蜜炙黄芪10 g，服4剂（2日1剂）。

复诊：患者大便、情绪有所缓解，咽干症状明显减轻，出现厌油、恶心呕吐，继上方减去桑叶、黄芩，加炒稻芽10 g，砂仁5 g，苏梗15 g理气健脾和胃，4剂，水煎服，2日1剂，嘱其动态检测孕激素三项及B超，坚持门诊巩固治疗，保持情绪稳定，饮食清淡营养，多卧床，禁同房及重体力活动。

回访：患者告知于2016年6月28日产1子。

按语：该患者的辨病辨证为早孕—胎动不安（肾虚肝郁脾虚证），热扰冲任，胎元不固，故见小腹疼痛，腰酸等。方用安胎协定1号方加减。妇人妊娠，《景岳全书妇人规》云："凡胎热者，血易动，血动者，胎不安。"故一诊方中加黄芩、桑叶清热安胎，黄芩善清脏热血热，亦为历代相传的安胎圣药。二诊时患者咽干症状明显减轻，开始出现恶心呕吐，故去黄芩、桑叶，加用砂仁理气和胃，苏梗宽胸利膈、顺气安胎，两药行气而不破气，共使气畅而胎安，循张景岳言"凡恶阻多由胃虚气滞"，即便无虚亦应思虑病位所在，故加炒稻芽、砂仁，意使胃气健旺，气虽上逆可制之；此治效果明显。

（林　萍　王圆圆）

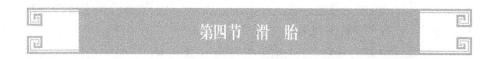

第四节　滑　胎

　　滑胎是指堕胎或小产之后，下次受孕仍如期而堕，或屡孕屡堕，连续发生三次或以上者。滑胎病名出自清代医家叶天士："有屡孕屡堕者，由于气血不充，名曰滑胎。"

　　导致滑胎因素多与素体先天不足，气血虚弱或孕后房事不节有关，损伤冲任二脉，导致肾虚胎元不固；或素体饮食不节，劳倦太过，脾胃虚弱，气血乏源，胎失所养；或素体阳盛化热，过食辛辣刺激之品，热扰冲任，伤及胎元。主要病机是冲任损伤，胎元不固，或胎元不健，不能成形。临床辨证分为肾虚、气血虚弱、血瘀等证型。治疗以补肾健脾、益气养血、调理冲任为主，预培其损，月经不调者，当先调经；因他病而致滑胎者，当先治他病。一旦妊娠或怀疑有孕，应按"胎动不安"治疗。

　　本病相当于西医学的习惯性流产，目前，西医学对其发病机制尚无统一定论，多数学者认为可能与遗传、内分泌、感染及免疫因素等有关。

一、柴松岩　病机重思辨，临证抓关键，二步三法诊治滑胎

　　国医大师柴松岩教授诊治滑胎，其特色是分二步进行：一是孕前调整。堕胎或小产恢复期，治以补肾养肾，疏肝解郁；常用药物柴胡、炒白芍、益母草、女贞子、墨旱莲、百合、香附、桑寄生等。准备妊娠之排卵前期，治以补肾健脾，常用药物熟地黄、太子参、茯苓、续断、桑寄生、菟丝子、山药等。准备妊娠之排卵后期，治以清热补肾固冲任，常用药物柴胡、黄芩、荷叶、椿皮、地骨皮、墨旱莲、覆盆子、百合、藕节、香附等。二是孕后安胎。安胎治疗有三法：①补肾养血、固冲安胎。此为最重要的安胎之法。常用药物覆盆子、菟丝子、墨旱莲、桑寄生、续断、阿胶、女贞子。②健脾益气，固冲安胎。药用太子参、山药、白术、益智仁、莲须、砂仁。③清热凉血，固冲安胎。药用黄芩、黄连、莲须、椿皮、藕节、苎麻根、侧柏炭、荷叶等。

柴教授认为，屡孕屡堕者，临床证候可能复杂不一，或见多证夹杂，脾虚、血热、肝郁并存，其肾虚为此病共同存在之根本病机，不同之处仅在于患者肾虚程度不一，故此类患者再孕之后安胎，须始终贯以补肾养血、固冲安胎之法。对于其他证候，可随症加减，兼而治之。

病案：李某，女，30岁，已婚。

初诊：2002年4月22日。

主诉：自然流产2次，结婚3年未孕。

病史：患者既往月经周期规律，30～40天一行，5天净，量中，时有痛经。婚后曾怀孕2次，均于孕50天左右自然流产，末次流产2002年3月24日，未清宫，阴道出血7天净。现带下不多，纳可，眠佳，二便调。舌黯，脉细滑。

西医诊断：复发性自然流产。

中医诊断：滑胎。

辨证：肾虚肝郁。

治法：补肾活血，疏肝解郁。

方药：柴胡3g，白芍10g，益母草10g，钩藤10g，女贞子12g，墨旱莲12g，百合12g，香附10g，桑寄生15g，丝瓜络10g。7剂。

二诊：2002年6月4日，流产已近3个月。末次月经2002年5月8日，量中，5天净，无腹痛，纳可，眠佳，大便干。舌黯红，苔薄白，脉细滑。患者求子心切，希望再孕。故此以孕前调整为法。处方：何首乌10g，当归10g，续断10g，阿胶12g，玉竹6g，女贞子10g，桑椹子10g，桑寄生10g，百合12g，椿皮10g，7剂。

三诊：2002年6月25日。末次月经2002年6月12日，量多，经前基础体温双相，现单相稳定。带下可，二便调。近日性情急躁。舌绛，脉细滑。治以养阴平肝清热。处方：柴胡3g，地骨皮10g，黄芩10g，益母草

10 g，女贞子 20 g，夏枯草 12 g，续断 12 g，荷叶 12 g，百合 12 g，茯苓 20 g，连翘 20 g。7 剂。

四诊：2002 年 7 月 9 日。末次月经 2002 年 6 月 12 日，此时距末次月经近 1 个月，基础体温单相，二便调。舌嫩黯，脉细滑。考虑促排卵治疗。处方：野菊花 15 g，车前子 10 g，川楝子 6 g，三棱 10 g，砂仁 6 g，香附 10 g，杜仲 10 g，北沙参 15 g，焦三仙各 10 g，熟地黄 8 g，钩藤 12 g，合欢皮 12 g。7 剂。

五诊：2002 年 7 月 16 日。末次月经 2002 年 6 月 12 日。距上次月经已有 34 天，基础体温单相，仍无排卵迹象，说明上方温肾活血理气之法暂无效果，患者仍为阴血肾气不足。治以补肾健脾。处方：柴胡 5 g，鱼腥草 12 g，石斛 10 g，熟地黄 10 g，玉竹 10 g，香附 10 g，百合 12 g，续断 20 g，山药 15 g，桑寄生 15 g，荷叶 10 g，菟丝子 15 g，14 剂。

六诊：2002 年 8 月 6 日。末次月经 2002 年 6 月 12 日，纳可，眠佳，二便调。舌黯红，脉细滑无力。基础体温典型上升 5 天。五诊推断正确，方药显效。现为排卵后，治以清热补肾固冲。方药：柴胡 3 g，墨旱莲 12 g，黄芩 10 g，椿皮 15 g，地骨皮 10 g，荷叶 10 g，藕节 20 g，百合 12 g，覆盆子 12 g，香附 6 g。7 剂。

七诊：2002 年 8 月 13 日。末次月经 2002 年 6 月 12 日，基础体温上升 12 天，今日下降。纳可，大便 2 天 1 次。不爽，近日感冒。舌苔黄，脉细滑。月经将至，适逢感冒。处方：芦根、茅根各 20 g，益母草 10 g，桑寄生 15 g，香附 10 g，枳壳 10 g，合欢皮 10 g，百合 12 g，百部 6 g，续断 12 g，金银花 12 g。7 剂。

以后数诊，治以清热化痰止咳，治疗 1 月余。

十三诊：2002 年 9 月 24 日，末次月经 2002 年 9 月 18 日，恢复一个月一行，经前基础体温近典型双相。现阴道出血基本净。舌嫩黯红。脉细滑。处方：柴胡 5 g，玉竹 10 g，女贞子 12 g，阿胶 12 g，石斛 10 g，山萸肉 10 g，淫羊藿 10 g，三棱 10 g，地骨皮 10 g，桑寄生 20 g，香附 10 g，14 剂。

十七诊：2002 年 11 月 15 日。自然流产 2 次不育复诊。末次月经 2002 年 9 月 18 日，现基础体温上升 22 天，自查尿酶（HCG）阳性。纳可，眠欠安，二便调。舌黯红，脉沉细滑，右脉无力。已孕 5 周。治则为疏肝清热，固冲安胎。方药：柴胡 5 g，枸杞子 15 g，覆盆子 15 g，黄芩 10 g，菟丝子 15 g，墨旱莲 12 g，莲须 12 g，椿皮 5 g，百合 12 g，玉竹 10 g，藕节 30 g。

7 剂。

十八诊：2002 年 11 月 22 日。孕 6 周，基础体温不稳定，尿频，恶心，无阴道出血及腹痛。舌黯红，脉沉细。治以补肾安胎，佐以清热止呕。处方：覆盆子 12 g，黄芩 10 g，竹茹 10 g，墨旱莲 12 g，莲子心 3 g，苎麻根 5 g，荷叶 10 g，女贞子 20 g，百合 12 g，菟丝子 12 g，椿皮 5 g，14 剂。

十九诊：2002 年 12 月 13 日，已孕 8 周，近日少量阴道出血，色黯红，期间曾肌内注射黄体酮 20 mg，每天 1 次，治疗 3 天，现阴道仍有少量出血。舌绛红，脉沉滑数。继续固肾清热安胎，并用侧柏炭、小蓟加强凉血、止血。处方：覆盆子 15 g，黄芩炭 10 g，椿皮 5 g，柴胡 5 g，菟丝子 20 g，侧柏炭 20 g，小蓟 20 g，百合 12 g，莲须 15 g，墨旱莲 12 g。7 剂。

二十诊：2003 年 1 月 15 日，服上药后阴道血止，以后再无出血，现已孕 3 个月。舌黯红，苔薄黄，脉细滑。继续健脾补肾，固冲安胎。处方：覆盆子 15 g，墨旱莲 12 g，枸杞子 15 g，百合 12 g，山药 15 g，椿皮 5 g，柴胡 5 g，白术 10 g，竹茹 6 g，苎麻根 6 g，菟丝子 15 g，10 剂。嘱患者隔日 1 剂，服药 10 剂后停药。

2003 年 12 月回访，患者已于 2003 年 7 月顺产一女婴。

按语：本案为复发性自然流产，证似中医滑胎。柴教授认为，本案基本病机为肾虚受胎不实，冲任不固。孕前应予补肾健脾，滋阴养血，孕后及早保胎。首诊以产后恢复为要，方中女贞子、墨旱莲、桑寄生滋补肝肾之阴，柴胡疏肝解郁，白芍养血柔肝，钩藤清热平肝，益母草活血化瘀，百合缓急迫，香附、丝瓜络理气通络。全方重在调理肝肾，培护肝肾之阴，为日后妊娠打下基础。二诊欲求再孕，方以当归、何首乌、阿胶填充血海，桑寄生、女贞子、桑椹子、续断补肾养阴，百合、玉竹养阴润燥，椿皮清热燥湿。三诊时，因肝气不疏，肝郁化热，药用柴胡、黄芩、地骨皮、夏枯草、茯苓、连翘疏肝清热。四诊延续三诊养阴平肝清热的同时，加杜仲温补肝肾，车前子、川楝子、三棱等活血通利以促排卵。五诊时仍无排卵，分析证候，认为行温肾活血理气之法或为时过早，尚需加强补肾健脾之力，否则血海不充，无血以下。药用熟地黄、续断、桑寄生、菟丝子、山药等共达补肾健脾之效。六诊时前方药显效，且为排卵后，治以清热补肾固冲。中途因感冒治疗 1 月余。十七诊时，HCG 阳性，已孕 5 周，脉沉细滑，右脉无力提示阴血不足。因患者此前曾 2 次自然流产，精神高度紧张，肝气郁结，药用柴胡、黄芩、莲须、椿皮清热固冲；覆盆子、菟丝子、墨旱莲、藕节补肾收敛固涩安胎。十九诊正值受孕 50 天左右，又见阴道流血，与前 2 次妊娠相同，且黄体酮治疗效果不明显，继续中药保胎治疗至孕 3 个月。最终如愿顺产。

（林　萍　王圆圆）

二、韩百灵　益肾填精，祛病安胎，遵"治未病"思想诊治滑胎

中医妇科泰斗韩百灵先生是龙江韩氏妇科流派的杰出代表。韩氏认为，造成滑胎的原因虽有肾虚、气血两虚、血热、血瘀、外伤等，但总其大要，肾虚是产生滑胎的主要原因。因此，韩氏强调从肾论治滑胎，以滋阴补肾或益肾填精为主，兼顾气血、冲任的调治。临证治疗上有两个特色：一是未病先防，预培其损。滑胎多由胎漏、胎动不安发展而成，或小产后调养不利，久则伤肾，冲任失固。遂成屡孕屡堕。故补肾填精为防治滑胎之根本大法。《景岳全书·妇人规》云："故凡畏堕胎者，必当察此所伤之由，而切为戒慎。凡治堕胎者，必当察此养胎之源，而预培其损，保胎之法无出于此。"遵循这一原则，在孕前固本、调理冲任，防患于未然。二是既病防变，辨证施治。无论母病还是子病，祛病安胎是中医治疗滑胎的关键。如《经效产宝》所云："安胎有二法，因母病以动胎，但疗疾，其胎自安。又缘胎有不坚，故致动以病母，但疗胎则母缓。其理甚效，不可违也。"韩氏治疗滑胎奉行治病与安胎并举原则，辨证施治，灵活加减，防止疾病传变。肾气亏损型，宜补益肾气，固冲安胎，方用寿胎丸加减。药用菟丝子、续断、桑寄生、阿胶、白术、杜仲、山药、覆盆子。肾阳虚型，治以补肾助阳，固冲安胎，方用补肾安胎饮加减，药用人参、白术、杜仲、续断、益智、阿胶、艾叶、菟丝子、补骨脂、狗脊、鹿角霜、巴戟天。肾阴虚型，应补肾填精，固冲安胎，方用百灵育阴汤加减，药用熟地黄、白芍、山茱萸、山药、川续断、桑寄生、杜仲、海螵蛸、怀牛膝、阿胶（烊化）、龟甲、生牡蛎、甘草。

病案：王某，女，28 岁。

初诊：1991 年 12 月。

病史：该患者婚后 1 年，近足月顺产一男婴，婴儿存活 2 天。以后 4 年内连续发生堕胎、小产 4 次，一般发生在妊娠 7 个月、5 个月、3 个月之间，每次滑胎月份逐渐提前。曾经中西医多处医治，效果不佳。查男女双方染色体无异常；母儿血型无排斥现象；宫颈、子宫正常。末次发生在 1990 年 5

月。近 1 年余，一直避孕。患者形体虚胖，动则汗出气喘，平素腰酸，头晕耳鸣，记忆力减退，五心烦热，口干少欲饮水，大便秘结，舌红苔薄，脉沉细。既往月经尚规律。

中医诊断：滑胎。

辨证：肾气不充，精血亏损。

治法：预培其损，补肾填精。

方药：熟地黄 15 g，续断 15 g，桑寄生 15 g，山药 15 g，杜仲 15 g，白芍 20 g，五味子 15 g，地骨皮 15 g，牡蛎 20 g，阿胶（烊化）15 g，龟甲 20 g。7 剂，水煎服。每日 1 剂，早晚分服。告知患者，暂避孕数月，先于中药调治。

二诊：1992 年 1 月 5 日。患者自诉腰酸、汗出、五心烦热等症明显好转，仍有头晕耳鸣，口干，大便秘结，舌脉同前。处方：熟地黄 15 g，续断 15 g，桑寄生 15 g，山药 15 g，杜仲 15 g，白芍 20 g，五味子 15 g，地骨皮 15 g，阿胶（烊化）15 g，龟甲 20 g，麦冬 15 g，枸杞子 15 g。水煎服，每日 1 剂，早晚分服。

三诊：1992 年 1 月 20 日。汗出、五心烦热已除，口渴不甚，大便通畅。惟有腰痛、头晕未解，并时有乏力之感，舌淡红，脉缓而无力。知其标证已去，本虚已显。应以扶正为主。处方：熟地黄 15 g，续断 15 g，桑寄生 15 g，山药 15 g，杜仲 15 g，白芍 20 g，五味子 15 g，阿胶（烊化）15 g，龟甲 20 g，枸杞子 15 g，女贞子 15 g。水煎服，每日 1 剂，早晚分服。

四诊：1992 年 2 月 7 日。诸症悉除，无所苦，月经于 2 月 2 日来潮，询问何时可以怀孕。告知再进月余，并以自然现象喻之："欲要花枝叶茂，土壤须要肥沃"。该患者遵医嘱又服 30 剂。

五诊：1992 年 3 月 21 日。患者告知月经过期半月余，择食喜酸，恶寒，倦怠，切其脉象略滑缓，舌尖偏红。此乃受孕之象征。由于该患者既往发生多次流产，且月份较大，故需长期治疗，韩教授为减其患者久服汤药之苦，令汤丸交错服用，投一料草药，研细末蜜炼成二钱重丸，每次 1 丸，每日 3 次，汤方仍以补肾填精、固冲安胎为原则，随症加减。隔日 1 剂，早晚服，并让其放松紧张情绪，患者十分配合治疗，遵医嘱服用至孕后 28 周时，告知其可以停服药物，但患者恐惧发生早产、胎不能存活的现象，坚持药物治疗，故又嘱服药 15 剂。每周 2 剂，1 剂服两天。

1992 年 11 月 28 日，患者产前检查超声提示：妊娠 38 周，头位，双顶径 9 mm，胎心 142 次/分，胎盘成熟度 I 级，羊水最大径 40 mm，正常单活胎。12 月 10 日顺产一男婴，婴儿体重 7.8 斤，哭声响亮，合家欢庆。

按语：此案婚后 5 年，数次堕胎以致精血暗耗，肾气亏虚。据其病证，当以"预培其损"为原则，益肾填精，调理冲任。待气血充足，肾气坚固时再思孕育，孕后积极保胎，防患未然。慎起居，避风寒，保持良好心境，劳逸适度。韩氏指出，治疗疾病切忌一方一法治之，要掌握随症加减，尤其对于胎产之疾，更应慎重。

（钟美英　林　萍）

三、傅萍　扶正抗邪，综合诊治自身免疫性复发性流产

复发性流产归属中医堕胎、滑胎等范畴。复发性流产的病因众多，其中能识别的只有 60% 左右，主要为遗传因素、内分泌因素、解剖异常、感染因素及血栓前状态等。免疫学因素是目前认为重要的原因之一，不明原因自然流产 80% 以上可能与免疫因素有关。现代医学治疗技术有淋巴细胞免疫治疗、免疫球蛋白被动免疫治疗、低分子肝素及阿司匹林抗凝治疗、激素免疫抑制剂治疗等，但这些治疗药物对母胎的影响尚缺有效证据。而中医药治疗复发性流产具有特色和优势。

傅萍教授系浙江省名中医，第五批全国名老中医专家学术经验继承工作指导老师，杭州何氏女科第四代传人。傅教授认为，脾肾亏虚、肝热夹瘀系自身免疫性抗体导致复发性流产的病机关键所在，脾肾亏虚，受胎不实为本，血瘀、湿热为标，瘀、热互结于胞宫，致气血不畅、胎元不固，终致复发性流产的发生。根据病因病机，当以补肾健脾、清热养血、活血化瘀、滋阴凉血为基本大法。①补肾健脾。自身免疫性复发性流产之根本在于脾肾不足。此类流产患者受孕后多有腰骶酸楚、神疲乏力、阴道出血淋漓不净、脉细滑等脾肾两虚、胎元不固的症状。补肾是固胎之本，培脾是益血之源，本固血充则胎自安。故以寿胎丸为纲，调补脾肾，益精安胎。冲脉盛，任脉通，则胎元得固。通过补肾健脾中药双向调节人体自身免疫力有助于消除抗体或降低抗体的滴度，改善脾肾两虚的临床症状，达到安胎的目的。常用中药如菟丝子、覆盆子、枸杞子、桑椹子、桑寄生、杜仲、狗脊、续断、山药、太子参、白术等。②清热养血。《景岳全书·妇人规》云："胎热者，血易动，血动者，胎不安，故堕于内热而虚者亦常有之。"如系统性红斑狼

疮妊娠患者多有热毒亢盛之象，热毒扰冲任，孕前可影响胚胎着床发育，孕后则易致胎漏、胎动不安，甚至流产。"邪热不去正气难复，邪热不清胎气难安"，自身免疫抗体过高患者安胎应重视清除邪热，邪去正安则"气血充实而胞自安"。研究认为，正常妊娠存在炎症反应，维持在较低水平可能对胚胎的生长起到保护作用，而复发性流产可能是由于妊娠早期机体的微炎症状态失常，导致炎症介质释放增加，中性粒细胞激活，从而导致流产的发生，此为临证使用清热解毒法提供了相关理论依据。另外，清热解毒药物多缓解急性期症状，控制病情，有助于减少糖皮质激素的用量，从而减少孕后对胎儿的副作用。长期临床实践证实：黄柏、蒲公英、苎麻根等具有清热安胎之效。傅教授认为，干燥综合征相关复发性流产多源于女性阴血素虚，孕后阴血下聚养胎，故阴血偏虚，阳气偏亢，阴虚生热，热甚血不循经，胎失所养，或热扰胎元。清热养血，以养其胎。故在清热之品外加用滋阴养血之品，如生地黄、熟地黄、当归、阿胶等。③活血化瘀。傅教授经临床观察发现免疫性流产以脾肾亏虚为本，以瘀血内停、阻滞胞络为标。病久易生瘀，患者后期多有瘀血阻络之状。另外，跌仆损伤、癥瘕痼疾则瘀滞于内，损伤冲任，气血难行，胎元失养，终致滑胎。胎儿发育依赖于母体气血濡养。母体内生瘀血，"瘀不去则冲任不通，瘀不散则新血不生"，瘀血占据血室，气血不能畅达于胞宫则胎失所养，易发胎漏、胎动不安，终致滑胎。如抗心磷脂抗体阳性在微观上有着胎盘血管内皮损伤，血栓形成引起胎盘梗阻的病理改变，提示瘀血阻滞胞宫、冲任气血受阻。此时需活血化瘀，重生新血，濡养胞宫，孕育胎儿。常在原滋肾育胎药物的基础上加用适量当归、丹参、赤芍、鸡血藤、牡丹皮、三七粉等活血化瘀之品，抑制血栓形成，阻断病理过程的发生，以助胎元得养，以期妊娠继续。④滋阴凉血。如干燥综合征以阴虚为本，干燥之证贯穿始终，故滋阴为重中之中，一般以养阴生津之品以补亏损之阴液，但纯用滋补有滋腻助火之弊，常用天冬、麦冬、南沙参、北沙参、石斛、西洋参等以清补。干燥综合征患者燥热日久，或复感热邪，或肝郁化热，或阴虚生热，热扰冲任胞宫，胎元失固，而成滑胎。在运用上述基础治法的同时需注重滋阴凉血，选用凉血安胎之品如黄芩、旱莲草、仙鹤草、椿白皮等，使血能循经，以养其胎。

病案：楼某，女，37岁。

初诊：2009年10月8日。

主诉：停经48天。

病史：既往难免流产 3 次，2004 年怀孕 6 个月胎死宫内引产，2006 年孕 40＋天未见胎心搏动而清宫，2008 年孕 40＋天未见胎心搏动清宫。月经初潮 13 岁，5～6/30 天，量中。2009 年 10 月 7 日查封闭抗体 CD3、CD4、CD8 分别为 −1.8、−8.0、1.2，外院确诊血管炎，抗核抗体 1∶40，抗心磷脂抗体阴性，现用强的松、阿司匹林。舌淡红、苔薄白，脉浮滑，现感腹痛、心悸、大便偏软。

西医诊断：复发性流产。

中医诊断：滑胎。

辨证：脾肾亏虚，胎元不固。

治法：益肾运脾、养血安胎。

方药：党参、太子参、白术、桑寄生、苎麻根炭各 15 g，陈皮、甘草各 5 g，山药、狗脊、赤芍、白芍各 12 g，当归身、防风各 9 g，紫河车 6 g，菟丝子 20 g，仙鹤草 24 g，5 剂。

其后患者规律随诊，监测早孕期人绒毛膜促性腺激素（HCG）、雌二醇（E2）、黄体激素变化及 B 超胚胎发育情况，注意补充孕激素，同时以强的松、阿司匹林控制血管炎病情，中药继以益肾运脾、养血安胎为治法，延用上方随症加减。患者孕期平稳，后足月顺利孕育一子，母子平安。

按语：近年来，复发性流产的发病率逐年上升。傅教授认为有风湿免疫性疾病病史的育龄期妇女备孕需重视早期防治，关注自身抗体的发展情况，综合评估病情，孕前预培其损，孕后重视保胎。傅教授临证运用整体观念、辨证论治，扶正气以抗邪毒瘀，使肾精充足、气血流畅，则胎元稳固。

（钟美英　林　萍）

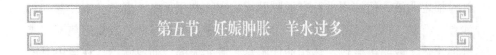

第五节　妊娠肿胀　羊水过多

妊娠晚期，肢体、面目发生肿胀者称"妊娠肿胀"，亦称"子肿"。主要病机为脾虚、肾虚或气滞，导致水湿内停发为妊娠肿胀。治疗原则以利水渗湿为主，脾虚者健脾利水，肾虚者温肾利水，气滞者理气化湿，按照治病与安胎并举的原则，随症加入养血安胎之品。西医学中妊娠高血压疾病依据不同阶段的临床表现，可参照本类疾病辨证论治。

羊水过多属中医"胎水肿满"或"子满"范畴，对患者危害较大，容易造成先兆早产、流产、妊娠晚期甚至不能平卧，生活受到严重影响。《沈氏女科笺正》中指出："妊娠病源有三大纲：一曰阴亏，精血有限，聚以养胎，阴分必亏，二曰气滞，腹中增一障碍，则升降之气必滞，三曰痰饮，人身脏腑接壤，腹中递增一物，脏腑之机括为之不灵，津液聚为痰饮。"《素问·至真要大论篇》谓："诸湿肿满皆属于脾"，脾主运化水湿，故临床多从脾论治。《陈素庵妇科补解胎前杂症门》有言："妊娠肿满，由妇人脏气本弱，怀妊则血气两虚，脾土失养不能制水，散入四肢，遂致腹胀，手足面目俱肿，小水闭涩，名曰胎水，皆由引饮过度，湿渗脾胃，水气泛溢。"因此，临床上治疗羊水过多，需分辨虚实，结合实践，审证求因，攻补兼施，方可奏效。

一、尤昭玲　运用五行藏象理论诊治羊水过多

尤昭玲教授是全国名老中医药专家，第四批全国老中医药专家学术经验继承工作指导老师，国家中医药管理局重点学科中医妇科学学术带头人。

尤教授认为，妊娠期女性以脾肾最为重要，但也离不开肝、心的协调，用药上注重补益肝肾、培土健脾、调畅气机，临证用药不用大寒、大热、滋腻、淡渗、破血之品，且非常重视治病与安胎并举。尤教授在妊娠期用药注重药膳治疗，且尤擅长五行藏象理论灵活运用于临床，注重整体观念。赤与心相联系，青与肝相联系，黄与脾相联系，白与肺相联系，黑与肾相联系。人体水液代谢主要与脾肾二脏密切相关，肾为先天之本主胞脉；脾为后天之本主运化水湿；孕妇十月怀胎，腹中胎儿生长主要依赖母体气血濡养而成，孕后阴血下聚养胎，脾气受损，肾气运化亦受阻，造成水液津液运行障碍，水湿内聚于胞中而致胎水肿满。中焦脾胃升降失常而生腹胀引起气机阻滞水液代谢失常，因此，脾肾亏虚是羊水过多的重要病因病机。治疗需顾护脾虚之证，标本同治，攻补兼施。中医认为血水同源，血不行则水病。

病案：曹某，女，32 岁。

初诊：2019 年 10 月 4 日。

主诉：因孕 8 月余，胎动频繁 2 周，发现羊水过多半天。

病史：患者既往月经规律，7/37 d，量中等，无血块，不伴痛经，末次月经：2019 年 2 月 4 日，预产期：2019 年 11 月 11 日，既往有多囊卵巢综

合征病史，G4P0，既往生化妊娠2次，1次IVF-ET受孕失败，否认肝炎、结核等传染病史，否认高血压、糖尿病等慢性疾病史，孕期行产前筛查无异常，OGTT检查结果正常，孕期定期产检示胎心、胎位、血压等均正常，于2019年9月21日无明显诱因出现胎动频繁，自觉有下腹部不规律胀痛，无阴道流血流液，于外院就诊，考虑先兆早产予以硫酸镁抑制宫缩保护胎儿脑神经及地塞米松促进胎肺成熟等对症处理，症状无明显好转，仍感胎动频繁，于10月4日自觉症状加重并感下腹胀痛频繁，复查彩超示：①宫内单活胎，34周4天，左枕前胎位；②胎盘位于子宫前壁，胎盘功能Ⅰ级；③羊水指数：287 mm，羊水过多。诊察：腹大异常，腹皮发亮，下肢稍水肿，精神尚可，面色淡黄，小便偏少，舌淡胖，苔薄白，脉沉缓。腹围：平卧100 cm。

西医诊断：羊水过多。

中医诊断：胎水肿满。

辨证：脾虚湿盛证。

治法：渗湿利尿、健脾消肿。

方药：自拟赤小豆薏苡仁汤。赤小豆、黑豆、薏苡仁、绿豆各20 g，菟丝子15 g，生姜皮5 g，葱白2根。5剂，每日1剂，水煎分2次温服。服药后每日出入液量（mL）（10月5—9日）依次如下：1030（入，下同）/720（出，下同），1035/930，935/840，985/1050，776/1015。

二诊：10月10日。腹肿情况较前消退，无明显下肢水肿，精神尚可，面色淡黄，出量大于入量，舌淡胖，苔薄白，脉沉缓。腹围：平卧97.5 cm。守方继服5剂。每日出入液量（mL）（10月10—14日）依次如下：850/1030，820/1020，860/1230，593/990，830/1125。

三诊：10月14日。腹肿情况明显改善，无明显下肢水肿，精神尚可，面色淡黄，出量大于入量，舌淡，苔薄白，脉沉缓。腹围：平卧95 cm。复查产科彩超提示：1.宫内单活胎，左枕前胎位，超声估测孕龄37周2天±15天；2.胎盘功能Ⅱ级；3.羊水指数239 mm，羊水偏多，轻度混浊。患者羊水量明显减少，尤师查看患者后，准予出院，嘱自行监控出入液量，并调方如下：黑豆、薏苡仁、绿豆、白术各20 g，菟丝子15 g，党参、茯苓、白扁豆各10 g，炙甘草6 g，生姜皮5 g，葱白2根。5剂，用法同前。药后随访，诸症缓解，于2019年11月6日顺产一健康女婴，母女平安。

按语：该患者素体脾虚，孕后血气下聚冲任养胎，脾主运化水湿，脾虚则水湿运化不利，故水湿停滞，湿渗胞宫，发为胎水肿满，湿性趋下，湿邪下注，故见下肢水肿，湿停下焦，阻滞气机，肾与膀胱气化不利，故小便不利，结合患者舌淡胖，苔薄白，脉沉缓。尤教授认为，该病机本虚标实、脾虚生湿，因虚致实，病性属虚实夹杂，辨证为脾虚湿盛，脾虚为本，湿为标。目前患者以腹部肿满为主症，且因其肿满致胎动不安，脾肾亏虚是关键。急则治其标，治以渗湿利水为主。方中赤小豆色红，健脾渗湿，利尿消肿，是药食同源的优质药材。其性味甘、酸、平，归心、小肠经，小肠主泌别清浊，使湿与热自小便而去。薏苡仁色黄与脾相关，具有利水渗湿健脾，誉为禾本植物之王，且其性味甘淡，入脾、胃、肺经。两药配伍，共奏渗湿利水健脾。黑豆色黑，性平味甘，入心、脾、肾经，可以祛风利湿利尿，生姜皮色黄，与脾相关，味辛性凉，利水消肿，绿豆色绿，与肝相关，性味甘凉，益气利尿；葱白色白，入肺相关，通调水道；菟丝子补益肝肾，归肝、脾、肾三经，具有安胎功效。全方配伍健脾渗湿利水，补益肝肾兼顾安胎，且方中均为五谷杂粮之品，取自食材，兼顾祛邪与扶正之效；诸药合用补肾健脾活血行水，消除过多羊水而胎安。临证中，需完善相关检查，排除胎儿因素导致的羊水过多，有利于优生优育。

（唐征宇）

二、柴松岩 "五皮饮" 诊治妊娠肿胀

中医称羊水过多为"子满""胎水""胎水过多"等。国医大师柴松岩教授认为本病是因肝郁、脾虚、肾阳虚以致水蓄胞中，引起腹大异常，胸闷气促，不得平卧。水蓄胞中为其标，肝郁、脾肾虚弱为其本。柴教授阅读古籍，求证古人利水除湿之方；勤于思辨，总结前人利水除湿之法。古有《千金要方》之鲤鱼汤：鲤鱼善行胞中之水而消肿；白术、茯苓、生姜健脾理气渗湿；白芍、当归养血安胎，使水行而不伤胎。在《医宗金鉴》中有茯苓导水汤：茯苓、猪苓、泽泻、白术健脾行水，砂仁、木香、紫苏叶、槟榔醒脾理气，大腹皮、桑白皮、陈皮消胀行水；木瓜行气除湿。在《华氏中藏经》有五皮饮。现代药理研究证明：茯苓皮有较好的利尿作用，桑白皮既能利尿又降血压；生姜皮、陈皮、大腹皮能促进消化液分泌，增加食欲，有助营养物质吸收；生姜、大腹皮促进发汗，利于水湿排泄。五皮饮为治皮水之剂，全方药物皆用皮，寓以皮走皮之意。

病案：李某，26 岁，已婚。

初诊：1969 年 6 月 5 日。

主诉：孕 5 周，全身水肿。

病史：患者婚后曾孕 4 胎。第 1 胎孕至 6～7 个月，腹部膨隆似妊娠足月，周身水肿，呼吸困难，不能平卧。往某医院就医，诊断为羊水过多。至足月产一无脑女婴，产时羊水量多约 2000 mL。以后再连续怀孕 3 胎。均于孕 5～6 个月腹大异常，诊断为羊水过多，经 B 超检查提示均孕无脑女婴，引产。现孕第 5 胎，已孕 5 周，据其孕产史，某妇产医院建议终止妊娠。患者求子心切，盼能通过中医药调理后生产健康婴儿。舌肥大而厚，有重度齿痕，苔白腻。脉细滑无力。面部苍黄，全身水肿，情绪不佳。

西医诊断：羊水过多。

中医诊断：妊娠肿胀。

辨证：脾肾不足，水湿内停，胎元失养。

治法：健脾补肾，利湿消肿，佐以安胎。

方药：五皮饮加味。陈皮、茯苓皮、桑白皮、大腹皮、生姜皮各 15 g，续断 20 g，菟丝子 20 g，桑寄生 30 g。7 剂，水煎服。

二诊：1969 年 7 月 25 日。孕 12 周，药后水肿消退明显。B 超检查提示：胚胎发育正常。舌肥、苔白，脉细滑。处方：冬瓜皮 30 g，茯苓皮 30 g，川贝母 10 g，百合 10 g，桔梗 10 g，菟丝子 15 g，合欢皮 10 g，白术 10 g，桑白皮 10 g，猪苓 6 g，泽泻 10 g。7 剂。

以后患者每周复诊，治疗皆以二方为治，药量酌变。如茯苓用量，少则 30 g，依据水肿情况多则用至 50 g。药后患者周身水肿渐消，至孕 6 个月，随妊娠进展无羊水异常增多。最终患者顺产一足月健康女婴。

按语：本案患者此前连续 4 胎均孕至 6～7 个月发展为羊水过多伴畸胎，实属罕见。可谓平素脾虚，运化不利，土不治水，水停胞中，水渍胎元。现患者第 5 胎孕 5 周，周身水肿，证属中医子肿。此前屡孕未果，多次引产，肾气损伤，再孕后经血下聚养胎，有碍肾阳敷布，不能化气行水。脾虚运化不利，气血乏源，不能上荣，故见面色苍黄。多次妊娠不良史，求子心切致身心焦虑不安。舌脉亦为脾肾不足之征。首诊拟方五皮饮加味续断、菟丝子、桑寄生。《内经》云："诸湿肿满，皆属于脾。"方中茯苓皮淡渗利水健脾，陈皮理气化湿和中，两药相伍，共为君药，使气行湿化；桑白皮、大腹皮、生姜皮皆为佐药，桑白皮泻肺降气，行水消肿，大腹皮下气利水，生姜皮利湿消肿。全方行气与利水并用。二诊重用茯苓皮为君药，行皮肤之水而不耗气，以冬瓜皮、白术、猪苓、泽泻为臣，辅助君药健脾利水渗湿；佐以桔梗、川贝母、桑白皮、百合入肺经调理气机，使水从气化，泻肺行水；佐以菟丝子平补肝肾，补而不腻，补而不燥。

（林　萍　唐征宇）

三、吕仁和　补肾健脾，利水消肿，诊治妊娠肿胀

对于妊娠肿胀的诊治，国医大师吕仁和教授认为，肺、脾、肾三脏与水肿的发病密切相关。以肾为本，以肺为标，以脾为制水之脏。妊娠期间，气血津液下聚养胎，脾肾亏虚，气虚血弱。肾虚关门不利，易出现头晕、头痛；运化失司，胃气上逆，易出现恶心；水湿停聚，泛滥肌肤，易下肢水肿；血虚不能荣面，可出现面色萎黄。治宜益气养血，健脾补肾，防止滑胎。

病案：葛某，女，24 岁。

初诊：2005 年 9 月 12 日。

主诉：怀孕 6 个月，蛋白尿 2 个月。

病史：患者 2005 年 3 月怀孕，7 月化验尿常规发现尿蛋白（＋＋＋）血压 140/90 mmHg，B 超右肾缺如。现感头晕、头疼、恶心，查面色萎黄，下肢浮肿。

西医诊断：妊娠肾炎。

中医诊断：妊娠肿胀。

辨证：脾肾亏虚，气血虚弱。

治法：益气养血，健脾补肾，预防滑胎。

方药：生黄芪 30 g，当归 10 g，芡实 10 g，金樱子 10 g，山栀子 10 g，川芎 15 g，丹皮 15 g，丹参 15 g，倒扣草 30 g，猪苓 30 g，五灵脂 10 g，炒蒲黄 10 g。14 剂，水煎服。

复诊：2005 年 12 月 28 日。患者自行服用前方，顺产 1 女，现尿蛋白（＋＋），下肢不肿，脾气稍急。继用前方，并加入狗脊、川断、川牛膝、枳实、枳壳、赤芍、白芍、白花蛇舌草、白茅根。

医嘱：少吃肉食，多饮牛奶。治疗后患者尿中蛋白减少，诸症减轻。

按语：本例患者孕后阴血下聚养胎，脾肾亏虚，脾虚土不制水而反克，

肾虚水无所主而妄行，最终导致水湿内停，泛溢肌肤，发为浮肿。治当补肾健脾，利水消肿。初诊治其标，以"利水消肿"为主。方中黄芪、当归补气养血，川芎行气，气行则水行；金樱子、芡实固肾涩精；丹参、丹皮活血行水；猪苓利水渗湿消肿胀；失笑散化瘀止血，防血尿；倒扣草活血利水。二诊标本同治，在利水消肿基础上，投以补肾之狗脊、川断、川牛膝；枳壳、枳实、赤、白芍疏理肝气畅情志；白花蛇舌草与白茅根清热利尿。全方肝脾肾兼顾，补中有行，利中有涩，收效明显。

（林　萍　唐征宇）

第四章 产后病

产妇在产褥期内发生与分娩或产褥有关的疾病，称为"产后病"。从胎盘娩出至产妇全身各器官（除乳腺外）恢复至孕前状态的一段时期，称"产褥期"，一般需6~8周。产后7天内称"新产后"。

《金匮要略·妇人产后病脉证治》曰："新产妇人有三病，一者病痉，二者病郁冒，三者大便难。"论述了亡血伤津所致的"新产三病"。《张氏医通·妇人门》指出："产后诸病，唯呕吐、盗汗、泄泻为急，三者并见必危。"古人所说的产后三冲，与西医产科"羊水栓塞"有相似之处，为产时危急重症。

产后病的病因病机概括有4个方面：一是亡血伤津；二是元气受损；三是瘀血内阻；四是外感六淫或饮食房劳所伤。产后病的治疗原则：根据临床特点，本着"勿拘于产后，亦勿忘于产后"的原则，结合病情辨证论治。具体治法有补虚化瘀、益气固表、清热解毒、调理肝肾脾等。产后用药掌握"三禁"：禁大汗以防亡阳，禁峻下以防亡阴，禁通利小便以防亡津液。

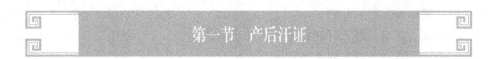

第一节 产后汗证

产后汗证是妇女产褥期间常见的病证之一，分为产后自汗和产后盗汗。产后涔涔汗出，持续不止，称为产后自汗；若寐中汗出湿衣，醒来即止者，称为产后盗汗。

古代医家对于产后汗出论述较多，《金匮要略》曰："产后血虚多汗出。"《妇人大全良方》曰："虚汗不止者，由阴气虚而阳气加之，里虚表实，阳气独发于外，故汗出也。血为阴，产则伤血，是为阴气虚也；气为阳，其气实者，阳加于阴，故冷汗出。而阴气虚弱不复者，则汗出不止也。"《产孕集》曰："盖产后气虚血少，经络空乏，肢体懈怠，腠理开张，皮毛不实，营卫不固，血道易虚，气道易滞。"由此可见，辨治产后汗证，多从虚论治。然而，临床治疗产后汗证，应结合实践，分辨虚实，治以扶正祛邪。

一、朱南孙　补肾养肝，固表敛汗，分辨虚实诊治产后汗证

国医大师朱南孙教授系海派中医"朱氏妇科"第三代传人。朱南孙教授秉承家学博采众长，遵循古训圆机活法，辨证论治进退可度，组方用药味味有据，处方精妙自成特色。朱教授认为产后汗证的主要病机多为气血俱虚。在治疗上以补虚为主，从产后气血两亏参求用药。正气不足，邪气易侵。在气血亏损的基础上，或有脾肾阳虚，或者阴虚火旺，或湿热内蕴，或血脉瘀滞，或肝气郁结。故朱教授临诊时尤重分辨虚实，汗证日久注重调补脾肾，实证注重祛邪。

病案1：患者徐某，27岁。

初诊：2009年5月20日。

主诉：患者产后自汗、盗汗2月余。

病史：患者于2009年3月5日顺产一女婴，产后恶露1个月净，未哺乳，5月17日转经，量多，痛经。产后第2天受风寒，3月8日鼻衄，2天后血自止，仍发热，始自汗并盗汗，汗出伴烘热，偶感五心烦热。

诊察：恶风，自汗，盗汗，关节酸楚，神疲乏力，纳差，便溏，寐欠安，脉右细左弦尺弱，舌暗红、苔黄腻少津。

中医诊断：产后汗证。

辨证：产虚未复，肝旺肾虚，风寒袭脉。

治法：补肾养肝，固表敛汗。

方药：太子参30g，白术9g，白芍9g，五味子3g，麻黄根20g，浮小麦20g，合欢皮12g，茯苓12g，茯神12g，首乌藤20g，枸杞子12g，桑枝12g，桑寄生12g，伸筋草12g，威灵仙12g。12剂，常法煎服。

二诊：2009年6月3日。患者周身及头面自汗略见减少，但感畏寒恶风，胸闷心慌，夜寐欠安，脉细缓，舌暗、苔黄腻。辨证仍属产虚未复，心气不足。治拟养心益气，固表敛汗。处方：煅龙骨15g，煅牡蛎15g，党参15g，炙黄芪15g，白术6g，白芍12g，炙甘草6g，浮小麦30g，糯稻根20g，五味子3g，茯神12g，合欢皮12g。继服12剂。

三诊：2009年6月17日。患者服药后汗出减，仍畏寒，肢节酸楚，末

次月经 6 月 12 日，量中，脉细软，舌暗红、苔薄腻。仍属产虚未复。治拟益气养阴，固表敛汗。处方：黄芪 20 g，防风 12 g，防己 12 g，白芍 12 g，糯稻根 30 g，麻黄根 30 g，女贞子 10 g，淮山药 10 g，菟丝子 12 g，补骨脂 12 g，茯苓 12 g，茯神 12 g。继服 12 剂。经治 2 月余，汗出已减，然患者素体不足，故继予益气养阴之剂调养。

按语：患者产虚未复，首诊用太子参为君药，其性平缓，辅以白术、白芍健脾益气、柔肝敛阴，加五味子、麻黄根、浮小麦收敛固涩以助止汗敛汗，合欢皮、茯苓、茯神、首乌藤解郁安神、养血宁心，枸杞子、桑枝、桑寄生、伸筋草、威灵仙补肾强骨、补养肝肾、固表敛汗。二诊时汗略减，但感胸闷心慌，考虑患者汗出日久，伤及心阴，故治以补养心气为主，方中煅龙骨、煅牡蛎、糯稻根、五味子镇心安神，收敛止汗；党参、黄芪、白术、白芍健脾益气，甘草、小麦同用补养心气，心脾得养，津液化生有源；茯神、合欢皮养心安神。患者服药 1 个月后汗症好转，仍感畏寒，故用玉屏风散化裁益气固表，加用补肾之品，肺肾同调，以巩固疗效。

病案 2：患者，杨某，31 岁。

初诊：2011 年 9 月 14 日。

主诉：患者产后自汗 10 月余。

病史：既往月经规则，月经初潮 14 岁，经期 7 天，周期 28～30 天，量中，结婚 5 年未避孕未孕，有盆腔炎病史 1 年，经多方调治后于 2010 年 11 月剖宫产下一女，产后恶露 35 天净，2011 年 4 月转经，5 月断乳。末次月经 9 月 5 日，量偏少。自产后动辄汗出，劳累后加重，时有腰酸，二便调，夜寐欠安。追问病史，患者于哺乳期间曾有乳腺炎发作史。诊察：脉细弦迟，舌暗尖红、苔黄腻。

中医诊断：产后汗证。

辨证：湿热内蕴，脾运不健。

治法：健脾利水，化湿止汗。

方药：生黄芪 15 g，防己 15 g，白术 9 g，白芍 12 g，带皮茯苓 12 g，土茯苓 20 g，制川朴 6 g，薏苡仁 12 g，浮小麦 30 g，糯稻根 30 g。12 剂。水煎服，每日 1 剂。服药后未再就诊，电话随访患者诸证皆平。

按语：患者孕前有盆腔炎反复发作病史，虽经调治有所好转，因病迁延日久，湿热内蕴于冲任，肝肾耗损，加之产后气血耗伤，冲任空虚，湿热蒸于内，此属产后湿热内蕴、脾运不健而致多汗。方中黄芪、防己补气利水祛风而不伤正，辅以白术健脾燥湿以助君药祛湿行水；白芍养血和营；带皮茯苓利水；土茯苓清热除湿；制川朴、薏苡仁利湿健脾；浮小麦、糯稻根止汗敛汗。患者虽汗多，但朱教授用药不以敛汗为主，而多用利水药使湿从小便出，虽为产后，亦不拘于产后，而采用通利之法，以达祛湿止汗之效。

（谢斯炜）

二、吴燕平　补虚祛邪，气血同治，病证结合诊治产后汗证

吴燕平教授师承首批国家级名老中医裘笑梅先生，从事中医妇科临床、教学、科研工作 30 余年，对于妇科疑难病、产后病治疗有丰富的临床经验，见解独到，处方灵活。在产后病的治疗中，吴教授擅长补虚与祛邪并用，辨证与辨病相结合。

吴教授认为产后汗证的主要病机是产后气血两虚，阴阳失调、营卫不和所致。治疗必须抓住气血两亏这个关键。气血生化同源，产后注重补气养血，尤重补气，顾护脾胃，标本兼治。同时产后多虚，需未病先防，强调营养均衡，适当活动，避免风寒。

病案：张某，女，27 岁。

初诊：2016 年 10 月 17 日。

主诉：患者产后自汗、盗汗 1 月余。

病史：二胎产后 46 天，产程中出血量多，耻骨联合分离，产后卧床休养 1 月余，现已断奶。曾在当地医院服用大量收涩敛汗的中药，汗出未见明显好转，患者甚为苦恼。就诊时正值初秋，患者戴帽并身着棉衣，面色无华，气短懒言，体温正常，但见汗出。自诉汗出量多，不分昼夜，恶风寒，每天更换衣物数十次，动辄汗出如珠。全身乏力，伴关节疼痛，大便稀溏，小便可，夜寐欠安，胃纳欠佳，恶露已净，无流涕、无咽喉痒痛等不适，诊察：舌淡边尖稍偏红、苔白稍腻，脉细弱。触诊手心偏热，手臂冰凉。

中医诊断：产后汗证。

辨证：气阴两亏，卫表不固。

治法：益气养阴，固表止汗。

方药：生地黄、山萸肉、石菖蒲、路路通、荆芥、芡实各 10 g，女贞子、白术、白芍、制黄精、党参、黄芪、豆衣、鳖甲各 12 g，山药、糯稻根各 15 g，淡竹茹、茯苓各 9 g，砂仁 6 g，通草 5 g。5 剂，每天 1 剂，水煎，

早晚饭后温服。嘱避风寒，清淡饮食。

二诊：2016 年 10 月 22 日。患者诉服药后汗出明显好转，恶风、畏寒均减轻，全身关节疼痛稍有缓解，舌脉从前，故效不更方，初诊方加当归、桑枝各 9 g，槲寄生、制狗脊各 10 g，5 剂，每天 1 剂，水煎，早晚饭后温服。

三诊：2016 年 10 月 28 日。患者就诊时已无戴帽，衣着减少。自诉服上方后汗出明显好转，关节疼痛消失，再以二诊方加减（去糯稻根、豆衣）以善后。后因患者非杭州地区，就诊不便，要求在家自行调养。后电话随访，患者自诉已痊愈。

按语：患者由于产时、产后失血量多，气随血耗，加之长期卧床，久卧伤气，导致产后气血两虚，气虚卫外不固，故恶风畏寒、汗出不止。阳气亏虚加之津液缺乏，肌肉、筋脉失于濡养，则出现全身乏力伴关节疼痛。舌脉一派气阴不足之象。临证治疗时不可峻补，须益气健脾养血以资生化之源，气血得补，自然阳生阴长，故吴教授用党参、黄芪、白术、山药补脾益气；生地黄、女贞子、山萸肉、制黄精滋养肾阴。其中生地黄可补肾水滋肾阴，女贞子入肝肾而滋阴，白芍既可敛阴又可养血柔筋，对于气血不足引起的关节疼痛亦有效；茯苓既补益心脾又可宁心安神，对于患者夜寐欠安也有效；鳖甲乃鳞介之属，入水而滋阴，增液而抑阳，涵木而息风；石菖蒲开窍宁心安神，且产妇常服滋腻的饮食，多进膏粱厚味，导致脾运不畅，痰湿丛生，石菖蒲还有燥湿化痰之效；少佐砂仁，理气温中；芡实健脾除湿、收敛止泻，用于大便溏薄；糯稻根、豆衣固表止汗；通草、路路通疏通全身气血经络。全方补而不滞，标本兼治，益气养阴、健脾养血，辅以固表止汗，疗效显著。

（谢斯炜）

三、柴松岩　益气养血，健脾疏肝，诊治产后汗证

产后汗证一病古已有之，早在汉代《金匮要略病脉证并治》中有论："新产血虚，多汗出，喜中风，故令病痉"，隋代《诸病源候论》首列"产后汗出不止候"，宋代《妇人大全良方》认为"产后虚寒（汗）不止"，因"阳气频虚，腠理不密而津液妄泄也"。

国医大师柴松岩教授认为，产妇产程中必耗气伤血，气血损伤而后腠理

不实则为产后汗证之病理基础，如《妇人良方》云："虚汗不止者，由阴气虚而阳气加之，里虚表实，阳气独发于外，故汗出也。血为阴，产则伤血，是为阴虚也；气为阳，其气实者，阳加于阴，故冷汗出。而阴气虚不复者，则汗出不止也。凡产后气血兼虚，故多汗，盖人身之气血相互依存，密切相关。"故临床治疗时，结合辨证，属产后自汗者，治则重在益气养血。气充则表固，阴盛则汗自敛。

在临床实践中，产后汗证亦属产妇产后多见病证。针对本病之病因，柴教授指出：患者就医时，不论为何季节，多见严实包裹而来，常使人误以为受风、受寒，更亦有医者治以祛风温经之法，实为谬误、谬治。柴教授强调，对于谨防产后受风的传统理念，当辨证论治。产后衣裹严实或门窗紧闭，可抵挡风寒，但汗出淋漓，身体不舒，若更衣频繁，不慎感冒，则防风措施更甚。如此反复，调理失当，则或疾病终缠绵于身。实际上，可将产后康复的科学理念，在孕妇妊娠后期待产或妊娠早期传达，嘱产后注意加强营养及运动，增强体质调和营卫，做到适温寒，慎起居，防外感，即可避免产后汗证出现。

病案：叶某，女，29岁，已婚。

初诊日期：2008年12月13日。

主诉：产后自汗9个月，伴身痛。

病史：患者2008年3月剖腹产一女婴，产后40天受凉，自觉后背酸痛、发凉，大汗出，持续不止至今。现仍大汗不止，动辄加剧，伴身痛，倦怠乏力，性情紧张，大便不成形。产后哺乳5个月，停止哺乳后月经来潮，每月一行，末次月经2008年11月17日。舌肥嫩黯，苔白，脉细滑无力。

中医诊断：产后汗证。

辨证：产后血虚，肝旺脾弱。

治法：益气养血，健脾疏肝。

方药：白梅花10 g，阿胶12 g，葛根6 g，墨旱莲12 g，杜仲12 g，太子参10 g，覆盆子10 g，北沙参20 g，白芍10 g，浮小麦15 g，续断12 g，生牡蛎20 g，桔梗10 g，钩藤10 g，扁豆10 g，藿香3 g。7剂。

二诊：2008年12月27日。药后汗出减轻，情绪较前稳定。末次月经2008年12月15日，经期腹痛3天，腰痛，畏寒。舌淡嫩，脉细滑。处方：生黄芪12 g，当归10 g，白芍10 g，玉竹10 g，金银花12 g，北沙参20 g，桔梗10 g，浮小麦20 g，莲子心3 g，合欢皮10 g，百合12 g，川芎5 g。

7剂。

三诊：2009年1月10日。药后汗出基本缓解，精神状态好转，身痛减轻。但近日劳累后症状有所反复，近日咽痛。舌肥嫩黯，脉细滑。处方：冬瓜皮15 g，生黄芪10 g，桑枝10 g，川芎5 g，荷叶10 g，益母草10 g，百合10 g，浮小麦20 g，白芍10 g，莲子心3 g，金银花12 g，桑寄生10 g，木蝴蝶3 g。7剂。

按语： 本案患者产后汗出持续9个月未解，为异常之态。患者产时气血受损，加之平素性情急躁，肝旺脾虚，脾气不足，致卫阳不固，腠理不实，阳不敛阴，津液外泄，故见汗出不止，舌肥嫩，脉细滑无力；脾虚运化不利，痰湿内停，再感寒邪，凝闭于内，经脉气血不疏，故见身痛、苔白脉细滑；脾虚阳气不能外达，故见倦怠乏力；脾虚运化不利，还可见大便不成形。综合辨证为产后血虚，肝旺脾弱，此时治疗不宜见虚而予大量温补之剂，饮食应忌大枣、乌鸡、龙眼肉等温燥之品，以免燥热伤阴。首诊处方中，以太子参、阿胶为君。而产后气血骤虚正是本证发生的病理基础。太子参为清补之品，健脾益气的同时又养阴清热；阿胶为血肉有情之品，甘平质润，为补血要药，尤以治出血而致血虚效果甚佳。以墨旱莲、北沙参、白芍为臣，辅助君药养阴血。同以杜仲、续断为臣，补益肝肾，强筋壮骨，通利血脉，以治身痛。佐以白梅花疏肝解郁，覆盆子固肾收涩，桔梗、扁豆、藿香化痰除湿，生牡蛎收敛固涩以止汗。以葛根、钩藤为使。患者自觉后背酸痛、发凉，后背属督脉循经，柴教授经验用葛根、钩藤引药入督脉，配合续断、杜仲强筋壮骨，通利血脉，每每奏效。全方益气、养血、疏肝、除湿多效并举。首诊药后汗出减轻，苔白消失，示湿邪得解。二诊继续以益气固表、养血疏肝之法治疗。药用生黄芪善治表虚自汗，补气升阳又加强益气固表止汗，二诊方中加用金银花、莲子心，可清血分之热，此乃柴教授中医治未病理念之具体应用。虽患者目前尚无热象表现，但现存阴血不足病机进一步演变，或生内热，当避之，故养阴血基础上配合清血热；同时，佐以金银花、莲子心又可预防生黄芪性温燥伤阴液，实为用药之精妙。三诊仍益气固表养血清热以巩固疗效。患者上次月经经期腹痛3天，现值经前，药用益母草活血化瘀，通经止痛。近日咽痛，药用木蝴蝶清肺利咽。

（谢斯炜 林 萍）

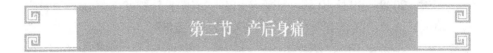

第二节　产后身痛

产妇在产褥期内出现肢体、关节酸痛、麻木、重着者称"产后身痛"，亦称"产后痹""产后关节病""产后风湿痹痛"等，俗称"产后风"。

产后身痛始见于《诸病源候论·妇人产后病诸候》："产则伤动血气，劳损脏腑，其后未平复，起早劳动，气虚而风邪乘虚伤之，致发病者故曰中风，若风邪冷气，初客皮肤经络，痛痹不仁，若乏少气。"《医方类聚》云："夫产后中风，筋脉四肢挛急者，是气血不足，脏腑俱虚，日月未满，而起早劳役，动伤脏腑，虚损未复，为风邪所乘，风邪冷气初客于皮肤经络，则令人顽痹不仁，羸乏少气，风气入手筋脉，挟寒则挛急也。"

产后身痛属痹症范围。病因主要为血虚、血瘀、外感和肾虚，以内伤气血为主，兼风、寒、湿、瘀，治疗原则以养血益气补肾为主，兼活血通络、祛风止痛。稍参宣络，不可峻投风药。

一、胡荫奇　专病专方结合分型论治产后痹病

胡荫奇教授是全国名老中医专家，国家第三批、第四批全国名老中医药专家学术经验继承工作指导老师，致力于风湿病的研究并创新性提出了病类—二级病名—证候的三级诊断模式。

胡教授认为产后身痛发病是内因与外因共同作用的结果。内因是由于产后气血不足，脏腑俱虚，卫外不固；在此虚弱的体质基础上外感风、寒、湿、热之邪，病机是正虚邪侵、痹阻经络、经脉筋骨失养，病性为本虚标实，病证属虚实夹杂。

对于产后痹的治法，胡教授有三大特色研究：一是研制了专病专方即扶正蠲痹汤：鹿角胶、熟地黄、炙黄芪、当归、川芎、白芍、威灵仙、鸡血藤、穿山龙、徐长卿、鬼箭羽。此方由四物汤合阳和汤组成，方中鹿角胶、熟地黄为君药，两者共用可温阳养血。炙黄芪、当归、川芎、白芍为臣药，四药共用可益气、养血、活血。威灵仙、鸡血藤、穿山龙、徐长卿、鬼箭羽共为佐使，调和诸药、合力祛邪、通络止痛。二是分型论治，在扶正蠲痹汤基础上，依兼证不同，随症加减，常从3个兼见证型论治：①兼见风寒湿痹

阻证，配伍伸筋草、青风藤等祛风湿通经络；风邪偏盛者，加防风、羌活、天麻等。②兼见湿热痹阻证，扶正蠲痹汤加宣痹汤化裁，湿重于热者，加苍术、白术、防己、薏苡仁、木瓜、泽泻、半夏等；热重于湿者，选用虎杖、忍冬藤、茵陈、滑石、黄柏、知母、秦艽等。③以瘀血痹阻证为主者，配伍片姜黄、路路通、鹿衔草、穿山龙等清热通络、除痹止痛。三是内外兼治，胡教授常在内服中药汤剂的同时，嘱患者用药渣外敷，提高临床疗效。

病案1：患者，女，29岁。

初诊：2015年4月17日。

主诉：产后3个月全身多关节游走性疼痛。

病史：患者2014年11月19日生产后3个月受凉出现全身多关节疼痛，疼痛呈游走性，于当地医院就诊，未明确诊断，给予口服风湿骨痛胶囊，外用狗皮膏治疗，效果不明显，后疼痛反复，并逐渐加重。来院就诊时患者全身多关节游走性疼痛，以膝关节、踝关节、双手背、双足跟疼痛明显，腰膝酸软无力，畏风喜暖，遇冷后疼痛加重。乏力明显，白天活动后易出汗，纳差，小便如常、大便溏，日一行。诊察：全身各关节无肿胀、压痛，皮色、皮温正常，各关节活动度正常。舌质淡红，边见齿痕，苔白腻，脉沉细。类风湿因子<20 IU/mL，红细胞沉降率11 mm/h，抗链球菌溶血素<200 IU/mL。患者既往体健，否认高血压病、糖尿病、冠心病等慢性疾病史。

西医诊断：产后关节疼痛。

中医诊断：产后痹。

辨证：肝肾亏虚，脾阳不足，风寒湿痹阻证。

治法：滋补肝肾、温阳健脾、祛风除湿通络。

方药：扶正蠲痹汤加减。鹿角胶12 g，熟地黄30 g，当归10 g，川芎10 g，炙黄芪15 g，桂枝10 g，白芍30 g，防风10 g，白术15 g，威灵仙15 g，鸡血藤30 g，7剂。日1剂，水煎服。

二诊：2015年4月24日。药后全身关节疼痛明显缓解，腰膝酸软无力减轻，但仍感畏风怕冷，背部、双侧膝关节、踝关节、足跟部受冷后自觉疼痛，汗出较前少，仍有体倦乏力，纳呆，小便畅、大便溏，日一行。舌质淡，边有齿痕，苔白腻，脉沉细。患者肝肾亏虚症状得减，脾肾阳虚症状仍在，前方加巴戟天10 g，赤茯苓15 g，以温补肾阳、健脾利湿，继服14剂。

三诊：2015年5月15日。药后诸症减轻，双侧膝关节、踝关节、足跟部疼痛较前明显减轻，仍有畏风怕冷，遇寒后关节症状加重，胃纳可，小便可、大便成形，夜寐可。舌质淡，边有齿痕，苔白腻，脉沉细。患者疼痛减轻，经络渐通，寒湿仍在，前方加仙灵脾 12 g，桂枝加量至 12 g 以加强温补肾阳之力。

四诊：2015 年 6 月 5 日。患者病情平稳，腰部、双侧膝关节、踝关节偶有畏风怕冷，受凉后或接触凉水后会出现上述关节疼痛，余无明显不适。纳眠可，二便调。查：舌质淡，边有齿痕，苔白腻，脉沉细。患者寒湿痹阻症状仍见，上方加独活 12 g，千年健 10 g，加强祛风除湿、通络止痛之作用，继服 14 剂。

随访半年，患者病情平稳，全身关节疼痛症状消失，已无腰膝酸软，无恶风、乏力等症。

按语：本案患者为青年女性，妊娠、分娩致气血耗伤，致使肌肤、筋脉、关节、脏腑等失于濡养，不荣则痛；同时营卫失和，风寒湿等外邪乘虚入侵，内外相引而发病。日久痰瘀相合，留于筋脉关节；病邪深入，损及脏腑阴阳而生变证。治疗以扶正蠲痹汤为主，兼以补益肝肾、祛风除湿、活络止痛，效果显著。

病案 2：张某，女，31 岁。

初诊：2014 年 3 月 23 日。

主诉：产后四肢多关节疼痛 1 月余。

病史：因产后受凉出现四肢多关节疼痛，双手近端指间关节肿胀，疼痛呈游走性，伴有畏风怕冷、自汗、乏力，劳累后加重、纳眠可、小便黄、大便偏干 2 天一行。诊察：舌红少苔、脉弦细。

西医诊断：产后关节疼痛。

中医诊断：产后痹病。

辨证：气血两虚、风寒外袭。

治法：益气养血、祛风止痛。

方药：扶正蠲痹汤加减。鹿角胶 12 g，熟地黄 30 g，黄芪 20 g，当归 10 g，川芎 10 g，白芍 30 g，防风 10 g，白术 10 g，桂枝 10 g，阿胶珠 10 g，鸡血藤 30 g，威灵仙 30 g，徐长卿 15 g，牛蒡子 10 g，玫瑰花 10 g。14 剂，水煎服，每日 1 剂，早晚分服。

二诊：2014 年 4 月 7 日。药后症减，四肢多关节仍有疼痛，以双膝为甚，伴有畏风怕冷，偶有疲倦乏力、舌红苔薄白、脉沉细。处方：玫瑰花 10 g，半夏 10 g，白芷 10 g，鹿角胶 12 g，金银花 15 g，忍冬藤 30 g，桑枝

15 g，桂枝 10 g，川牛膝 10 g，桑寄生 15 g，生黄芪 20 g，独活 10 g，当归 10 g，香附 10 g，穿山龙 15 g，14 剂。

三诊：2014 年 5 月 20 日。服用上方 1 个月后诸症明显减轻，诉近来畏风怕冷明显，受凉后双膝疼痛加重。守二诊方加白芥子 10 g，减白芷，14 剂，水煎服。药后诸症均减，继以成药独活寄生丸善后。

按语：此案患者四肢多关节游走性疼痛，伴有畏风怕冷、自汗、疲乏、舌红少苔、脉弦细，属气血亏虚、风寒之邪痹阻经络所致。胡教授以专病专方扶正蠲痹汤益气养血为主，兼以调营和卫，祛风止痛。初诊时方中以四物汤养血调血，玉屏风散补气祛邪，黄芪桂枝五物汤调营和卫。复诊时依证论治，以祛风除痹、通络止痛为要。三诊重用忍冬藤、桑枝、穿山龙等祛风除湿、通利关节；以独活、川牛膝、桑寄生等成独活寄生汤之意而疗双膝痹痛。玫瑰花治疗风痹可理气解郁、活血散瘀、行血止痛。

（谢斯炜）

二、胡国华　运用"通""养"法，分期诊治产后身痛

胡国华教授系第四届上海市名中医，为全国第一批名老中医药专家学术经验继承人，曾师从全国妇科名家哈荔田教授，后又拜海派中医朱氏妇科第三代传人朱南孙教授为师，是国内妇科流派研究的发起者和组织者。胡国华教授认为本病的病机多为本虚而标实，气血不足为其发病的重要内在原因，产后气血亏虚，百脉空虚，筋脉失养即本虚，此时又因外邪入侵，产褥期风寒湿邪乘虚而入即标实，针对产褥期特殊的生理病理及气血亏虚、外邪内侵的发病机制，胡教授常运用朱氏妇科"通、涩、清、养"四法中的"通""养"二法论治本病。

对于产后身痛的诊治，分期治疗可事半功倍，早期治疗应重视补益气血，滋养肝肾；后期治疗则以通络为中心，辨证用药。朱氏妇科的学术主张治病求本，提倡"冲任以通为用"理论。胡教授认为产后身痛多因虚实夹杂，纯虚者并不多见，基于妇人产后"亡血伤津，瘀血内阻，多虚多瘀"的特点，对于产后身痛的治疗应遵循"勿拘于产后，亦勿忘于产后"的原则，结合病情辨证论治。"产后多虚，应以大补气血为主""产后多瘀，当佐以活血行瘀"。临证中，胡教授擅长使用藤类中草药治疗本病，络石藤、伸筋草、首乌藤、鸡血藤等多种药物合用，重视患者气血失和、肝肾亏虚之

本，同时根据轻重缓急，兼顾祛除风寒湿邪而通络止痛。

有研究表明，首乌藤养血安神、祛风通络，善治"络中之气虚"。鸡血藤活血补血，舒筋活络，对风湿痹痛、肢体麻木有良效，可在止身痛的同时养血安神，对血虚血瘀之痛痹效佳，善治"络中之血虚"。络石藤养肾，主腰髋痛，坚筋，利关节，对于产后身痛患者，本药善治"络中之滞"，止痛效果好，并兼有补益肝肾之作用。伸筋草舒筋活血，补气通络，治腰痛、关节痛。治疗中，需要辨证和辨部位相结合，尤其是疼痛的部位不一，临证治疗应随症加减，若病在上肢、颈项，可用桑枝、葛根、桂枝、延胡索；若病在下肢，可用川牛膝、威灵仙；以膝关节痛甚者，可用伸筋草；足跟痛甚者，可用独活、首乌藤；若病在腰间，用桑寄生、川续断、杜仲、补骨脂；腰腿痛甚者，可酌情选用制川乌、制草乌，配合固扶正气的药物，利于提高临床疗效。

病案：叶某，女，32岁。

初诊：2013年1月30日。

病史：患者于2个月前顺产一女婴，产后手指关节作痛，腰酸痛，背部僵硬不适，右膝盖酸痛无力，双目遇风干涩流泪，情绪焦虑急躁，自觉乏力，已断乳月余，产后56天恶露方断，刻下：带下色可，自汗出，夜寐易醒，胃纳尚佳，大便正常，偶有尿频，脉弦细无力，舌淡红，苔薄，既往经调。

中医诊断：产后身痛。

辨证：气血亏虚证。

治法：益气养血，益肾通络止痛。

方药：黄芪30 g，党参18 g，川续断12 g，杜仲12 g，鸡血藤18 g，络石藤18 g，防风9 g，制川乌、制草乌各6 g，羌活、独活各12 g，知母12 g，牡丹皮12 g，当归20 g。

上法治疗1个月后，患者月经来潮，量色如常，身痛明显好转，仍有手指关节酸痛，纳可，便调。处方：生黄芪30 g，防风9 g，白术12 g，透骨草9 g，络石藤18 g，伸筋草18 g，川续断18 g，杜仲18 g，桑寄生12 g，狗脊18 g，当归12 g，白芷12 g，淫羊藿15 g，桑枝12 g。

时至5月，患者身痛症状尽除，嘱其停药，平时多加锻炼，避风寒，保持心情舒畅。

按语：患者产后2个月，由于分娩失血，其舌淡红，苔薄，脉弦细无力，气血亏虚，冲任不足，四肢百骸、筋脉关节失之濡养，外邪乘虚而入，留滞经络，流入关节使气血瘀阻，而发生周身疼痛不适；气虚不摄血，无以养心，可见自汗、夜寐欠安。胡教授临床诊治产后身痛十分重视患者气血失和、肝肾亏虚，同时根据轻重缓急而兼顾祛除风寒湿邪而通络止痛。首诊关节疼痛症状明显，急则治其标，加重祛风通络，活血温经止痛之功，药用鸡血藤、络石藤、防风、制川乌、制草乌、羌活、独活。兼顾益气养血补肾，用党参与黄芪，益气健脾，升阳举陷；川续断、杜仲、当归补益肝肾，固本止痛；知母、牡丹皮清热化湿。二诊后根据病情变化，在治疗中因势利导，以冲任通盛为要，加重桑寄生、狗脊等补肾益肝之品，而去川乌、草乌、羌活、独活等性烈之品，加重透骨草、络石藤、伸筋草等通络之品，标本兼顾，其后逐渐加重益肾之品，以图治本。按"通""养"结合原则调整用药数月余，患者痊愈。

（谢斯炜　林　萍）

三、路志正　从"虚"论治产后身痛

国医大师路志正教授认为产后身痛属本虚标实，具有三大特点：一是必有本虚，女子以血为本。妊娠期间，需大量精血以濡养胞胎，乃致四末百骸即呈空虚或不足状态，产后气血耗失，腠理疏松，肌肉、关节及筋脉失荣，不荣则痛，疼痛、酸楚、麻木等症随之可见。二是兼有邪实，产后正虚，保养不当，极易感邪获病。或因产后起居不慎，寒温不适，或失于调养，或因过于食补滋腻之品而内生湿热，或因情志不舒，气机郁滞经络，致使外感风寒湿热之邪，内生痰浊瘀血阻滞经脉，内外邪互结而发本病。三是情志为辅，情志活动与脏腑气血有着密切联系。脾在志为思，女子过于思虑，则气机受阻，脾胃升降失司，又致痰湿内生，湿浊困脾，湿邪阻络，经脉不通，不通则痛。临床病证有卫气不固，或营卫不调，或血虚不能荣养筋脉，或阳虚湿盛，或肝肾不足等。路教授临证时以"虚"为纲，以补益为主，但不一概而论，注重辨证施治，调和营卫，兼以祛邪通络，攻补兼施，同时舒畅情志、调肝健脾，灵活变通，巧妙施药，屡见奇效。

病案1：患者，女，31岁。

初诊：2009年12月17日。

主诉：剖宫产术后自觉手指冷痛8月余。

病史：自诉10个月前行剖腹产，产后40天即觉手指凉，上班吹空调后手指疼痛，双膝发凉，怕风，曾进行风湿类风湿相关检查，结果均正常，曾服中药效不显。其手指凉，手指掌指关节疼，遇暖则痛减，双膝发凉，走路时间久后双膝麻木，小腿及后背怕风，睡眠易醒，纳可，矢气多，大便1～2天一次，月经正常，眼干涩，情绪抑郁。患者2006年流产一次，流产半年后双膝疼痛，有干眼症病史。诊察：舌黯淡苔白腻，脉沉濡。

中医诊断：产后身痛（产后痹）。

辨证：营卫不固，肝脾不和。

治法：益气固卫、疏肝理脾、化湿通络。

方药：生黄芪15 g，炒苍、白术各12 g，防风12 g，防己15 g，炒杏仁9 g，炒薏米30 g，厚朴花12 g，姜半夏10 g，黄连8 g，茵陈12 g，秦艽12 g，威灵仙12 g，桂枝10 g，赤、白芍各12 g，草薢15 g，晚蚕沙（包煎）20 g，车前子（包煎）15 g，煅牡蛎（先煎）30 g，14剂。

随诊诸症减轻，继服14剂后未再就诊。

按语：本例为产后气血亏虚，肝脾不和而致产后痹证。患者曾有小产病史，气血本已受损，此次产后气血又亏，脉道空虚，营卫不固，复感寒邪，症见恶风恶寒；寒邪流注于关节，经脉不通，则肢体关节发凉、疼痛，遇暖得减，病属虚实夹杂；且邪阻气机，肝失疏泄，气郁，矢气，肝血不充，双目干涩。久痹不愈，进而伤及脏腑，脾虚湿阻，土壅木郁，肝脾不和。治疗重在益气健脾、疏肝解郁兼利湿通络，方选防己黄芪汤加味。路教授临证施药有两大特点：一是补泻平衡，方中生黄芪益气固表，白术苦温燥湿、和中补脾，加黄连、茵陈、秦艽、车前子、草薢等清热利湿，一温一凉，一补一泻，以趋平衡。二是对药相伍，苍、白术并用，苍术甘温燥烈，燥胃强脾除湿，升发胃中阳气；白术甘温性缓，健脾力强，二药配用，一胃一脾，中焦得健；防己、防风并用，协同祛风除湿；桂枝、白芍同用，解肌和营；炒杏仁、薏米合用，健脾利湿，行气散结，通络除痰，宣肺气，醒脾运，畅三焦，通畅一身之气机；晚蚕沙祛风湿和胃。全方既能祛风湿止痛，又能顾护脾胃。

病案2：患者，女，37岁。

初诊：2010年12月30日。

主诉：关节痛、后背痛13年。

病史：13年前因产后受凉，出现后背疼，肘、髋、膝关节疼痛，四肢肌肉酸痛。喜热饮，进食寒凉食物、生气后均引起胃痛，胃中有振水声。刻下：关节疼痛，心烦气躁，手颤，眼干涩，有飞蚊症，时有遗尿，疲乏头晕，心悸胆怯，入睡困难，多梦易醒，月经量少色暗有血块。诊察：舌质淡，边有齿痕，苔薄，脉弦滑细。

西医诊断：产后关节痛。

中医诊断：产后痹。

辨证：阳虚，水饮内停。

治法：运脾益气，温中和胃。

方药：党参 12 g，炒白术 15 g，桂枝 10 g，茯苓 30 g，姜半夏 12 g，炒杏仁 9 g，炒薏苡仁 30 g，焦三仙各 12 g，大腹皮 10 g，槟榔 10 g，八月札 12 g，郁金 12 g，泽泻 15 g，炒枳实 15 g，陈皮 12 g，佩兰 12 g，六一散（包）30 g，生姜 1 片。14 剂，水煎服，日 1 剂。

二诊：2011 年 1 月 13 日，药后胃痛胃胀胸闷症状减轻，仍有周身关节疼痛，头胀头昏沉，嗜卧，心烦气躁，飞蚊症，双手、头均有颤动。大便黏滞，肛门周围潮湿。带下量多黏稠。月经量少。舌质红，边有齿痕，苔薄，脉沉滑小数。治以疏肝运脾，清化湿热。方药：党参 12 g，荆芥穗 12 g，青蒿 15 g，黄连 12 g，炒苍术 15 g，炒白术 12 g，炒山药 15 g，生薏苡仁 15 g，炒薏苡仁 15 g，茯苓 30 g，桂枝 12 g，当归 12 g，炒白芍 9 g，泽泻 15 g，椿根皮 12 g，鸡冠花 15 g，婆罗子 12 g，生龙骨（先煎）30 g，生牡蛎（先煎）30 g，14 剂，水煎服，日 1 剂。

三诊：2011 年 5 月 26 日，服药后胃痛怕冷进一步好转，带下减少。仍有关节肌肉疼痛，程度减轻，疲劳乏力，头沉重昏沉，耳鸣，健忘，纳差，大便时硬，排便困难，情绪低落易烦躁，入睡难，目涩。舌质稍红，舌体中偏瘦，边有齿痕，苔薄白，脉沉弦尺弱。治以益气养血，健脾益肾。处方：生黄芪 20 g，桂枝 12 g，炒白芍 10 g，当归 12 g，川芎 12 g，地龙 12 g，炒杜仲 12 g，桑寄生 15 g，生白术 20 g，炒白术 12 g，炒枣仁 9 g，炒薏苡仁 30 g，补骨脂 10 g，炒菟丝子 12 g，焦三仙各 12 g，黄连 10 g，炒枳实 15 g，怀牛膝 15 g，生姜 1 片。14 剂，水煎服，日 1 剂。

按语：患者起病于产后受凉，卫表不固，寒邪入里日久伤及中阳。方选苓桂术甘汤、理中汤、二陈汤合方组方运脾益气，温中和胃，温阳化饮。二诊时阳虚水饮内停症状有所缓解。但木旺克土、脾运失职内生水湿，呈湿郁化热之象。选用完带汤加减疏肝运脾、清化湿热为主，辅以苓桂术甘汤温阳化饮。经两诊治疗，湿浊水饮等病邪逐去。气血不足虚象尽显，至此才拟"益气养血以荣筋，健脾益肾以培本"治疗。以黄芪桂枝五物汤配伍地龙补益气血，疏通血脉，合四物汤养血柔肝荣筋。纵观诊治过程，并不急于针对关节痹痛用药，而是分清主次，逐步入手，先祛邪再补虚，先治标后治本，终达目的。

（谢斯炜）

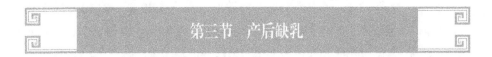

第三节 产后缺乳

产后哺乳期内，产妇乳汁甚少或无乳可下者，称"缺乳"，又称"产后乳汁不行"。

古代医家认为，乳汁为血之所生，气之所化。《傅青主女科》云："乳全赖气之力以行血而化变也。"隋代《诸病源候论·产后乳无汁候》描述："妇人手太阳少阴之脉，下为月水，上为乳汁。妊娠之人，月水不通，初以养胎，既产则水血俱下，津液暴竭，经血不足者，故无乳汁也。"乳汁的化生是气血津液、经络、脏腑共同参与的结果，只有在脾胃健行，气血充盛，生化有源，肝气调达，经脉流畅情况下，才能化生乳汁，排乳流畅。气血津液生化乏源为产后缺乳的主要原因。《景岳全书·妇人规·卷三十九》曰："肥胖妇人痰气壅盛，乳滞不来。"若素体抑郁，或产后情志不遂，则肝气郁结，乳络不通，乳络不通则乳汁不行。产后缺乳的主要病机为乳汁生化不足或乳络不畅。常见病因有气血虚弱、肝郁气滞、痰湿阻滞等。该病多发生于产后 2~3 天至半个月内，也可发生在整个哺乳期。治疗原则以调理气血、通络下乳为主。

一、白祯祥 自拟通乳方诊治气血虚弱型产后缺乳

白祯祥教授是山西省名老中医，全国第三批名老中医药专家学术经验继承工作指导老师，全国名老中医药专家传承工作室建设项目专家。对于治疗乳腺疾病有着丰富的临床经验和自己的临证心得，临床多获奇效。

产后缺乳其证型多样，对于气血虚弱证，白教授认为乳汁由气血所化

生，靠肝的疏泄以排出。妇人之乳，资于冲脉，与胃经相通，为气血所化。产后缺乳，临证常见，病因分虚实二端，一般虚者，乳大而软，属化源不足；实者乳大而硬，属流不通。《三因极一病证方论》曰："产妇有两种乳脉不行，有血气盛而壅闭不行者，有血少气弱涩而不行者，虚当补之，盛当疏之。"临床多用通乳丹补气养血，佐以通乳治疗，药用人参、黄芪、当归、麦门冬、桔梗各 10 g，通草 6 g，猪蹄两个，方中人参、黄芪大补元气；当归、麦门冬养血滋液；猪蹄补血通乳；通草宣络通乳；桔梗载药上行。全方补气养血，宣络通乳。

白教授根据多年临床经验自拟通乳方，治疗气血虚弱型产后缺乳可健脾和胃，益气养血，疏郁通乳，多获奇效。方中黄芪、党参、当归、黑芝麻为君药。黄芪健脾补中，升阳举陷，益卫固表，利尿、托毒，为补中益气要药。党参能补中益气，健脾益肺，补血生津，为传统补益要药，主治各种气血两虚、气津两伤之证。黑芝麻性味甘平，具有补血活血、养血益精之效。当归补血调经，活血止痛，润肠；现代药理研究证明当归补血活血功效可增强机体造血功能，当归还可兴奋子宫平滑肌，促进子宫复旧，有助恶露的排出；黄芪、党参、当归等均有增强机体免疫力的作用。臣药王不留行、炮甲珠、路路通、通草、皂角刺。王不留行归肝、胃经，活血通经，下乳，利尿，其苦泄宣通，行而不留，能行血脉，通乳汁，常与穿山甲同用，古有"穿山甲，王不留，妇人服了乳长流"之说。现代药理研究表明，王不留行对子宫有兴奋作用，并能促进乳汁的分泌。炮甲珠通经，下乳，活血消癥，消肿排脓，善活血走窜，故能宣通脏腑，贯彻经络而通经下乳，为治疗产后乳汁不下之要药。王不留行、路路通、炮甲珠走血分，通经活络以下乳，通草、皂角刺走气分，通气上达而下乳汁，使乳络宣通，化源自滋，乳水自充。佐药香附、瓜蒌、川芎、青皮、炮姜、蒲公英。香附理气解郁，调经止痛；瓜蒌清热涤痰，宽胸散结，润燥滑肠；川芎其性善散，又走肝经，血中气药；青皮疏肝破气，散结消痰；炮姜温补脾肾之阳；蒲公英清热疏肝以下乳。香附、瓜蒌、川芎、青皮养肝疏肝，行气开郁以助通乳之力。

病案：患者，女性，25 岁。

初诊：2018 年 5 月 16 日。

主诉：产后乳汁量少、清稀 5 天。

病史：产后 5 日，乳汁量少，点滴即止。乳房无胀无痛，面色少华，眩晕，倦怠，气短汗出。诊察：患者肌肉消瘦，皮肤不润，面色萎黄，舌质淡润，脉象虚缓。

西医诊断：产后乳少。

中医诊断：产后缺乳。

辨证：气血虚弱证。

治法：健脾和胃，益气养血。

方药：通乳方加味。黄芪 30 g，当归 15 g，黑芝麻 20 g，党参 10 g，炒王不留行 15 g，路路通 15 g，通草 10 g，瓜蒌、香附各 10 g，皂角刺 6 g，炮甲珠 6 g，甘草 6 g，白术 15 g，茯苓 15 g。7 剂，水煎服，每日 1 剂，早晚分服。嘱患者加强营养，调畅情志，培养婴儿吸吮母乳的能力和习惯。

2018 年 5 月 23 日复诊，乳汁渐增，仍不足喂养，食欲增加，自觉精神如常人。嘱患者效守原方，继服 7 剂。随访 1 周，奶水正常。

按语：在现代社会，由于过食生冷及辛辣刺激食物，致脾胃虚弱，气血生化不足，加之剖宫产率逐年上升，产时失血耗气，冲任气血亏虚，无以化乳，则产后乳少而薄，乳汁清稀，乳房柔软，无胀感，面色少华，头晕，自汗，神疲食少，舌淡少苔，脉虚细。本案例患者平素气血不足，复因产时耗气损血，气血愈虚，气虚血少不能蒸化乳汁而致乳少，治当健脾和胃，益气养血，方用通乳方加白术、茯苓，加强健脾益气和胃功效，以滋化源，同时增强机体免疫功能。全方配伍，补虚通络，补中有疏，气血得养，乳络得畅，化源充足，乳汁自多。

（谢斯炜　林　萍）

二、刘瑞芬　"新通乳丹方"加减，诊治气血虚弱型产后缺乳

中医对缺乳的研究由来已久。《景岳全书·妇人规》云："妇人乳汁，乃冲任气血所化，故下则为经，上则为乳。若产后乳迟乳少者，由气血之不足。而犹或无乳者，其为冲任虚弱无疑也。"《儒门事亲》云："或因啼哭悲怒郁结，气溢闭塞，以致乳脉不行。"

刘瑞芬教授是山东省名中医，国家名老中医药专家，第五批全国名老中医药专家学术经验继承指导老师。刘教授认为，产后缺乳的主要病机在于产妇产后身体虚弱，气血生化之源不足，或乳络不畅；主要病因为气血虚弱、肝气郁滞等。对于乳汁缺乏，当辨清虚实，如乳汁甚少，乳汁清稀，乳房柔软，不胀不痛者，多为气血虚弱；如乳汁稠，乳房胀痛者，多为肝郁气滞。

对气血亏虚型产后缺乳的治疗，刘教授采用经验方"新通乳丹方"加减，以补气养血、通络下乳为主。根据中医治未病的理论和"产后多虚多瘀""多虚多滞"的理论为指导，本着"勿拘于产后，勿忘于产后"的原则，临证时针对病情，虚则宜补，实则宜攻，寒者宜温，热者宜清的原则。方剂用药功效以补虚药、活血化瘀药、理气药、清热药、解表药最为常用。新通乳丹方为刘瑞芬教授经验方，其组成为党参、炙黄芪、当归、麦冬、通草、桔梗、漏芦、醋山甲、炒王不留行、陈皮、炙甘草。功用为补气养血，佐以通乳。对产后缺乳证属气血虚弱者疗效甚好。

病案：患者，女，29岁。

初诊：2017年12月26日。

主诉：产后15天，乳汁不足。

病史：患者于2017年12月12日顺产一女婴，现纯母乳喂养，乳汁稀少，无乳房胀疼，腰酸痛，乏力，偶感心悸，时有恶心，恶露量少，色淡，纳差，眠尚可，二便调，舌淡红，苔薄白，脉细弱。乳房触诊：双乳柔软，色可，无压痛，未触及肿块。

中医诊断：产后缺乳。

辨证：气血虚弱。

治法：补气养血，佐以通乳。

方药：新通乳丹方加减。党参30 g，炙黄芪30 g，当归12 g，麦冬12 g，通草12 g，桔梗12 g，漏芦12 g，醋山甲9 g，炒王不留行12 g，陈皮12 g，炙甘草6 g。6剂，水煎服。

二诊：2018年1月1日。患者服上药后，感乳房胀，乳汁增多，乏力减轻。现无腰腹不适，纳眠可，二便调，舌淡红，苔薄白，脉细。继用上方6剂。

按语：刘瑞芬教授分析认为该患者产后气血虚弱，乳汁化源不足，故乳汁稀少，乏力，偶感心悸，纳差，舌淡红，苔薄白，脉细弱，俱为气血虚弱之征象。治疗上予刘瑞芬教授经验方"新通乳丹方"加减，补气养血，佐以通络下乳。方中以党参、炙黄芪补气养血，当归、麦冬养血滋阴，桔梗、通草、炒王不留行、醋山甲、漏芦通络行乳，陈皮理气，使气血调，血脉通，炙甘草调和诸药，乳汁化源足，乳汁增多。

（林　萍　谢斯炜）

三、张继东　运用宣肺解表法诊治产后缺乳

诊治产后缺乳，古今大多数医家多根据虚实使用中药内服治疗，主要包括治疗气血两虚型的补益气血法，治疗肝郁气滞型的疏肝理气法，治疗痰湿郁阻型的化痰通络法，寓补于通或寓通于补、兼用补益气血和疏肝理气两法治疗者亦比较多见。而关于产后缺乳的治疗中使用宣肺解表法的临床报道则极少。

山东名老中医张继东教授通过对"肺主气""肺朝百脉"理论的深入理解，并由外吹乳痈的发病机理及治疗方法引申，根据临床上患者常出现的证候表现，提出宣肺解表法可通过通调肺气、疏通与乳房相对应的肩背经脉，使乳络通畅，并通过肺气宣发肃降，促进气血、乳汁的生化，临床疗效甚佳。

《傅青主女科》云："血之化乳，又不若气之化为速……乳全赖气之力以行血而化变也。""气旺则乳汁旺，气衰则乳汁衰。"气从上焦宣发五谷精微，以资营全身，在乳汁的化生中起着非常重要的作用。《素问·经脉别论》曰："脉气流经，经气归于肺，肺朝百脉，输精于皮毛。"张景岳注："经脉流通，必由于气，气主于肺。"肺主气，肺气的宣发肃降正常，才能使全身脏腑气血通调，气血生化、濡养全身的作用才能发挥。朱丹溪还提出"提壶揭盖法"，运用"援物比类"的思维方式指出肺气郁闭，则中、下焦不通。张继东教授根据古代中医典籍的相关理论提出：肺气的升降出入对人体气血生成和循行起着重要作用，治疗产后缺乳可通过加入宣肺解表法，使肺气升降通调，促进气血生成、乳汁化生，同时可助肝气疏泄，利于乳络的通畅。

外吹乳痈初期患者病变部位在肌表，使用宣肺解表法能更好地疏通肌表营卫之气，使疮疡得以消散。乳痈治疗贵在"通"，张继东教授指出，从广义的角度去理解和运用"通"法，宣肺散邪之通亦属其中。外吹乳痈与乳络不通型产后缺乳有相似的病因病机，皆可因肝气郁结、肝胃郁热或外邪侵袭、乳络郁闭而起，乳络不通型产后缺乳加重时极易发展成外吹乳痈，因此其二者治疗原则亦当相通，在治疗产后缺乳时加入宣肺解表法，可使乳房表面肌腠疏通、乳络通畅，同时宣通肺气可助疏解肝气郁结、疏通乳脉，通则乳汁可下。通过多年的临床实践，张教授指出，产后缺乳产妇常伴有肩背的不适，有妇人产后气血亏虚，腠理疏松且多汗，易感风寒湿邪，邪郁肌表则

肩背不适，亦有因肝气郁结、痰气郁阻致乳络不通，上焦气血失调，使与乳房相对应的肩背部位经脉不畅。肩背肌腠郁闭不通，影响肺气宣发肃降，进而影响气血生化和乳脉通畅。若气血两虚型产后缺乳治则以补气养血为主，加入宣肺解表法可通调肺气，以助行气补血；若乳络不通型产后缺乳治则以疏肝理气、化痰散结为主，加入宣肺解表法可助肝气疏泄，并疏解乳房表面肌腠，提高散结通乳络的疗效。在宣肺解表药辨证选择的特色经验：产妇症见肩背畏寒、僵紧，使用葛根、羌活、防风、荆芥穗等宣肺解表祛湿药；伴咽痛、咽干、鼻热、目赤等上焦热盛证，则使用牛蒡子、蒲公英、薄荷、金银花等辛凉宣肺、解表清热药；产妇无明显寒热证者，使用葛根配柴胡宣肺解肌、通调肺气。张教授强调，对于体虚多汗的产妇应避免使用麻黄、羌活等峻烈辛燥的宣肺解表药，并且体虚产妇宣肺解表药用量不宜大，同时配伍补益药，从而达到行不伤正、补而不滞的治疗目的。

病案：王某，女，31 岁。

初诊：2019 年 7 月 9 日。

病史：患者诉产后乳汁不足 2 月余，为增加产乳量，产后经常食用排骨汤、鸡汤、大虾等滋补，且汤中常加入黄芪、当归等补药，现乳量仍无明显改善，需加奶粉混合喂养，就诊时症见乳汁黏稠，乳量少，乳头及乳房偶有痛处，乳房无明显肿块，无寒热，无多汗，心烦易怒，劳累后肩背不适，平素大便干结，2～3 天一次，舌红，苔黄厚腻，脉弦滑。

中医诊断：产后缺乳。

辨证：痰气郁阻、乳络不通型。

治法：宣肺疏肝，理气化痰，散结通络。

方药：柴胡 15 g，荆芥穗 6 g，葛根 30 g，秦艽 12 g，蒲公英 15 g，浙贝母 9 g，牛蒡子 9 g，连翘 9 g，炒王不留行 15 g，郁金 12 g，漏芦 9 g，瓜蒌 15 g，天花粉 12 g，甘草 6 g。6 剂，水煎服，日 1 剂，每剂分 2 次服。嘱患者清淡饮食，忌辛辣。

二诊：2019 年 7 月 16 日。患者用药后乳量明显增多，无须再添加奶粉，乳房、乳头未再痛，心情舒畅，大便 1 日一次，未再干结，舌红，苔白，脉弦。处方：上方去天花粉、连翘，继续服用 6 剂。1 个月后随访，患者药后乳量充足，无明显其他不适。

按语：此患者以产后乳汁不足就诊，患者食肥甘厚味，使痰湿内生，乳汁黏稠，又情志不舒，肝气郁结，使痰气互结，郁阻乳络，使乳汁难下，产乳不足。张继东教授在理气化痰、散结通络的同时，加上荆芥穗、葛根、秦艽、牛蒡子、柴胡等宣肺解表，使上焦气机条达，协助肝气疏泄，促进痰结化散、使乳络通畅，并可通过条达肺气促进气血生化、循行，则乳汁易生易下。

（谢斯炜　林　萍）

四、班秀文 "养血疏肝法"论治产后缺乳

国医大师班秀文是一代中医妇科大师，擅长治疗疑难杂症。班教授善于抓住产后缺乳"虚""郁""痰"辨证施治，临床辨证思维是补益气血、疏肝解郁、健脾化痰、通络下乳。气血亏虚者善于运用黄芪、人参、全当归等补益脾肾，气盛则血盛，气血生化有源，乳汁分泌充足；产后情志抑郁导致乳汁分泌不足者加柴胡、路路通、穿山甲、丝瓜络、王不留行、漏芦、郁金、通草、青皮等，疏肝通络下乳；若素体肥胖，或喜食肥甘厚味，痰湿内盛，日久脾失健运，痰湿日盛，痰阻乳络者，治疗关键是健脾化痰，通络下乳。

病案：燕某，女，28 岁。

初诊：1985 年 12 月 29 日。

病史：产后 8 个月，婴儿母乳喂养，乳汁充盈。某日缘一事暴怒，加之孩儿患病，劳碌罹患感冒，突然乳汁明显减少，翌日晨起乳汁点滴不下。孩儿无乳拼命哭泣，患者甚急，头昏脑涨，烦恼不堪。

中医诊断：产后缺乳。

辨证：肝气郁结。

治法：养血柔肝，疏畅气机。

方药：当归 12 g，白芍 10 g，何首乌 15 g，合欢花 5 g，玫瑰花 5 g，柴胡 5 g，薄荷（后下）3 g，栝楼壳 10 g，甘草 5 g，午前 1 剂顿服，并予以心理辅导。患者乳汁复来少许，半日后再进 1 剂，心情转佳，乳汁下注如初。

按语：《儒门事亲》曰："啼哭悲怒郁结，气溢闭塞，以致乳脉不行。"这里指出了肝气郁结，气机不畅导致乳汁运行不畅或无乳。乳汁由气血所化而生，来源于中焦脾胃，而乳汁分泌畅通与否，又依赖于肝气的疏泄与调节，肝藏血，主疏泄，调畅气机，患者暴怒伤肝，肝失条达，疏泄失常，劳碌伤脾，故患者突然发生产后缺乳，方中当归、白芍、何首乌养血柔肝，补

血养阴，润肠止痛；柴胡、薄荷、合欢花、玫瑰花、栝楼壳疏肝理气，调节气机，组方简洁，用药精炼，一补一疏，补而不滞，疏而不虚，全方养血疏肝；产后注意用药忌酸涩收敛之品，阻滞血行；饮食方面忌辛辣发散之物耗气伤津；慎热性食物，导致津液丢失过多；忌食肥甘厚味阻滞脾胃；同时嘱其放松心情，多休息，调畅情志，故药到病除，乳汁涌下。

（谢斯炜）

五、殷克敬 "针药并施"诊治产后缺乳

殷克敬教授是陕西省第一批名老中医，全国第二、第五批名老中医药专家学术经验继承工作指导老师，临床重视中医辨证施治，将"天人相应"的整体观、时间医学巧妙地与辨证、辨病相结合，善于治疗疑难杂症，在针药并治乳腺病方面的传承中又有创新。

殷教授认为，治疗产后缺乳，首辨虚实。虚证注重补虚；实证注重疏通。补益之中不可过于疏通，避免耗伤气血，犯虚虚之弊；实证者主要注意情志调节，同时注意气血辨证，治疗上补中有通，通中有补，阴阳平衡，做到生化有源，气血相和。在穴位选择上善用膻中、屋翳、膺窗、天池、乳根、天宗、肩井、肝俞、脾俞、胃俞等穴位。有研究表明按摩乳房是通过刺激乳房局部穴位，可有效刺激和调节下丘脑—垂体—性腺轴，激活脑内多巴胺系统，促进糖皮质激素的升高，从而降低泌乳素抑制激素的释放，促进乳汁的合成与分泌。

同时殷教授注重饮食调理，药膳同药理，食补同源，自拟加减"通乳汤"治疗，方有炙黄芪、党参、当归身、阿胶珠，峻补气血，化源充足；桔梗、柴胡宽胸理气，疏通乳部经气；王不留行、穿山甲疏通乳络；陈皮、白术、甘草健运脾胃，护乳汁之源。若脾胃素虚加茯苓、焦麦芽、焦神曲；冲任虚损合炒杜仲、续断、菟丝子；气血虚弱重者重用黄芪30 g。每日1剂，早晚饭前服用。

病案：患者，女性，30岁。

初诊：2018年2月3日。

主诉：产后乳少一月余。

病史：患者于30天前妊娠高血压行剖腹产一女婴，因家庭经济原因产妇心情不畅，神志抑郁，不思饮食，婴儿出院待哺乳时发现无乳汁分泌。诊

察：患者乳房、胁下胀痛，善叹息，情绪激动时加重，纳差，夜寐差，舌淡，苔薄白，脉弦。

中医诊断：产后缺乳。

辨证：肝郁气滞型。

治法：疏肝解郁，佐以补养气血。

方药：柴胡 12 g，香附 10 g，炙黄芪 10 g，党参 20 g，白术 12 g，熟地黄 15 g，川芎 12 g，当归 10 g，白芍 12 g，阿胶珠 8 g，桔梗 8 g，王不留行 10 g，陈皮 10 g，焦山楂 12 g，焦神曲 10 g，炒杜仲 15 g，菟丝子 12 g，甘草 6 g，5 剂，水煎服，每日 1 剂。

选用膻中对刺天池（双）、乳根（双）对刺屋翳（双）、向前平刺肩井（双）、期门（双），施以捻转泻法，每次 30 min，每日 1 次。

二诊：2018 年 2 月 6 日。诉胸闷、心情郁闷状况稍有减轻，但乳汁仍未产生，再嘱患者耐心治疗，保持良好的心情，劝说家属营造和谐的家庭环境。

三诊：2018 年 2 月 8 日。患者告知自觉胁痛、胸闷、乳房疼痛大有减轻，食欲增加，乳汁已出，但较清稀，更方如下：炙黄芪 15 g，党参 20 g，当归 10 g，熟地黄 15 g，佛手 12 g，香附 10 g，桔梗 5 g，通草 10 g，白术 12 g，白芍 10 g，炒杜仲 15 g，菟丝子 12 g，甘草 6 g，5 剂，水煎服，每日 2 剂。因患者畏针而施以乳房和胸部的催乳手法，每日 1 次，并教会患者自行按摩，每日 1～2 次。

四诊：2018 年 2 月 12 日。患者诸症皆除，乳汁通利，乳汁可满足婴儿吮吸。

按语：该患者产后因新生儿转新生儿科未在自己身旁，同时家庭原因导致心情郁闷不舒，肝气郁结于胸，乳汁不畅，情志失调。殷教授运用柴胡、香附疏肝解郁理气；通草、王不留行活血通经，破瘀下乳消肿；配合四物汤、白芍、阿胶珠等柔肝补血养血；白术、山楂、焦神曲、陈皮健脾消食、行气养胃，让气血生化有源，不滞不留；当归补血活血，乳汁通畅，补而不滞；杜仲、菟丝子补益肝肾，以养、通为纲，且巧妙配合推拿按摩穴位治疗，理气宽中，疏通经络使得气血足，乳络畅，促进乳汁生化有源，通畅而下，诸药配伍，令乳汁充沛。

（谢斯炜）

第四节　产后抑郁

　　产后抑郁是指产妇分娩后一个月内出现了符合抑郁症诊断标准的症状，是围产期抑郁症的一部分。一般在产后 6 周内第一次发病，表现为紧张、疑虑、内疚、恐惧等，有些症状比较严重的产妇有绝望、离家出走、伤害孩子或自杀等极端想法或行为。

　　产后抑郁症近年来呈逐年上升趋势，其发病率国外报道为 3.5%～33%，国内报道为 5.45%～17%。中医没有产后抑郁病名，但有关病因病机、症状、辨证及治疗等散见于历代医籍的相关论述中。《金匮要略》中《妇人产后病脉证治第二十一》述产后病证的条文中，仲景多次提到"烦满""心下闷""烦乱""烦热"等，从其症状而言，妇人产后出现情绪或情志的异常，为产后郁证。仲景在本篇论了产后多虚多瘀的生理病理特点，表明其病因病机与此相关。《景岳全书·郁证》曰："至若情志之郁，则总由乎心，此因郁而病也。"因心藏神，为五脏六腑之大主，产后多见气血两虚，心营不足，不能濡养心脉则心阳过亢，患者多表现为心烦、焦虑、容易激动。产后郁证主要与产后气血不足、瘀血内阻、肝气郁结密切相关。治疗以调和气血、安神定志为主。

一、胡思荣　逐瘀清热，诊治产后抑郁

　　胡思荣教授是湖北省知名中医，第五批全国名老中医药专家学术经验继承工作指导老师。胡教授根据临床不同证型特征，以独特的用药思维，着重解决产后"虚""瘀""郁"的问题。善用柴胡加龙骨牡蛎汤作为基本方治疗产后抑郁，同时合用甘麦大枣汤、地黄汤、柴胡加龙骨牡蛎汤三方合方。若患者咽喉部症状明显，呈异物感者，使用柴胡加龙骨牡蛎汤合半夏厚朴汤。患者焦虑如狂、小腹胀满，表现为下焦蓄血证者，一般先用桃核承气汤，病情缓解后，再用柴胡加龙骨牡蛎汤合桂枝茯苓丸调理。除桃核承气汤比较峻猛的方剂外，其他方药产妇可正常哺乳。用峻猛药物者，产妇服药 2 小时后亦可哺乳。从临床实践来看婴儿进食病母的乳汁后，没有发现不良反应，情绪稳定。

病案：刘某，28岁。

初诊：2013年4月19日。

主诉：善悲伤欲哭、胸闷、沮丧2个月，加重一周。

病史：患者于2月20日初产，行剖腹产术，产下一健康男婴。产后乳汁较少，婴儿常哭闹。近2个月来经常出现胸闷、沮丧或悲伤痛哭，曾看心理科，诊断为产后抑郁。予以认知疗法后无明显缓解。一周前患者因与人争吵，生气后出现胸闷、憋气加重，并有狂躁现象，情绪不能自控，伴头晕，活动后心悸，全身乏力。善悲伤欲哭，急躁易怒，胸闷、憋气，伴头晕，全身乏力，活动后心悸，常自汗，烘热阵阵，口苦，纳差，小腹胀，大便1～2日1行，量少。小便调，失眠，入睡困难，睡眠浅，易惊醒。诊察：小腹部硬满，有压痛，小腿肌肤甲错，舌淡暗胖大，苔薄黄，脉弦细。

西医诊断：产后抑郁。

中医诊断：郁证。

辨证：肝胆郁热、痰热内扰、膀胱蓄血。

治法：逐瘀血，兼以清热。

方药：桃核承气汤。桃仁12 g，大黄12 g，桂枝6 g，芒硝6 g，甘草6 g。3剂。日1剂，水煎分2次服。

二诊：2013年4月22日。患者诉服上方后便下大量如黑色油漆状污浊之物，便下后全身舒服。急躁易怒明显好转，心情较前平和，余症同前。治以柴胡加龙骨牡蛎汤合甘麦大枣汤：柴胡24 g，黄芩10 g，清半夏12 g，煅龙骨15 g，煅牡蛎15 g，磁石（打碎先煎）30 g，酒大黄6 g，党参30 g，茯苓18 g，桂枝10 g，大枣30 g，生姜10 g，浮小麦90 g，炙甘草10 g。5剂，水煎服。每日1剂，分2次早晚服用。

三诊：2013年4月28日。诉服中药后，胸闷、憋气、头晕、烘热现象好转，睡眠改善。继续进原方5剂，诸症治愈。

随访1个月，患者生活如常人。

按语：妇女产后气血亏虚，经方治疗产后抑郁疗效可靠，本例患者因为产后乳汁少，作息不规则，耗伤肝血，血不养心，情绪抑郁增加，肝血不足，化乳无源，形成恶性循环。患者肝气郁结，故情绪低落，反应迟钝，哭泣；肝郁化火，加之瘀血阻滞胞宫，上扰心神，故急躁易怒，甚至出现狂躁。首诊时考虑瘀血不去，则气机难以畅达，故选用桃核承气汤攻逐瘀血，兼以清热。患者狂躁，加之小腹胀满压痛，为膀胱蓄血的明证。方中煅龙骨、煅牡蛎、磁石潜镇摄纳，加用党参茯苓健脾渗湿行气；服用后泻下如漆黑便，为瘀血得下的表现。再改用柴胡加龙骨牡蛎汤疏肝郁、清痰热、祛瘀血、镇心神，甘麦大枣汤养心安神，缓急止躁，方证相应。

（谢斯炜）

二、韩明向　疏肝解郁、清肝泻火，诊治产后抑郁

韩明向教授是国家第二批名中医，国家中医药管理局第二、四、五批名中医学术传承指导老师。韩教授根据长期临床经验积累，结合妇女产后生理特性，认为产后抑郁的病因病机与肝密切相关，当从肝立法论治。产后抑郁是在产后多虚、多瘀的基础上，以情志不遂、肝郁气滞为基本病机，主要病理演变为肝郁不解、郁久化火、肝火上炎，其中气郁化火是病机的关键。肝郁气滞，贵在疏肝解郁，气郁日久化火，发为火郁。病为肝火引起，治疗应清肝泻火。《素问·六元正纪大论》说："郁之甚者，治之奈何？木郁达之，火郁发之，土郁夺之，金郁泄之，水郁折之。"对于肝气郁结所致的气机不畅，气郁化火，临床治疗多采用苦寒类药物，寒以清热，苦能泻火，选用龙胆泻肝汤，清脏腑热，清泻肝胆实火。龙胆泻肝汤用方为《医方集解》所载，由龙胆草、黄芩、栀子、泽泻、木通、车前子、当归、生地黄、柴胡、生甘草10味药组成，具有清热、燥湿、泻火、养阴固体之功效。

病案：许某，女，30岁。

初诊：2016年5月16日。

主诉：产后心烦易怒半月余，伴胸闷、难以入睡。

病史：患者于2016年3月在外院"试管婴儿"后产下1女，早产2个月。因担心婴儿不健康，出现心烦易怒，口干、便干，易激动，头痛，易哭，纳可，胸闷，善太息，在外院焦虑量表示：有重度抑郁症状，有中度焦虑症状；脑电地形图示：正常范围；心电图示：正常心电图。用西药治疗一周症状未见好转。见舌红、苔薄黄、脉弦。追问病史，患者因受刺激后出现坐立不安，严重时四肢无力、发抖，无法行走，害怕独处，有自杀倾向，曾出现半夜头往后仰，双眼朝上，心慌，有濒死感，大脑不受控制，就诊时需要家人陪同。

西医诊断：产后抑郁。

中医诊断：郁证。

辨证：肝郁气滞、日久化火。

治法：疏肝解郁、清肝泻火。

方药：龙胆泻肝汤加减。龙胆 6 g，黄芩 10 g，炒栀子 10 g，柴胡 6 g，地黄 20 g，炒白芍 10 g，龙骨 20 g（先煎），佛手 10 g，姜厚朴 6 g，大黄 6 g，浮小麦 30 g，灵芝 6 g，合欢皮 20 g，牡丹皮 10 g，当归 10 g，珍珠母 20 g（先煎），夏枯草 20 g，薄荷 6 g（后下），水煎服，日 1 剂，早晚饭后服用。

二诊：2016 年 5 月 23 日。患者诉服药 1 剂后，自觉症状明显好转，胸闷、头痛好转，易激动，大便畅，濒死感未再出现，又因患者睡眠较差，舌脉同前，故效不更方，去夏枯草 20 g，加炒酸枣仁 20 g，柏子仁 20 g，大枣 10 g，甘草 3 g。7 剂。

三诊：2016 年 5 月 30 日。患者就诊时不需家人陪同，诉经来量少，无头痛胸闷，心烦减少，易急躁，脉细苔薄。故效不更方，加石菖蒲 6 g，郁金 10 g，蜜远志 6 g，白芷 6 g。14 剂。

四诊：2016 年 6 月 13 日。患者诉心烦易怒消失，诸症悉除。

按语：本案患者急躁易怒，头目胀痛，面红目赤、胸胁乳房走窜疼痛等。考虑患者素来肝气旺盛，且身体素质偏弱，加上情绪刺激，肝气不疏，气机不畅，形成气机郁结。治宜清肝疏肝，养肝安神。方选龙胆泻肝汤。龙胆泻肝汤主要用于治疗肝胆实火引起的胁痛、口苦等症，亦可用于肝经湿热下注引起的诸证。龙胆草苦寒清热，为泻肝胆经实火的要药。该患者主要为肝气郁结而化火，多为实火，湿热较少，故去具有泻火利湿的木通和泽泻，加用黄芩、栀子苦寒泻火，燥湿清热，牡丹皮、夏枯草疏肝泻火。肝藏血，气郁化火，实火而致阴血损伤，故用地黄、白芍、当归滋阴养血，使祛邪而不伤正。方用柴胡，为引诸药入肝经，薄荷系辛散气升之物，以顺肝之性，佛手疏肝理气，共奏疏肝解郁之效。此外，合欢皮、灵芝、浮小麦、珍珠母、龙骨加强疏肝解郁，养血安神，从心肝两脏综合治疗。大黄、姜厚朴行气散结、泄热通便。综上，泻中有补，利中有滋，祛邪不伤正，泻火不伤胃，使得火热得清，心神得安，对产后抑郁症起到了对症治疗的作用。以此方加减调治一个月，疗效明显。

（张 丽 林 萍）

三、褚玉霞　健脾益气、疏肝解郁，诊治产后抑郁

褚玉霞教授是国家级名老中医，河南省首届名老中医。对于产后抑郁认为其治疗主要考虑产后因情志不畅而致郁，加之产时产后失血伤津耗气，导致气血俱虚，而出现情志异常，如心悸恍惚、失眠多梦、眩晕健忘等产后抑郁症状。故采用健脾益气、疏肝解郁、宁心安神之法，同时根据不同患者的病因病机进行辨证论治，常用主方为归脾汤、逍遥散、桂枝汤合甘麦大枣汤加减，药物组成：炒白术、党参、黄芪、当归、茯神、柴胡、白芍、生麦芽、桂枝、炙甘草、石菖蒲、郁金、莲子心、生姜、大枣等。方中炒白术、党参、黄芪、茯神、炙甘草健脾益气安神，脾旺则气血自生，心神得养；柴胡得白芍、当归相配则疏肝行气而不耗气，发挥养血柔肝之效；桂枝配芍药以滋阴和阳、调和营卫；石菖蒲、郁金行气解郁，开窍宁神，现代药理研究表明石菖蒲、郁金有调节中枢神经，抗焦虑的作用；莲子心清心热，养心阴；浮小麦养心血，安心神，配伍大枣、甘草养血安神，缓急止悲。其中随症加减：心慌胸闷，失眠多梦者，加百合、合欢皮等；肝郁化火者，加栀子、牡丹皮、知母等；肝气犯胃、胃失和降，脾失健运者，加厚朴、木香、大腹皮、莱菔子、槟榔等；肝肾不足，伴有腰痛者，加川续断、桑寄生等；痰气郁结者，加佛手、半夏等；肢体麻木疼痛不适者，加桑枝、伸筋草、全蝎、地龙、怀牛膝等。

病案：患者，女，37岁。

初诊：2016年6月28日。

病史：产后精神抑郁伴乏力1月余。

患者于2016年5月3日足月顺娩一男活婴，产程较长，无产后出血，复查彩超示子宫复旧尚可，余无明显异常。现症见：精神抑郁，面部表情呆滞，自诉乏力困倦，周身疼痛不适，后背发凉，胸闷纳呆，烦躁易怒，自汗，眠差，二便正常。平素月经规律，量色质正常。舌质淡黯有齿痕，苔薄白，脉弦细。

西医诊断：产褥期抑郁症。

中医诊断：产后抑郁。

辨证：肝郁脾虚、心神失养。

治法：补益心脾，疏肝解郁。

方药：归脾汤合逍遥散加减。黄芪30 g，当归15 g，太子参10 g，炒白

术 10 g，茯神 15 g，陈皮 12 g，柴胡 12 g，白芍 20 g，乌梅 10 g，天花粉 30 g，砂仁（后下）6 g，藿香 10 g，木香 6 g，制附子 9 g，郁金 12 g，炙甘草 6 g。15 剂，每日 1 剂，水煎服，分早、晚温服。医嘱：注意避风，移情怡性，多食高蛋白食品，多饮汤水。

二诊：2016 年 7 月 12 日。望其精神已明显好转，周身乏力疼痛不适、胸闷烦躁减轻，自觉饮食、睡眠均见好转，自诉大便稍干，守上方减木香加枳实 10 g，生姜 3 片为引，15 剂。加炒决明子 150 g，10 g/d，必要时水泡服以通大便。

三诊：2016 年 7 月 28 日，患者精神明显好转，仍有膝关节轻微疼痛，偶有头晕，效不更方，首方加怀牛膝 15 g，15 剂。后回访患者痊愈。

按语：褚玉霞教授治疗产后抑郁证临床经验丰富，临证时谨守病机，以健脾益气、疏肝解郁为治疗法则。同时，褚教授亦重视本病的精神治疗与日常调护，正如《临证指南医案·郁证》云："郁证全在病者能移情易性。"故嘱患者保持心情舒畅，适当表达与发泄情绪，培养个人兴趣爱好，忌过于抑郁忧思或悲恐急躁；同时保持居住环境安静，温度适宜，饮食清淡，食用易消化而富有营养之品，忌食生冷寒凉、配合适当锻炼，以增强体质。

（张 丽 林 萍）

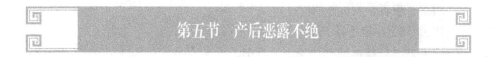

第五节 产后恶露不绝

恶露是指产后从阴道排出的余血浊液。产后血性恶露持续 10 天以上，仍淋漓不尽者，称"产后恶露不绝"，又称"恶露不尽""恶露不止"。相当于西医学的晚期产后出血，主要为子宫复旧不全、胎盘胎膜残留等造成。西医治疗主要包括抗感染治疗、子宫收缩药物加强子宫收缩、清宫术清除残留的胎盘、胎膜、蜕膜及经皮子宫动脉造影和栓塞术等治疗措施。

中医认为，本病的主要病机为冲任为病，气血运行失常。恶露为血所化，而血源于脏腑，注于冲任，若脏腑受病，冲任为病，则可导致恶露不绝。常见的病机有气虚、血瘀和血热。治疗应虚者补之，热者清之，瘀者化之。并随证选加止血药，标本同治。气虚证宜补气摄血固冲，方选补中益气汤加艾叶、阿胶、益母草；血瘀证宜活血化瘀止血，方选生化汤加益母草、炒蒲黄；血热证一般宜养阴清热止血，方选保阴煎加益母草、七叶一枝花、贯众；若为肝郁化热，治宜疏肝解郁，清热凉血，方选丹栀逍遥散加生地、旱莲草、茜草清热凉血止血。

一、丁丽仙　参母生化汤加减诊治产后恶露不绝

丁丽仙教授为黔贵丁氏妇科流派第十代传承人、全国中医妇科名师、贵州省首批名中医。丁教授认为，产后恶露不绝原因有二：一是多虚，患者气血亏虚，冲任不固，恶露不绝。二是多瘀，宫内组织物残留，瘀滞胞宫，瘀血不去，血不归经，恶露不绝。如《妇人大全良方》曰："夫产后恶露不绝者，由产后伤于经血，虚损不足，或分解之时，恶血不尽，在于腹中……故令恶露淋漓不绝也。"临证中，对于西医治疗效果不佳的产后疑难案例，丁丽仙教授应用中医辨证思维结合西医的检查手段，辨病与辨证相结合，灵活运用古方"生化汤"加减治疗获效。现代药理研究表明，生化汤具有促进子宫平滑肌收缩、抗炎等作用。益母草有抗炎、抗血小板聚集的作用。天花粉能导致滋养层变性坏死、胚胎组织死亡。紫草能够降低血清 HCG 水平、破坏绒毛生长。莪术能使包块周围机化的瘀血块及胚胎组织变软、吸收消散。

病案：何某，女，39 岁。

初诊：2018 年 7 月 10 日。

主诉：剖宫产术后 37 天阴道流血不净。

病史：患者自诉 37 天前因骨盆狭窄于当地妇幼保健院行剖宫产术，手术顺利，出血量不多，术后予以抗感染、促宫缩等对症治疗。住院 5 天后出院，出院 20 天后因恶露不净就诊于多家医院，考虑为"宫缩不良"，均以抗感染、促宫缩、止血等治疗，恶露仍未止。就诊症见：阴道流血量少，色黯有块，小腹疼痛拒按，面色无华，疲劳乏力，口干喜饮，饮食欠佳，二便调。舌紫黯，苔薄白，脉沉细。患者拒绝妇科检查。血常规：HB 100 g/L。血 HCG 示：17.43 IU/mL。B 超示：宫前壁下段切口处回声不均团块，大小约 15 mm×11 mm。

西医诊断：晚期产后出血；轻度贫血。

中医诊断：产后恶露不绝。

辨证：气血两虚，瘀血阻胞。

治法：益气养血，活血化瘀，固冲止血。

方药：党参15 g，黄芪15 g，当归15 g，阿胶珠15 g，川芎15 g，桃仁15 g，炮姜15 g，莪术15 g，益母草15 g，花蕊石15 g，天花粉15 g，紫草15 g，川牛膝10 g，甘草6 g。5剂，每日1剂，水煎服，每次约200 mL早中晚温服。服药期间忌生冷、辛辣，注意休息、饮食营养。

二诊：2018年7月15日。阴道流血量较前增多，见暗黑色血块并有组织物排出，块下痛减，头晕乏力症状较前减轻。守原方3剂，煎服法同前。

三诊：2018年7月19日。仍有少量阴道流血，见小血块排出，腹痛较前减轻。复查血HCG示：5.52 IU/mL，舌脉如前。上方加山楂炭15 g，3剂，煎服法同前。

四诊：2018年7月24日。阴道点滴淡红色出血。上方去莪术、桃仁、川牛膝，加仙鹤草15 g、枸杞15 g、桑寄生15 g、续断15 g，5剂，煎服法同前。

五诊：2018年7月30日。阴道流血干净3天，无腹痛。复查血常规：HB 105 g/L。血HCG示：2.90 IU/mL。B超示：宫前壁下段切口处未见明显异常。

按语：正常血HCG在产后2周内已测不出，患者产后37天血HCG仍为阳性，且B超提示宫腔内回声不均团块，考虑为残留胎盘组织致宫缩不良，胎盘绒毛分泌HCG导致恶露不绝。丁教授选用生化汤加味治疗，方中川芎、桃仁活血化瘀；花蕊石、天花粉、紫草、莪术、川牛膝化瘀杀胚；益母草活血化瘀，促进宫缩；炮姜温经止血；党参、黄芪、当归、阿胶珠益气固冲、养血止血；甘草调和诸药。全方化瘀杀胚、益气养血、固冲止血。临床检查指标好转，收效明显。

（钟美英　林　萍）

二、张迎春　生化汤合失笑散，诊治剖宫产术后恶露不绝

张迎春教授为湖北中医名师，第六批全国老中医药专家学术经验继承工作指导老师。张教授认为剖宫产后子宫切口愈合不良乃产后"正虚、瘀停、感邪"所致，新产之妇，百节空虚，卫表不顾，感受风冷外邪，阻滞气血运行，致瘀血停滞，瘀阻胞宫，则恶血不去，新血不得归经，恶露淋漓不尽。如瘀久入里化热，则热瘀血腐而易成内痈。因此益气、活血、清热为基

本治法。气血亏虚，瘀血内阻成为剖宫产术后切口愈合不良的主要病机。根据其临床表现，该病属中医"恶露不绝"范畴。

病案：李某，女，28 岁。

初诊：2018 年 6 月 20 日。

主诉：剖宫产术后恶露不绝 40 天。

病史：患者 2018 年 5 月 10 日足月剖宫产，术后至今已 40 天，血性恶露一直未净，曾口服产妇康与益母草颗粒等药，恶露量时多时少，时有血块，小腹有痛感，无发热，乳汁畅，近一周自觉头昏，疲乏，纳眠可，二便调，察其面色稍暗，唇淡，舌质红，苔薄白，脉沉弦细。B 超提示：子宫偏大（8.7 cm×6.6 cm×6.2 cm），子宫切口可见 2.1 cm×1.1 cm×0.8 cm 低回声。

中医诊断：产后恶露不绝。

辨证：气血虚弱、气滞血瘀、冲任不固。

治法：益气养血、行气活血，兼化瘀散结。

方药：生化汤合失笑散加减：桃仁 12 g，当归 15 g，川芎 10 g，丹参 15 g，蒲黄 15 g，五灵脂 15 g，益母草 15 g，炮姜 10 g，黄芪 20 g，阿胶 12 g，败酱草 15 g，金刚藤 15 g。7 剂。

二诊：2018 年 6 月 27 日，服药后恶露量减少，色变淡，血块少，头昏减轻，乳汁不足，舌质淡红，苔薄白，脉沉弦细。守上方加党参 10 g，奶母果 30 g，7 剂。

三诊：2018 年 7 月 4 日，诉恶露已净，现无头昏，小腹无明显不适，时有乳房胀痛，舌质红，苔薄白，脉较前有力。守前方加荔枝核 20 g，橘核 20 g，20 剂。

四诊：2018 年 8 月 10 日，诉以上诸证均消失，舌质红，苔薄白，脉象较和缓，复查 B 超：子宫形态正常（5.2 cm×4.3 cm×4.0 cm），子宫声像图未见明显异常。

按语：本案诊治用生化汤合失笑散加减。方中主药为当归、川芎、桃仁，活血祛瘀。桃仁活血通滞。丹参性寒，凉血活血而不伤正，又兼活血消肿祛瘀生新，与清热解毒药同用可消切口愈合不良之内痈。失笑散蒲黄、五灵脂活血化瘀，使瘀去新生，尤善治疗"产后瘀阻不通，郁阻于心腹，不通则痛"之病，其中五灵脂味甘性温，蒲黄性甘平，二药相伍活血散结，祛瘀止痛之功显著。加党参、黄芪、阿胶益气养血，有扶正托毒生肌之功效；益母草活血化瘀，且能消肿；另配以败酱草、金刚藤清热解毒，消痈止痛；佐炮姜使清热不过于苦寒。全方以益气养血、活血化瘀为主，兼清热解毒消痈，标本兼顾。

（谢斯炜　林　萍）

三、柴松岩　补气养血，清解瘀热，诊治产后恶露不绝

中医认为，产后气血运行失常，血瘀气滞，或气虚不能摄血，及阴虚血热，均可导致恶露不绝。《医宗金鉴》云："产后恶露乃裹儿污血，产时当随胎而下。若见日久不断，时时淋漓者，或因冲任虚损，血不收摄，或因瘀行不尽，停滞腹内。"

对于产后病的治疗法则，各医家所见有不同。朱丹溪曰："凡产后之病，先固正气。"《景岳全书·妇人规》言："产后气血俱去，诚多虚证，然有虚者，有不虚者，有全实者……不得概行大补，以致助邪。""产后既有表邪，不得不解，既有火邪，不得不清，既有内伤停滞，不得不开通消导。"

国医大师柴松岩教授认为，针对产后病的治疗，临证时既不可仅顾及"产后多虚"之特点，概以大补为治；亦不能不考虑"产后多虚"，而见邪则祛，不顾正气。虚与瘀当有所侧重，若患者以虚为主，证见恶露量多，色淡，质稀，治宜补而兼顾祛邪；若患者以实证瘀滞为主，证见恶露量时多时少，色黯，有块，治宜化瘀而不忘补气血。

病案：李某，女，26岁，已婚。

初诊：2004年12月14日。

主诉：产后92天，恶露不尽。

病史：患者2004年9月24日行剖宫产术，产双胞胎女婴，生产时出血400 mL，产后哺乳2个月，乳少，产后汗多，恶露至今未净。现阴道出血不多，色微红，无味。无腹痛，自汗，纳呆，眠欠安，二便调。舌胖黯红，苔白，脉细滑无力。2004年11月16日B超检查，子宫5.7 cm×5.1 cm×3.1 cm，子宫内膜0.8 cm，子宫前壁下段可见1.7 cm×0.8 cm中等回声（剖宫产切口处），内膜线清晰，左卵巢2.9 cm×1.3 cm，右卵巢3.4 cm×1.3 cm。

中医诊断：产后恶露不绝。

辨证：气血两虚，瘀热内扰。

治法：补气养血，清解瘀热。

方药：北沙参20 g，太子参20 g，阿胶12 g，益母草10 g，白芍12 g，白头翁12 g，柴胡5 g，香附10 g，莲子心3 g，小蓟20 g，扁豆10 g，香薷3 g。7剂。

二诊：2004年12月21日。药后，昨日阴道出血净1天，纳可，二便调。舌胖黯红，脉细滑。处方：太子参20 g，覆盆子12 g，金银花12 g，枸杞子15 g，侧柏叶20 g，白芍12 g，柴胡5 g，仙鹤草12 g，小蓟20 g，益母草10 g。7剂。

效不更方，二诊及后续数诊继续依补气养血、清解瘀热之法随症调整用药。药后再无不规则出血，1个月后月经来潮，6天净，色量如常。随访3个月，月经规律。

按语：该患者孕双胞胎行剖宫产术，产时出血多，气血重伤，元气大衰，冲任失固，血失统摄，故见阴道出血，色淡红，质稀，无味，营阴暴虚，孤阳外泄，则见自汗不止；脾虚运化不利，故见纳呆；气血不足，心神失养，故见眠欠安；舌胖，脉细滑无力亦为气血两虚之象；脾虚运化不利，水湿内停而致苔白，水湿内阻，脉络瘀滞，湿瘀化热，故而舌质黯红。综合舌、脉、症，辨证为气血两虚，瘀热内扰。治疗时既考虑气血虚损而补气养血，又兼顾清解瘀热。方中重用太子参为君，补益元气以摄血；阿胶、白芍为臣，补养阴血；佐用北沙参养阴清热，益母草祛瘀生新，柴胡、莲子心、白头翁清解瘀热，小蓟清热止血，扁豆、香薷健脾化浊，香附疏肝理气。

（钟美英　林　萍）

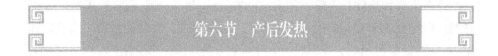

第六节　产后发热

产后发热是指产褥期内，出现发热持续不退，或突然高热寒战，并伴有其他症状者。类似于西医学的产褥感染，是产褥期最常见的严重并发症，为危急重症，可危及生命。

正常产妇产后24小时内可有轻度体温升高，一般不超过38 ℃，且很快恢复正常。产后发热的病因病机较为复杂，《景岳全书·妇人规》将发热分为外感风寒、邪火内盛、津亏阴虚、出血过多等。《医宗金鉴·妇科心法要诀》曰："产后发热之故，非止一端，如食欲太过……感受风寒……瘀血停留……阴血不多……伤力劳乏之发热……蒸乳发热……"即将产后发热分为伤食、外感、血瘀、血虚、蒸乳等类型。治疗以扶正祛邪、调气血、和营卫为主。

一、丁丽仙　大黄牡丹汤加减诊治产后发热

患者产后发热原因，贵州省名中医丁丽仙教授从中医角度思辨，认为有四个方面：一是产后纳差、卧床致中焦脾土传输能力下降，大便不下，致胃肠积热。如《金匮要略方论·卷下》："产后七八天……不大便，烦躁发热。"二是瘀血内停，恶露不畅，阻碍气机，瘀血致热。如《女科经论·卷六》曰："败血为病，乃生寒热。"三是患者素体血虚，加之新产后阴血损耗，阳气无所依附，浮越于外，血虚致热。如《沈氏女科辑要笺正·卷下》曰："新产发热，血虚而阳浮于外者居多。"四是产后百脉空虚，邪毒内侵，邪正交争发热。如《妇人大全良方·卷之十八》："因产后感冒风寒，恶露崭然不行……当作热入血室治之。"可见患者发热病机复杂，虚实并见。临证时，宜结合临床表现，辨证论治。

病案：梁某，女，22岁，已婚。

初诊：2018年1月6日。

主诉：剖宫产术后反复发热8天。

病史：患者因妊娠40周拒绝自然分娩，于贵州平坝县医院行剖宫产术，手术顺利，术中术后出血不多，次日体温开始升高，最高温度达39.5℃，恶露量少，术后无外感史。住院期间经抗生素（用药不详）、物理降温等对症治疗7天，发热症状不退，体温波动在38～38.5℃。剖宫产术后第8天在当地医院查腹部CT提示："子宫切口预后不良"，故转诊治疗。入院时体温38.6℃，面色潮红，皮温稍高，下腹部坠胀刺痛，腹痛拒按，恶露量少，色暗红，有异味，疲劳乏力，口干心烦，纳谷不香，尿少色黄，产后一直未解大便。因发热，乳汁少，未哺乳。舌红，苔黄，脉细滑数。诉妊娠期有贫血史。腹部检查：宫底位于脐下一指，腹部压痛，无肌紧张及反跳痛。妇科检查：外阴有血迹，阴道见少量暗红色血液，有异味，双附件区压痛。双侧乳房柔软，挤出乳汁少。查血常规：WBC 15.20×10^9/L，HB 85 g/L，NE 82.6%。阴道B超：产褥期子宫，瘢痕子宫，少许残留不除外；腹壁皮

下切口处片状强回声，范围约 20 mm×9 mm；宫腔下段见多个强回声光斑，大小约 14 mm×5 mm。腹部 MRI 提示：剖宫产术后改变，子宫切口撕裂并盆腔炎症可能性大；考虑宫腔内感染并小脓肿形成。

西医诊断：产褥感染；子宫切口愈合不良；中度贫血。

中医诊断：产后发热。

辨证：肠胃积热、气血亏虚、瘀滞胞宫。

治法：泻下通便、益气化瘀、清热解毒。

方药：大黄牡丹汤加减。生大黄 15 g，冬瓜仁 15 g，桃仁 12 g，丹皮 10 g，黄芪 30 g，当归 12 g，薏苡仁 30 g，金银花 15 g，连翘 15 g，大血藤 15 g，败酱草 15 g，赤芍 15 g，玄参 15 g，白芷 12 g，甘草 10 g。4 剂，每日 1 剂，水煎服，每次约 200 mL，早中晚温服。服药期间忌生冷、辛辣，增加营养，注意休息。

二诊：2018 年 1 月 10 日。服药二剂后大便泻下量多，恶露增多，夹有血块，腹痛减轻，体温逐渐下降；第三剂药后体温波动在 36～37.5 ℃，复查血常规示：WBC 10.85×10^9/L，HB 89 g/L，NE 75.4%。C 反应蛋白：20.45 mg/L。饮食欠佳。减大黄为 10 g，加益母草 15 g，炒麦芽 15 g，炒谷芽 15 g，3 剂，煎服法同前。

三诊：2018 年 1 月 14 日。患者体温降至正常，大便正常，腹痛明显缓解，恶露量较前减少，饮食增加。宫底位于耻骨联合上 2 横指。复查 B 超示：腹壁切口处皮下液性暗区缩小至 12.9 mm×4.4 mm。血常规：WBC：5.18×10^9/L，HB：95 g/L，NE：63.8%。C 反应蛋白：9.68 mg/L。去大黄，守原方继服 3 剂巩固治疗出院。

一周后回访，患者无发热，恶露干净，精神饮食可。

按语：本案患者产后乳汁排出通畅，可排除泌乳热。发热原因考虑为产后盆腔感染有关，按西医原则治疗数日后，发热持续不退。丁教授采用釜底抽薪之法，通泄大便以清肠胃积热，排出恶露以清胞宫瘀热。首诊采用大黄牡丹汤加减治疗，方中大黄泻热通便；桃仁、玄参、当归助大黄通便；冬瓜仁、薏苡仁消痈排脓散结；桃仁、川芎、益母草、大血藤、赤芍、当归行气活血，下胞宫瘀滞；黄芪、当归益气养血；金银花、连翘、败酱草、大血藤、甘草清热解毒。全方泻下通便、益气化瘀、清热解毒，使该患者产后发热治愈。

（林　萍　谢斯炜）

二、王丽娜 桃红四物汤诊治血瘀型产后发热

王丽娜教授是全国名中医，第六批全国名老中医药专家学术经验继承工作指导老师。王教授总结多年的临床经验，认为产后发热最常见的三个证型为：外感发热、体虚发热、血瘀发热。对于血瘀型产后发热，王教授善用桃红四物汤加减诊治。桃红四物汤是由四物汤化裁而成，最早见于清代吴谦等所著的《医宗金鉴·妇科心法要诀·调经门》，具有活血化瘀、调经止痛之效，主要治疗妇女瘀血内阻所致的经行不畅，为妇产科调理月经的常用方。

病案：患者李某，29 岁。

初诊：2018 年 10 月 15 日。

病史：足月顺产后 7 天出现发热，最高达 39.2 ℃，伴鼻塞、流涕，当地医院考虑产后感冒，使用抗生素、退热药等对症治疗后，大量出汗，体温仍波动于 37.2 ~ 39.0 ℃，神志清，面赤，口干唇燥，舌紫黯，苔有瘀斑，脉弦数而涩，症见：小腹疼痛拒按，未及明显包块，恶露量少，色黯有块。

中医诊断：产后发热。

辨证：血瘀型产后发热。

治法：活血化瘀。

方药：桃红四物汤加减。桃仁、红花各 10 g，当归 20 g，川芎、熟地黄、白芍、白术各 15 g，干姜 9 g，甘草 6 g。

服 3 剂药后患者体温降低，疼痛减轻，原方基础上加蒲黄 10 g，益母草 15 g。服 3 剂后体温正常、腹痛消失，6 剂后余症完全消失。

按语：该患者初产后体质多虚多瘀，可能兼并外感或气滞，《女科经纶·产后证下》云："败血为病，乃生寒热，本于营卫不通，阴阳乖格之故"，治疗上应整体论治，气血同调，同时需要疏肝、健脾、益气。首方选用当归以补血活血、化瘀生新为君药；桃仁、川芎、红花活血化瘀；熟地补精血，滋肝肾之阴；白术健脾益气；干姜温经散寒，止痛止血；甘草调和诸药。诸药合用活血祛瘀，和营退热。后加蒲黄、茜草增强活血祛瘀之力。

（林 萍 谢斯炜）

三、武权生 "湿热瘀阻慢盆方" 辨治产后发热

武权生教授系甘肃省名中医、甘肃中医药大学硕士生导师，对中医药治

疗妇科常见病及疑难病有着丰富的临床经验及独到的见解，尤其是西医辨病与中医辨证相结合。武教授认为产后发热属于中医学"产后病"的范畴，而产后"多虚多瘀"的病机特点是产后病发生的基础和内因。妇人产后因胞脉阴血骤虚，元气受损，致使腠理不密，六淫邪毒易乘虚而入使营卫不和、邪毒易侵犯胞宫，使正邪交争，均可致发热；或因不慎感受寒邪或情志抑郁，恶露不畅，瘀血内滞，阻碍气机，营卫不通则导致郁而发热；或因耗伤气血，湿热内侵与血搏结，气机不利，故见发热。

临床以气血虚弱兼外感证及湿热内结兼瘀证多见，前者多表现为产后低热不退，腹痛绵绵，喜按，恶露量多或少，色淡质稀，面色无华，自汗，头晕心悸，舌淡苔少，脉细无力，或恶寒发热，鼻流清涕，头痛，肢体酸痛，无汗，舌苔薄白，脉浮紧；后者多表现为产后午后发热，身热不扬，恶露初则较多，继则量少质黏，色黯，其气臭秽，口渴不欲饮，大便黏或秘结，小便短赤，苔黄而燥，脉滑数或产后寒热时乍，恶露量少，色紫黯有块，小腹疼痛拒按，舌紫黯有瘀点，脉弦涩。若感染邪毒而发热，则传变迅速，可逆传心包，甚则热深厥脱，危及生命，表现为产后寒战高热，热势不退，小腹拒按，心烦口渴，恶露色如败酱，气臭秽，大便燥结，尿少色黄，舌红苔黄，脉数有力。治疗以调气血、和营卫为主。因产后诚多虚证、瘀证，故用药不宜过于攻下，不可不问证情而补虚，此时清热解毒，凉血化瘀是常法。武教授提出应先祛除其标证，后扶正固本，临床经常运用自拟"湿热瘀阻慢盆方"加减以祛标，后期运用自拟"黄芪桂枝五物汤"以固本培元。湿热瘀阻慢盆方，组方中金银花、天葵子、荆芥透邪解毒；黄芩、黄柏燥湿，分清中、下焦之热配以连翘清热解毒；柴胡解表退热以祛邪；赤芍清热凉血，散瘀止痛；大黄、牡丹皮、桃仁、冬瓜仁泄热逐瘀，畅通阳明腑道，红藤与败酱草同用清热解毒以止痛；湿热毒邪内侵，胞脉阻痹，故以生白术、茯苓、藿香健脾除湿；枳实、厚朴燥湿导滞通便；薏苡仁清热利湿排脓；益母草促进子宫收缩，有利于恶露排出；生甘草清热解毒，缓急止痛，调和诸药。本方湿、热、瘀、毒同治，气、血兼顾，清、利并进，使药力直达病所，气畅而血调则热消，为祛湿热邪毒标证之方，若体温下降至正常，当立即停药，不可多服。黄芪桂枝五物汤源于《金匮要略》，"血痹阴阳俱微，寸口关上微，尺中小紧，外证身体不仁，如风痹状，黄芪桂枝五物汤主之"。组方用药常选四物汤中白芍养血温经，和营理血，开阴结，与桂枝等温经通阳药同用，引阳入阴，以消虚阳外越；当归补血活血，通经行滞，为补血圣药；熟地黄补血滋阴、填精益髓。选四君子汤中党参健脾益气，养血生津；炒白术、炙甘草健脾益气化湿。取炙黄芪益气扶正，健脾升阳，功专气虚；大枣甘温，养血益气，以助黄芪、桂枝之功；加枸杞入肾益精助阳，走肝补血滋脉；鹿角霜益肾活血，补而不滋腻；续断甘温助阳，补益肝肾；巴戟天、菟丝子补肾助阳；陈皮理气健脾燥湿。全方以平补阴血之四物汤、辛香益气之四君子汤相配，共奏补肾温阳、健脾化湿、益气养血之效，动静结合，气血得实，则虚阳不得外越，枢机运转，甘温除热。

病案：患者，29岁。

初诊：2016年3月15日。

病史：因"胎头下降停滞，孕39＋周，G1P0，羊水Ⅲ度污染，妊娠高血压疾病"于2016年3月6日在腰硬联合麻醉下行剖宫产，术中见羊水Ⅲ度污染，呈糊状，量少，伴有恶臭，术后自诉纳差，头晕乏力，心悸自汗，间断发烧，伴腹痛，体温37.5℃。3月15日下午出现高热、寒战，体温38.7℃，盆腔核磁提示：①右侧附件区占位，多考虑感染性包块。②左侧附件区出血性包块，多考虑血肿。现患者高热、寒战，38.7℃，纳差，腹痛拒按，恶露臭秽，大便三日未解，舌质黯红有瘀点，舌苔白黄厚腻。

中医诊断：产后发热。

辨证：湿热邪毒瘀阻。

治法：清热祛湿，化瘀解毒。

方药："湿热瘀阻慢盆方"加减。柴胡、赤芍、黄柏、红藤、败酱草、金银花、牡丹皮、藿香（后下）各15g，厚朴、连翘、桃仁、荆芥（后下）各12g，生白术、茯苓、冬瓜仁各18g，枳实8g，黄芩9g，薏苡仁30g，大黄、天葵子、生甘草各6g。6剂，水煎，每日1剂，早、中、晚分服。医嘱半卧位，利于炎症渗出物局限于盆腔，亦利于恶露排出。告知患者畅情志，调饮食，避风寒，禁房事，避免不必要的外阴检查，以防病邪乘虚入侵，造成感染。

二诊：2016年3月22日，诉服药后，体温下降至36.6℃，腹痛消失，大便正常，恶露已净；面色无华，疲乏纳差，舌淡胖，苔白腻，脉沉细。辨为气血不足，脾虚湿困。治以补气养血，温阳化湿。方选黄芪桂枝五物汤加减：党参、当归、熟地黄、炒白术、炒白芍、枸杞子、鹿角霜、续断各15g，桂枝、大枣各9g，炙黄芪35g，盐菟丝子30g，盐巴戟天18g，陈皮、炙甘草各6g。7剂，水煎，每日1剂，早、晚分服。嘱患者平素调理饮食，勿食生冷之品，以防损伤脾阳，加重病情。自诉服药后，体温未再反复，乏力减轻，纳食可，夜寐安，二便解，随诊如常。

按语：本病为产科危重病症之一，传变迅速，若病情得不到控制可热入营血，甚至逆传心包，出现重证、险证，故应抓住时机，早期诊断治疗，以免贻误病情，危及生命。武教授根据妇人产后"正气易虚，易感病邪，易生瘀滞"的特殊生理状态，灵活运用湿热瘀阻慢盆方，使得湿热邪毒并除。服后症减守方继进。后用黄芪桂枝五物汤甘温除热，固本培元，调和气血，取效甚捷。

（林　萍　谢斯炜）

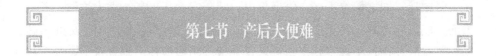

第七节　产后大便难

产后饮食如常，但产后大便艰涩，或数日不解，或排便时干燥疼痛，难以解出者，称为"产后大便难""产后大便秘涩"，属"新产三病"之一。《金匮要略·妇人产后病脉证并治》首次提及本病病因病机："新产妇人有三病，一者病痉，二者病郁冒，三者大便难……亡津液，胃燥，故大便难。"众多医家认为，产后大便难之病因病机可概括为以下三点：一为血虚津亏，肠燥失调；二为脾肺气虚，传导无力；三为阳明腑实，肠道阻滞。治疗时，血虚者以养以润；气虚者以补；腑实者通补兼施。

一、杨秉秀　四物汤合增液汤，诊治产后大便难

杨秉秀教授是全国第四批名老中医，湖南省名中医。杨教授诊治产后大便难强调三大要点。

1. 补血养血、生津润燥为主　产后妇女亡血伤津耗气，肠失濡润或传导无力，故排便不畅。临证时应把握此基本病因病机，审因施治。营血骤虚，治以补营生血，养血润肠；胃燥肠热，宜生津祛热，增水行舟。杨教授以补血养血、生津润燥为治疗大法，常用四物汤合增液汤为基本方化裁，可益养荣卫、双补气血。方中熟地有滋阴养血之效，当归有养血润肠之功，白芍长于敛阴养血，川芎则功擅活血行气，四药合用，补血而不滞血。增液汤

以补药之体为泻药之用，可养阴增液，方中玄参滋阴降火，润肠生津，麦冬性甘寒，滋阴润燥，生地黄滋阴润燥，养阴清热，三药合用可滋补阴津，增水行舟。杨教授喜将两方合用，既可补血养血，又可滋阴润燥，使血虚得以复生，津亏得以弥补，从而使胃肠复受濡润，则大便可畅行而下。

2. 益气疏气、滋阴清热为辅　杨教授认为，产妇因生产时出汗过多，气随津脱，故多元气亏虚，气虚则大肠传导功能无力，因而大便不通，故临床应益气助运，以助糟粕下行。且妇女产后久不排便，或干涩便硬，易产生焦躁、烦闷的心理，导致气机不和、升降失调而加重便秘，故舒畅气机，开解烦郁亦在病程中有着不可忽略的作用。杨教授临床常选用郁金、佛手、陈皮、枳壳等理气的药物加入养血生津润燥之方中，既可舒达气机，助血之运行，缓解便秘症状，亦可调节妇女产后精神状态。素体阴虚的妇女，产后阴血大量减耗，加之情绪不畅，气郁化火，则阴虚火旺更甚，虚火灼津，肠道失润，然火旺之本源在于阴虚，故常用二至丸以滋阴养血，方中女贞子甘平，可益肝补肾；旱莲草甘寒，可入肾补精，阴虚得补，则火自平，肠道复得滋润，糟粕排出畅通。

3. 临证分虚实　《女科经纶》记载："产后水血俱下，则大肠燥涩，便闭不通……自是元气内乏受病，故戒不可以苦寒峻利，再伤气血，渐致不救也"，其充分表明因产后"百节空虚"，应慎用大黄、芒硝等苦寒泻下之品，以防过下伤正。杨教授强调，产后病性固然多虚，然不乏实证的存在，实证多见于素体强壮的产妇，其体质强盛，恢复较快。此类产妇人群，可因感受外邪，邪热入里与糟粕相搏结于内，或产后过多进食，致中焦气机失畅，饮食壅滞不化。已成阳明腑实者，则应用承气汤类苦寒泻下，以祛肠中燥屎。如张景岳所言凡产后气血俱去，诚多虚证，然有虚者，有不虚者，有全实者，凡此三者当因证、因人，辨其虚实，以常法治疗，不得概行大补，以致助邪。

病案：张某，女，31岁。

初诊：2019年6月19日。

主诉：产后大便秘结1月余。

病史：患者自诉于3个月前顺产一子后出现大便秘结，3～5日一行，解出困难，呈羊屎粒状，味臭，色黄，自服乳果糖口服液未见明显好转，伴心烦，纳寐可，小便可。舌质偏红，苔少，脉细弦。

中医诊断：产后大便难。

辨证：气血亏虚、津损热燥。

治法：补益气血，生津清热。

方药：四物汤合增液汤加减。当归15 g、川芎10 g、熟地10 g、女贞子10 g、墨旱莲10 g、阿胶6 g、玄参10 g、麦冬15 g、北沙参15 g、瓜蒌10 g、郁金10 g、枳壳10 g、西洋参10 g、炙甘草6 g。每日1剂，水煎服，早晚温服，共服7剂。

二诊：2019年6月26日。服上方后便秘症状改善，现大便两日一行，便质稍干，颜色正常。首方继服7剂，嘱其服药期间保持心情开朗，适当调整饮食结构。

三诊：2019年7月6日。便秘症状较之前显著缓解，现大便每日一行，质、色均可。守原方去女贞子、旱莲草，加枸杞12 g、制何首乌15 g、淮山药15 g、白芍15 g，继服7剂以巩固疗效。后续回访，患者诉便秘症状无复发。

按语：该患者产后大便秘结，为产后气血亏虚、津损热燥、肠道失润所致。当归、川芎、熟地三味药为四物汤去芍药，滋补阴血，方中熟地性甘辛温，有滋阴补血之效，当归养血补血，且其质润，故有润肠作用，可用于治疗肠燥便秘。川芎活血行气，调畅气血，辛温之归、芎与阴柔之熟地相配，补血而不滞血，活血而不伤血。女贞子、墨旱莲长于滋肝肾之阴，再加滋阴补血之阿胶，共奏滋阴养血之效。玄参、麦冬润燥生津，其取增液汤之意，辅以北沙参、瓜蒌，有生津滋燥、润肠通便之功。郁金行气开郁，枳壳理气行滞，可助大肠传导畅通。西洋参具有益气扶正之功效，可使脾胃健运，推动有力，促津液疏布功能恢复正常。

（邓雅戈）

二、韩百灵　健脾益气，养血润燥，诊治产后大便难

产后大便难，临床较常见，薛立斋言："产后大便不通，因去血过多，大肠干涸，或血虚火燥干涸，不可计其日期饮食数，多以药通之润之。必待腹满觉胀，自欲去而不能者，乃结在直肠，宜用猪胆汁润之。若服苦寒药润通，反伤中焦元气，或越加难通，或通而泻不能止，必成败症。若属血虚火燥，用加味逍遥散，气血俱虚八珍汤。"韩氏妇科认为产后亡血伤津，营血骤虚，或汗出伤阴，津液亏耗，不能濡润大肠，以致肠燥便艰，导致大便不

通；病机多为虚证。针对产后血虚津亏的特点，治疗时以养血润肠为主，佐以益气、滋阴，收效明显。

病案：于某，女，25岁。

初诊：1977年6月初。

病史：产后55天，现大便难下，时有胸闷气促，小腹胀满，呃逆，不思饮食，倦怠乏力，乳汁量少，睡眠欠佳，望其精神疲惫，面色萎黄，舌质淡，脉虚缓。

中医诊断：产后大便难。

辨证：脾胃虚弱，气血两亏。

治法：健脾益气，养血润燥。

方药：党参10 g，茯苓15 g，白术15 g，熟地黄20 g，白芍20 g，川芎10 g，当归15 g，甘草10 g，郁李仁15 g，火麻仁15 g。2剂，水煎服，每日1剂。早晚分服。

二诊：服上方2剂后，大便已通畅，但胸闷气短，腹胀痛仍存在，眠食均有好转，自觉精神状况较佳。舌质淡，肺虚细，宗前方加减。方药：党参10 g，白术15 g，茯苓15 g，甘草10 g，熟地黄20 g，白芍20 g，川芎10 g，当归15 g，郁李仁10 g，黑芝麻15 g，肉苁蓉15 g，桃仁10 g。4剂，服法同前。

三诊：服上方4剂后，患者大便已正常，每日1次，不燥不温，神清气爽，纳眠佳，舌质淡，苔薄白，脉稍细。嘱再服3剂，病见痊愈。

按语：本例患者，观其证候，属素体脾胃虚弱，气血两亏，加之产时耗伤气血，或产后过度操劳，使脾胃气血越虚，肺降失司，因而大便不通；又遇产后失血，液少津亏，则肠道失于濡润，以致便难。大肠以通为用，泻而不藏，治以健脾补气养血润燥之法，疗效显见。

（邓雅戈　林　萍）

三、门成福　古方"麻子仁丸"加减，诊治产后大便难

《圣济总录》云："大肠者，传导之官，变化出焉，产后津液减耗，胃中枯燥，润养不足，糟粕壅滞，故令大便难，或致不通。盖新产之人喜病者，由去血过多，内亡津液故也。"这指出了产后大便难发病的主要原因是产后血虚津少。全国名老中医门成福教授是中原门氏妇科第三代传承人。门教授治疗本病以养血增液为主。选用古方麻子仁丸加减。

病案：吴某，女，24岁。

初诊：1996年9月27日。

病史：产后1周，大便干结难解，强努解出，如算盘子大粪块，肛门撕裂、疼痛、出血，此后3日1次大便，肛门疼痛。服三黄片腹痛不止。

中医诊断：产后大便难。

辨证：血虚大肠失润。

治法：养血润燥，行气通便。

方药：麻子仁丸加减。火麻仁（捣碎）15 g，生何首乌25 g，桃仁（捣碎）15 g，当归15 g，川芎15 g，炒白芍15 g，全瓜蒌25 g，枳实12 g，甘草6 g，3剂，水煎服，日1剂。

二诊：大便解出较前通畅，惟肛门疼痛、带血，上方加熟地15 g，炒槐花15 g，3剂，水煎服，日1剂。

三诊：便畅，无出血，服槐角丸，每日1丸，日2次，以促进肛裂愈合。

按语：该案患者出现产后大便秘结，多因伤及气津，津血不能滋润大肠所致。正如《金匮要略·心典》说："大便难者，液病也。胃藏津液而渗灌诸阳。亡津液，胃燥则大肠失其润，而大便难也。"治疗当以养血增液为主，因患者肛门撕裂、疼痛，故佐以润肠缓泻之品，方选麻子仁丸加减。方中火麻仁、白芍、首乌、桃仁、当归益阴增液，润肠通便，使腑气通，津液行；枳实、川芎行气消痞除满；瓜蒌滑利，润燥通便。本方具有下不伤正、润而不腻的特点，以达润肠、通便、缓下之功，使燥热去，阴液复，大便调。

（邓雅戈　林　萍）

第五章　妇科杂病

凡不属于经、带、胎、产疾病范畴，又与妇女解剖、生理、病因病机特点密切相关的各种妇科疾病，统称为妇科杂病。

妇科杂病的范围较广，病因复杂，寒热湿邪、情志因素、生活因素、体质因素均可致病，病机主要为肾、肝、脾功能失常，气血失调，直接或间接影响冲任、胞宫、胞脉、胞络而发生病变，临证时，要根据各病的临床特征和必要的检查明确诊断。治时重在整体调补肾、肝、脾功能，调理气血、调治冲任督带、调养胞宫并注意祛邪。杂病大多病程日久，治疗难图速效，必须坚持服药，才显疗效。临证时，应与患者做好充分的沟通。

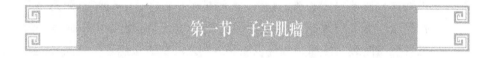

第一节　子宫肌瘤

子宫肌瘤属中医的"癥瘕"，是指妇人下腹结块，伴有或胀，或痛，或满，或异常出血或带下异常，甚至影响生育的疾病。癥：有形可征，结块坚硬，固定不移，推揉不散，痛有定处，病属血分。瘕：瘕聚成形，聚散无常，结块不坚，推之可移，痛无定处，病属气分。临证时应排除恶性肿瘤及良性肿瘤恶性变，需辨证与辨病相结合。现代医学子宫肌瘤或卵巢肿瘤、盆腔炎症包块、子宫内膜异位症结节包块、结核性包块及陈旧性宫外孕血肿，生殖器官恶性肿瘤术后等可按本病论治。

癥瘕病机复杂：一是瘀血，为其基本病机，但有形病邪易相互胶结，以痰瘀互结为突出特点；二是正与邪、虚与实互相影响，互为因果。临床辨证时，首辨良恶性，其次辨虚实。良性者生长缓慢，质地较软，边界清楚，活动良好。恶性者生长较快，质地坚硬，边界不清，伴消瘦、腹水等。实证者邪实正未虚，实邪多属瘀、痰、寒、湿、热等；包块固定，质硬，痛有定处，舌质暗或有瘀点属瘀；包块质地软，舌淡苔腻者属痰；小腹冷痛，喜温者属寒；带下色黄，舌苔黄腻者属湿热。虚证者以气虚、肾虚多见，小腹空坠，气短懒言属气虚；腰膝酸软，夜尿频多属肾虚。

治疗宜遵循《内经》"和法"原则，以活血化瘀，软坚散结为主。结合因病程长短和病机属性的不同，予以分期而治：初期以实邪为主，体质较好者宜攻宜破；中后期以邪实正虚，或以正虚为主，久病体质较差，宜补益气血、攻补兼施。

一、尤昭玲　采用"消法"论治癥瘕（子宫肌瘤）

在长期的临床实践基础上，结合子宫肌瘤的特点，国医级名老中医药专家尤昭玲教授创新性地提出"肉积"观点，主张采用"消法"治疗。尤教授认为子宫肌瘤是脏腑功能失调所致，有形之邪积聚而成，日久形成"肉积"。其病因病机及特性如下：①子宫肌瘤为外有包膜，质地坚硬如石的实质性球形肿块，属于阴邪，与癥瘕中肉癥相似，属中医"肉积"范畴。②外感六淫、饮食不节等导致脏腑功能失调，气、血、痰、湿、食等有形之邪积聚而成，并滞留于胞宫或筋膜之间，且日久形成"肉积"。③瘤体的形成并增大依赖胞宫内精气的滋养，且子宫为奇恒之腑，藏而不泄，藏者，收藏精气也，日久必损伤胞宫内精气，削弱其功能，邪之所凑，其气必虚。

"消法"是中医治疗疾病的八法之一，以消导药为主方，有消食导滞，消痞化积作用，配伍散结之品治疗肉积。在消积散结的同时，需益气扶正才能彻底清除病邪。

子宫肌瘤治疗病程较长，需坚持服药治疗。破血消癥之药徒伤正气，疗效并不理想，祛邪的同时对人体造成极大的伤害。因此尤教授选用了消"肉积"之"生鸡内金、山楂、神曲"以消食化积、缓消癥块，而这些药物既具备"理气、活血、化瘀"的功效，又具有健脾和胃、消食导滞之效，使"消"而不伤正。

痰瘀互结是子宫肌瘤发生的另一个重要因素，临床观察有相当一部分子宫肌瘤患者形体肥胖，在月经将净或刚净时阴道排液或血水交融，或平日带下量多，自觉疲倦，腰腿疲沉，不同程度的浮肿，或舌见腻苔，均为痰湿证候。痰湿停则气滞，血亦受阻，痰湿与气血搏结，积结而有形，变成瘕。临床组方用药时，尤教授注重根据患者体质配伍一些具有软坚化痰散结作用的药物，如桔梗、法夏、生牡蛎、砂仁、白芥子、前胡、苍术、茯苓、土茯苓、皂刺等药。尤其桔梗一味，兼具理气、化痰、升清、排脓消痈散结之效，确为尤教授用药的创举。

肝气郁结是子宫肌瘤发生的重要相关因素。配方中选用柴胡、桔梗、荔核、橘核、夏枯草、香附、郁金、月季花、玫瑰花等辛香走窜、疏肝理气之品，可行气活血、散结消癥。同时，尤教授还注重对心的调理，"心为君主之宫""心主神明""心主血脉""胞脉者属心而络于胞中"。若忧愁思虑，积想在心，气机郁结，心气不得下通于肾，胞脉闭阻，可致癥瘕或加重癥瘕的病情。因此尤教授强调"疏肝勿忘宁心"，佐以合欢皮、石斛、莲心、首乌等宁心安神，屡见实效。

病案1：刘某，女，42岁，已婚。

初诊：2007年10月9日。

主诉：查体发现子宫肌瘤1个月。

病史：患者以"查体发现子宫肌瘤1个月"就诊，既往月经规律，13岁初潮，周期27～28天，经期7天，量中，色红，偶有血块，生有两个男孩。分别为17岁、14岁，已绝经半年。近1年来，时感下腹部不适，腰酸胀痛，易疲劳。2007年9月体检，B超示子宫：5.1 cm×3.9 cm×4.2 cm，边界清晰，形态欠规整，后壁见22 mm×19 mm低回声粗光点区，余肌壁回声均匀。两侧附件区未见异常。末次月经为2007年9月16日，量适中，色红，白带量、色、质正常，纳、寐均可，大小便正常。

诊察：舌紫黯，脉细弦。妇科检查：外阴为已婚已产型；阴道通畅，分泌物不多；宫颈光滑，宫体；略大，质中，活动可，无压痛；附件：双侧（-）。

西医诊断：子宫肌瘤。

中医诊断：癥瘕。

辨证：气虚血瘀证。

治法：益气化瘀，消癥化结。

方药：益气消癥方加减。党参15 g，生黄芪15 g，神曲10 g，山楂10 g，泽泻10 g，泽兰10 g，连翘15 g，夏枯草10 g，白术10 g，牛膝10 g，土鳖虫10 g，桑寄生10 g，生牡蛎30 g，荔核10 g，桔梗10 g，甘草5 g。21剂，每日1剂，水煎服。嘱患者服药同时忌食牛肉、羊肉、莴苣、猪脚、鲫鱼、鲤鱼、春笋、南瓜等发物。

二诊：自诉服上药后，腰痛减轻，症状好转，舌黯，脉细弦，继服上药加减。处方：柴胡 10 g，当归 10 g，川芎 10 g，桑寄生 10 g，菟丝子 10 g，牛膝 10 g，泽泻 10 g，肉桂 5 g，乌药 10 g，女贞子 10 g，生鸡内金 15 g，神曲 15 g，山楂 15 g，夏枯草 10 g，连翘 10 g，甘草 5 g。21 剂。每日 1 剂，水煎服。嘱患者停药 2 个月后再来复诊。

三诊：2008 年 1 月 8 日。诉腰酸胀，易疲劳，余无其他不适，纳寐可，二便正常，舌黯，脉细弦。复查 B 超示子宫：4.9 cm×3.7 cm×4.0 cm，边界清晰，形态欠规整，后壁见 15 mm×11 mm 低回声粗光点区，余肌壁回声均匀，两侧附件区未见异常。方用益气消癥方加减：党参 15 g，生黄芪 15 g，神曲 15 g，山楂 15 g，生鸡内金 10 g，珍珠母 10 g，生牡蛎 30 g，夏枯草 10 g，白术 10 g，茯苓 10 g，牛膝 15 g，桑寄生 10 g，土鳖虫 10 g，荔核 10 g，桔梗 10 g，肉桂 5 g，甘草 5 g。21 剂。每日 1 剂，水煎服。

四诊：2008 年 3 月 30 日。自诉无明显不适，纳寐可，二便调，舌黯，脉细。复查 B 超示：子宫、双附件区未见异常声象。

按语： 正气虚弱为形成癥瘕的主要病机，肌瘤一旦形成，日久邪气愈甚，正气愈伤，常形成正气虚、邪气实、虚实错杂之痼疾。本案治疗中，尤教授以"消法"中消食、祛痰、祛湿、理气、活血等方法缓消渐散癥瘕，同时始终不忘健脾、益气、补肾，扶助正气。选用的攻伐药物亦是药性平和、无峻攻之剂，以免长期服药攻伐太过之虑。

病案 2：陈某，女，41 岁，已婚。

初诊：2011 年 10 月 10 日。

主诉：发现子宫肌瘤 6 年，月经量明显增多 4 月余。

病史：因"发现子宫肌瘤 6 年，月经量明显增多 4 月余"来院就诊。妇科经阴道 B 超示：子宫前壁扫及 23 mm×25 mm 低回声结节。就诊时症见：腹痛腰酸，面浮肢肿。既往月经规则，量、色、质正常，近 4 个月来出现 9～11/30～32 天，经量明显增多，色红，夹血块，腹痛，经前乳胀。末次月经：2011 年 9 月 28 日。

诊察：舌体胖大，质紫黯，苔白腻，有瘀点，脉弦；妇查：外阴正常，阴道通畅，内见中量黄色脓性分泌物；宫颈：轻糜，大小正常；宫体：前位，增大如孕 8 周大，质中，活动可，双附件未发现异常。

西医诊断：子宫肌瘤。

中医诊断：癥瘕。

辨证：肾脾两虚，肝失条达，冲任不固。

治法：健脾益肾，疏肝解郁，固摄冲任。

方药：消癥方加减。党参15 g，黄芪15 g，白术15 g，沙参15 g，泽泻10 g，百合15 g，山药15 g，连翘10 g，莲心5 g，橘叶10 g，栀子10 g，金霍斛10 g，臭牡丹15 g，寒水石15 g，夏枯草10 g，月季花10 g，人中黄15 g。水煎，日1剂，分2次服用。共7剂。

经净后，加土贝母15 g，海螵蛸15 g等加强化痰软坚散结之功效。连续6个月经周期，复查子宫肌瘤未见明显增大，月经量明显减少，临床症状明显减轻。

按语：患者子宫肌瘤已有6年，经行量多，时间长，腹痛腰酸，面浮肢肿，便溏溲频。证属肾脾两虚，肝失条达，冲任不固。故治宜健脾益肾，疏肝解郁，固摄冲任。月经后加软坚药物，使肌瘤得以控制，月经量逐渐减少，患者逐渐康复。

（张伶俐）

二、肖承悰 分期论治、补消结合，诊治子宫肌瘤

肖承悰教授是京城四大名医之首肖龙友先生嫡孙女及学术传承人，为全国名老中医药专家、首都国医名师。

肖承悰教授认为，子宫肌瘤是触之可及的有形癥块，且多数患者的经血块多，色暗，伴有腹痛按之不减，舌质紫黯或有瘀点，属血瘀证。同时，她根据多年的临床观察发现很多子宫肌瘤患者舌质暗淡，舌体胖大，舌边有齿痕，脉多沉细，或细弦、细滑，大多以月经量多为主要症状，且多伴有头晕无力，小腹下坠，气短懒言等气虚之象。故提出子宫肌瘤属气虚血瘀者为多。这是因为子宫肌瘤患者病程较长，出血量多，致阴血亏虚，气随血耗导致气虚；或因忧思劳倦伤脾，脾虚气血化生无源，而致正气不足；气虚运血无力，血流缓慢，停蓄胞宫，日久则成癥瘕；而瘀血日久又可损伤正气，进而加重血瘀。正如王清任《医林改错》所述："元气既虚，必不能达于血管，血管无气，必停留而瘀。"血瘀日久可成癥瘕，而痰瘀互结也是子宫肌瘤的主要病机。通过多年临证观察，肖教授发现，子宫肌瘤患者大多伴有带下量多，色白，质稀或稠，或在月经将净时或刚净后，出现阴道排液，或血水交融，自觉困倦、腰酸、腿沉或不同程度的浮肿等，或见舌根部苔腻，审证求因，诸证均属痰湿瘀血互结所致。湿浊久蕴凝滞成痰，痰湿瘀血互结，

结于胞中而成癥瘕。而血瘀日久，气机不利，亦可生痰湿，致痰瘀互结，阻滞冲任气血，而使癥积愈坚。正如《济阴纲目》所云："盖痞气之中，未尝无饮，而血症、食症之内，未尝无痰，则痰、食、血未有不先因气病而后形病也。"肖教授针对子宫肌瘤气虚血瘀，痰瘀互结的病机特点，并结合女子特有的月经的生理特点，总结提出"分期论治、补消结合"的治疗原则。即分为经期和非经期治疗，且在不同时期"补"与"消"各有侧重，从而使标本兼治。非经期着重于消，寓补于消之中，寓消于补之上。治以活血化瘀、软坚消癥、兼以益气。经期治疗以益气缩宫、祛瘀止血为主，兼以软坚消癥，以补为主，补于消之上，消寓补之中。充分体现了肖教授治疗子宫肌瘤组方精良，补消结合、标本同治的精神。

病案：范某，女，37 岁。

初诊：2001 年 11 月 16 日。

病史：发现子宫肌瘤 2 年，月经量多 1 年余。带经期 7～8 天，量多，色紫黯，有大血块；月经周期尚规律，25～28 日一行。平素带下量偏多，色白，质略稠，无异味。自觉小腹下坠。舌质暗淡，舌体略胖，边有齿痕，脉沉细。B 超检查提示：子宫肌瘤，子宫前壁见 3.5 cm×2.8 cm 低回声区。

西医诊断：子宫肌瘤。

中医诊断：癥瘕。

辨证：气虚血瘀。

治法：分期论治：非经期治以活血化瘀、消癥，兼以益气；经期益气缩宫，祛瘀止血。

方药：分期用药。

非经期：鬼箭羽 15 g，急性子 12 g，夏枯草 15 g，射干 12 g，生首乌 12 g，生牡蛎（先下）30 g，制鳖甲 15 g，荔核 15 g，海藻 30 g，大贝母 15 g，党参 15 g，黄芪 15 g，丹参 15 g，茯苓 15 g。

经期：黄芪 15 g，党参 15 g，南沙参 15 g，白术 15 g，枳壳 15 g，益母草 15 g，煅龙牡各 30 g，花蕊石 15 g，贯众 15 g。若经量仍不减，加三七粉 2 g 冲服。

如此服用 3 个月经周期后，经量适中，血块减少，自觉不适症状消失。B 超检查提示：子宫肌瘤缩小，前壁见 2.6 cm×1.5 cm 低回声区。

按语：肖承悰教授自拟肌瘤内消制剂用于非经期治疗，药物以鬼箭羽、急性子、制鳖甲、生牡蛎等软坚散结、化瘀药物为主，其中鬼箭羽、急性子活血化瘀、软坚消癥且不峻猛；鳖甲、牡蛎入肾经，既能软坚散结，又有化痰之功；酌加黄芪补气行滞。该患者平素月经量多，故经期治疗以益气缩宫、祛瘀止血为主，肖教授创制了相应的方药缩宫宁制剂应用于临床，该方以黄芪、党参、太子参、南沙参等药补气摄血，且补而不燥；白术补中益气健脾和胃，枳壳破气消积化痰消痞，二药配伍，取束胎丸固冲任之意，可益气缩宫止血；配花蕊石化瘀而止血。诸药相配，性味平和，补中有行，行中有生，瘀血去，新血得以归经，标本兼顾，气血同调，从而达到益气缩宫、祛瘀止血兼以消癥的目的。全方散结消癥、活血化瘀、补益气血，既消又补，以消为主，消而不峻，补而不滞，最终达到祛邪不伤正，消散癥积的目的，疗效甚为满意。

（林　萍　颜　彦）

三、吴忠文　行气活血，逐瘀散结，辨治子宫肌瘤

吴忠文教授是全国名老中医专家。吴教授认为子宫肌瘤、卵巢囊肿的发病为肝脾肾脏腑失和、气血失调，痰、郁、瘀等聚结胞宫，日久所致。临证时，吴教授以"调理脏腑"为主，但不一概而论，注重辨证施治，调理气血，兼以祛痰、散结，解毒、利湿，攻补兼施，同时舒畅情志、调肝健脾，灵活变通，巧妙施药，屡见奇效。

医案：彭某，女，42岁。

初诊：2007年12月11日。

病史：患者诉月经每月超前而至，淋漓不断，夹有紫色血块，伴少腹疼痛，腰腹酸胀1个月。B超检查报告为子宫肌瘤，子宫前壁左侧及后壁可见两个大小分别约29 mm×15 mm、25 mm×30 mm的低回声结节，类圆形，边界清楚，内回声欠均匀。

查体：舌淡嫩稍胖，薄白腻苔，边尖有齿印，舌下络脉怒张迂曲，脉细缓带弦。

西医诊断：子宫肌瘤。

中医诊断：癥瘕。

辨证：气滞血瘀，痰瘀交阻胞宫。

治法：行气活血，逐瘀化痰散结。

方药：桂枝茯苓丸加味。桂枝4 g，茯苓15 g，桃仁10 g，丹皮10 g，

杭芍 18 g，茜草 18 g，香附 12 g，当归 12 g，益母草 20 g，炒黑栀 8 g，银杏（去壳）8 g。7 剂，水煎服。

二诊：2007 年 1 月 9 日。服上药后，本次月经如期而至，量多伴少量黑色血块，淋漓不断之象终止，少腹疼痛减轻，自感疲惫乏力。舌淡紫少津，薄白苔，脉弦细缓。拟逍遥散合桂枝茯苓丸加减。杭芍 18 g，赤芍 15 g，当归 15 g，炒白术 10 g，炙甘草 6 g，柴胡 8 g，云苓 15 g，薄荷 4 g，桂枝 4 g，桃仁 12 g，丹皮 10 g，三棱 6 g，莪术 6 g，生黄芪 25 g，益母草 20 g。10 剂，水煎服。另：云南白药（4 g×4 支），分次与中药兑服。

三诊：2007 年 3 月 18 日。症状有所减轻。现月经按期而至，量不多，色灰黑有块，少腹及腰隐痛，大便日一次，舌淡润，薄白苔，脉弦细缓。守上方：杭芍 18 g，赤芍 15 g，当归 15 g，炒白术 10 g，炙甘草 6 g，柴胡 8 g，云苓 15 g，薄荷 4 g，桂枝 4 g，桃仁 12 g，丹皮 10 g，三棱 6 g，莪术 6 g，生黄芪 25 g，益母草 20 g。10 剂，水煎服。另：田七粉 20 g，分次与中药兑服。

服上药后，月经期量均正常，无其他不适，舌淡红润，少苔，舌下络脉稍怒张，脉缓。复查 B 超示：子宫肌瘤消失，子宫大小形态正常，回声中等。

按语：本案患者在月经来潮前一周左右诊治，吴教授以桂枝茯苓丸（汤）加减施药治疗，方中多以活血化瘀调经之药为主，不仅有利于月经周期的调整，而且利用经前一周宫体内的变化，通过气血的加速运行，加快其瘀血的消散，恢复其子宫血液正常运行。二诊时，月经如期而至，少腹疼痛减轻，量多伴少量黑色血块，感疲惫乏力，证属气滞瘀阻胞宫，逍遥散合桂枝茯苓丸加减。三诊时守方巩固，取得满意疗效。

（张伶俐）

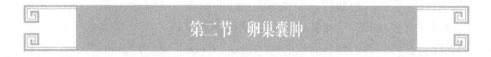

第二节　卵巢囊肿

卵巢囊肿是女性生殖器肿瘤。卵巢囊肿形态不一，可发生在单侧或双侧，有一定的恶化概率。卵巢囊肿即使不恶化，随着病情的延长，囊肿体积会逐渐增大，引发腹部疼痛、月经紊乱、不孕等症状。

西医治疗卵巢囊肿的方法主要是手术，但手术后病情易复发。因此卵巢囊肿较小（直径 <5 cm）的患者，多采用药物治疗。

中医典籍中关于"肠覃"的描述与卵巢囊肿的症状相似，其中医证候特点较为繁杂，症状涵盖腹部疼痛、带下量多、腰痛、月经夹血块等，因而，可以采取活血、化瘀、补虚、清热的治则进行干预。中医药理论和实践经验证实，中医治疗卵巢囊肿具有明确的效果。

一、丁桃英　中药内服联合中药外用诊治卵巢囊肿

丁桃英教授是湖南省名中医。针对卵巢囊肿的诊治，在长期的临床实践中不断探索，形成了一套中药内服联合中药外用的特色诊疗，取得了满意的效果。

张仲景在《金匮要略》中首次提出"妇人腹痛"或"妇人腹中痛"的辨证论治大法为活血化瘀理气。丁教授根据中医学理论对卵巢囊肿等盆腔包块进行辨证治疗，方法主要以清热祛湿、理气散结、活血化瘀为主。其中气滞血瘀型多由常年肝气郁结导致肝失条达，气滞血瘀，上血下行不畅，阻滞冲任脉络，不通则痛。该证患者临床常见症状为小腹或少腹胀痛不适、双乳或两肋胀痛或刺痛并于经前或经期加重，性情郁闷。丁教授认为：气滞血瘀是本病病机的关键。因此，该病的治疗当以活血化瘀为法。丁教授善用牡丹散加减，以达到行气活血、化瘀止痛之效，气顺瘀散则痛自除。通过反复的临床实践，在中药内服的同时，采用中药灌肠和中药外敷，对于气滞血瘀型不孕症疗效好，能提高妊娠率。丁教授在灌肠方中善用药对以破瘀消癥。大血藤—败酱草：大血藤性味苦平，偏入下焦，功擅清热解毒，消痈散结，并有活血止痛之效；败酱草辛以散瘀，苦能降泄，微寒清热，入气分而能清热解毒排脓，入血分则能活血散结消痈。两药相伍，相须为用，并入下焦，活血消痈之力倍增。三棱—莪术：逐气分之血瘀，破血中之气滞，能破血逐瘀，行气止痛。二药合用，增强破血散结的功能。皂角刺—白芷：皂角刺辛散温通，长于攻坚，功善托毒排脓，活血消痈；白芷辛香温燥，辛散祛风，温燥除湿，且芳香透窍，有消肿排脓之功，且能止痛。两者相须配对，协同为用，走散之力强，能直达病所，以消肿散结、化瘀排脓。乳香、没药、石见穿等加强其活血化瘀、清热解毒、消痈排脓之功，土鳖虫、独一味加强其破瘀消癥，行气止痛之功。

病案：周某，女，16 岁，学生。

初诊：2017 年 3 月 17 日。

主诉：右附件包块伴下腹偶发疼痛半个月。

病史：患者自诉下腹偶感疼痛，精神可，无恶寒发热，纳寐可，二便可。舌暗红，苔少，脉沉涩。血常规报告：白细胞：$12.46 \times 10^9/L$。CT 检查：阑尾 CT 平扫未见明显异常。妇科彩超：右侧附件区混合回声包块，大小约 44 mm × 36 mm。考虑卵巢囊肿。入院行抗感染、解痉止痛治疗。3 月 20 日予以中医中药治疗。

西医诊断：卵巢囊肿。

中医诊断：癥瘕。

辨证：气滞血瘀。

治法：行气活血，化瘀止痛。

方药：内服中药联合中药外用。

内服中药处方：牡丹散加减。丹皮 12 g，赤芍 10 g，三棱 10 g，莪术 10 g，枳壳 10 g，红藤 15 g，败酱草 15 g，当归 10 g，茯苓 10 g，鸡内金 10 g，甘草 3 g。

保留灌肠处方：大血藤 30 g，败酱草 30 g，三棱 20 g，莪术 20 g，皂角刺 20 g，白芷 12 g，乳香 20 g，没药 12 g，石见穿 20 g，独一味 3 g，土鳖虫 12 g。

消癥散打粉外敷配合红外线 TDP 治疗：当归 12 g，乳香 12 g，五加皮 12 g，独活 6 g，白芷 6 g，艾叶 250 g，千年健 6 g，续断 12 g，羌活 6 g，血竭 6 g，透骨草 250 g，没药 12 g，红花 6 g，花椒 6 g，桑寄生 12 g，皂刺 12 g。

二诊：2017 年 3 月 25 日。经治疗患者无腹痛，复查血常规正常，复查 B 超：右侧附件区混合回声包块，大小约 36 mm × 30 mm。患者于 4 月 1 日月经来潮出院。守方予以中药口服、中药灌肠、中药外敷治疗，7～10 天为一个疗程。

治疗 3 个月，嘱患者月经干净后复查。电话回访，患者回复已无腹痛，但未行 B 超复查。

按语：该患者青春期少女，学习压力大，素性抑郁，肝失条达，气滞血瘀，血行不畅，冲任阻滞，不通则痛，故小腹或少腹胀痛；肝气郁结，阻滞经脉，血行不畅，气滞血瘀，积而成块，日久成癥。舌暗红，苔少，脉沉涩皆为气滞血瘀之象。用牡丹散加减以行气活血，化瘀止痛。方中丹皮能活血散瘀，使瘀滞散而气血流畅，疼痛得解，与当归、赤芍同用养血活血化瘀共为君药；三棱、莪术、枳壳、红藤、败酱草行气活血止痛共为臣药；茯苓、鸡内金健脾和胃，行气消坚为佐药；甘草调和诸药为使药。全方行气活血，化瘀止痛，使气畅瘀消。

（丁桃英　文　炯）

二、尤昭玲　中药口服＋保留灌肠＋贴耳穴诊治卵巢囊肿

卵巢囊肿发病主要病因病机是气滞血瘀、痰湿瘀结。临证中常见病情错综复杂，病势缠绵，病程迁延。因此，在治疗上难求旦夕之效。尤昭玲教授依据多年的临床经验，认为卵巢囊肿的治法拟活血化瘀消癥，清热利湿化痰，并自拟"消癥汤"随症加减。方中黄芪、太子参、白术益气健脾和胃，且补而不燥；夏枯草、郁金、月季花等疏肝理气，辛香走窜之品，可行气活血、散结消癥；鸡内金缓消癥块；土茯苓、土贝母软坚化痰散结；连翘、薏苡仁、赤小豆清热利湿化痰。其诊治的主要特点有二：其一是注重脾胃的调护。长期使用活血化瘀消癥及清热利湿化痰之药，难免会伤及脾胃。此外，中药也需依靠脾胃消化吸收，才能发挥药物之疗效。若脾胃不健，运化失司，纵有良药也难以达到预期疗效。尤教授对组方反复推敲及研究，予白术、鸡内金健脾和胃、行气消坚。其二是顺应月经的阴阳气血变化规律。月经随着阴阳的消长，气血的盈亏也有周期性变化，尤教授适当配伍相应调经药物以维护正常月经的满盈溢泻。顺应"通因通用，因势利导"的原则，把握经期排出瘀血、痰饮诸邪的有利时机，运用口服中药＋中药保留灌肠＋耳穴综合诊治，为广大女性解除疾病痛苦。

病案：廖某，女，31岁，已婚。

初诊：2010年4月23日。

主诉：体检发现卵巢囊肿7天。

病史：彩超提示右卵巢有一89 mm×90 mm大小囊性包块，无腹痛及腰痛等不适，7天前，患者做常规体检，AFP、CEA、CA125均正常。既往月经30天一行，量少，色黯红。末次月经4月11日—4月13日，量中等，色黯红，夹血块，无痛经，经前有乳胀。白带量中，色白，无异味，外阴无瘙痒，舌紫，苔黄腻，脉弦细。

西医诊断：卵巢囊肿。

中医诊断：肠覃。

辨证：湿热痰瘀互结。

治法：活血化瘀消癥，清热利湿化痰。

方药：消癥汤加减＋中药保留灌肠＋贴耳穴。

口服中药处方：太子参15 g，生黄芪15 g，土贝母10 g，土茯苓10 g，连翘15 g，薏苡仁30 g，赤小豆30 g，路路通10 g，泽兰10 g，泽泻10 g，夏枯草15 g，鸡内金10 g，白术10 g，甘草6 g。12剂，水煎，每日1剂，100 mL，早晚温服。

中药保留灌肠方：三棱20 g，莪术20 g，白芷12 g，皂刺20 g，红藤30 g，败酱30 g，土鳖虫12 g，水蛭6 g，乳香12 g，没药12 g。12剂，日1剂，水浓煎成50 mL药液，控制在38 ℃左右，嘱患者排便后行侧卧位，灌肠袋导管端口润滑后插入肛门内14 cm左右，灌完后嘱患者趴卧15 min，再卧床休息保留1 h左右。

耳穴：内分泌、皮质下、盆腔、神门，取0.5 cm×0.5 cm的胶布，将光滑且饱满的王不留行籽贴于胶布上，用中弯钳送至所选耳穴部位，贴紧后加压力，以局部有酸、麻、胀、痛或发热感为度。每次双耳贴压，按压5～10 min，每天按压3次，7天更换耳穴。注意第一次贴耳穴时，按压力度不要过重，以免损伤皮肤出血导致感染。

二诊：2010年5月5日。服药后患者无腹痛等不适，纳寐可，二便调，舌蓝紫苔薄黄，脉弦细。复查B超结果：宫内膜厚9.2 mm，右侧卵巢囊肿：内见两个大小分别为55 mm×44 mm，22 mm×23 mm的囊性肿块，形态规则，有包膜，内透声差。中药处方：太子参15 g，生黄芪15 g，白术10 g，佛手10 g，土茯苓15 g，珍珠母20 g，郁金10 g，月季花10 g，生牡蛎10 g，陈皮6 g，大枣10 g，莲子10 g，莲心10 g，栀子10 g，甘草6 g。12剂，水煎，日1剂，100 mL，早晚温服。续用中药保留灌肠＋耳穴。

三诊：2010年5月17日。复查B超结果：宫内膜厚11 mm，右侧卵巢囊肿：内见1个大小为40 mm×34 mm的囊性肿块，类圆形，有包膜，内透声可。口服一诊时"消癥汤"处方用药，共5剂。水煎，日1剂，100 mL，早晚温服。中药保留灌肠＋耳穴。2010年5月21—23日月经来潮停用灌肠药，继续服用中药。

四诊：2010年5月29日。复查B超结果：宫内膜厚5.4 mm，右侧卵巢囊肿：内见 1 个大小为 22 mm×15 mm 的囊性肿块，类圆形，有包膜，内透声可。口服消癥汤中药方，去太子参，改党参 15 g。共 10 剂。水煎，日 1 剂，100 mL，早晚温服。续用中药保留灌肠＋耳穴。

2010 年 6 月 9 日。复查 B 超结果：宫内膜厚 10 mm，右侧卵巢未见囊肿。

按语： 尤教授治疗卵巢囊肿经验丰富，认识独到。该患者体检发现卵巢囊肿，生化检查指标正常。经临床辨证为湿热痰瘀，拟定活血化瘀消癥，清热利湿化痰的治则。尤教授顺应月经周期变化，采用口服中药＋中药保留灌肠＋贴耳穴多种方法综合治疗，并在经期暂停中药保留灌肠，以防患者月经量多或经期延长。治疗时，嘱患者忌食发物，如狗肉、牛肉、公鸡、鲤鱼、鲫鱼、螃蟹、韭菜等，以免影响治疗的效果或导致卵巢囊肿愈后复发。该案经过近二个月的调治，收效明显。

（林　萍　杨　硕）

三、韩延华　"韩氏妇炎汤"联合直肠给药，诊治卵巢囊肿

卵巢囊肿属中医"癥瘕"范畴。韩氏妇科创立"韩氏妇炎汤"用于治疗本病，方中三棱、莪术抑制纤维蛋白形成，改善微循环，川楝子具有抗菌作用；延胡索镇痛作用显著；香附活血化瘀；丹参加速微循环血流；土茯苓、鱼腥草抗炎、镇痛；怀牛膝扩张血管、改善循环、促进炎性病变消退；甘草抗炎、抗过敏。全方组方严谨，活血化瘀、散结消癥、清热解毒。可改善微循环，提高巨噬细胞吞噬能力，减少炎性细胞浸润，并能镇痛抗炎。临床研究显示：以韩氏妇炎汤联合直肠给药治疗卵巢囊肿（炎性包块）患者的治愈率为 63.08%，总有效率为 95.39%。韩氏妇炎汤具有活血化瘀、清热解毒、散结消癥的功效，能明显地改善卵巢囊肿患者的症状和体征，同时又能很快地缩小甚至消除包块，从而减轻或避免手术等创伤性治疗。具有简便易行，经济效验的特点，无明显不良反应。

病案：汪某，42 岁，女，教师。

初诊：2011 年 2 月 14 日。

主诉：发现盆腔肿物 1 月余。

病史：患者于 2011 年 2 月 14 日在黑龙江省第四医院超声检查提示：右侧附件区混合性回声，大小约为 80 mm×76 mm，其内可见 43 mm×37 mm

液性暗区。就诊后检查CA125、CA199均在正常范围值内，患者拒绝手术治疗，寻求中医中药治疗。询问其症状：下腹无不适，偶有腰酸腰疼，月经量少，经前乳房胀痛，烦躁易怒，舌质偏黯，边有瘀斑，苔黄腻，脉弦。

妇科检查：子宫后位，活动受限制，右侧附件区可触及约80 mm×70 mm大小包块，边界清，活动度差，并有轻度压痛。

西医诊断：卵巢囊肿。

中医诊断：癥瘕。

辨证：气滞血瘀证。

治法：理气化瘀，散结消癥。

方药：①三棱15 g，莪术15 g，枳壳15 g，川楝子15 g，土茯苓20 g，鱼腥草20 g，连翘15 g，延胡索15 g，丹参20 g，香附20 g，桂枝12 g，白芍15 g，怀牛膝15 g，鳖甲20 g，浙贝母15 g，夏枯草15 g。20剂，水煎服，每日1剂，早晚分服。

②中药保留灌肠，每日1次。经期停用。并嘱咐患者避免剧烈活动，防止囊肿蒂扭转，一旦出现小腹疼痛，应立即就医。

二诊：2011年4月11日。自诉用药后，腹中如有气体走窜，频频矢气，小腹时有寒凉感，余无不适症状。于当地医院复查超声提示：右附件混合型包块，大小约为47 mm×31 mm，较前明显缩小，妇科检查：右附件区可扪及一包块，活动度有所改善，压痛明显减轻。继续保留灌肠，加艾叶15 g，炮姜10 g，10剂。

三诊：2011年5月1日。自诉近日由于工作比较繁忙，压力较大，近日睡眠较差，梦多易醒，服药后经前乳房胀痛明显减轻，月经量增多，持续4~5天，舌淡红，苔薄白，脉滑。当地医院超声提示：右附件混合型包块，大小约为45 mm×30 mm，恰逢月经来潮，暂停用药，嘱患者注意自我调节情绪，经后予以此方加酸枣仁30 g，继续服用20剂，仍以上方灌肠。

半年后随诊，超声显示：囊肿大小为40 mm×27 mm，患者无任何不适。

按语：本患者患有卵巢囊肿，以气滞血瘀为主要病机。临床治疗以理气化瘀、散结消癥为主，方选韩氏经验方"韩氏妇炎汤"加减，结合直肠用药方式，使药物经直肠盆腔静脉丛透过黏膜而吸收，直达病所。同时，避免胃酸和消化酶对中药有效成分的破坏。临床应用时可随症加减，囊肿较大者加夏枯草、浙贝母；月经过多者去丹参，加墨旱莲、三七粉、茜草；月经后期加益母草、泽兰；腹胀者加乌药、枳壳；腰痛者加狗脊、杜仲；白带多者加白头翁、芡实等。使正复邪去，癥瘕缩小。

（刘　颖　林　萍）

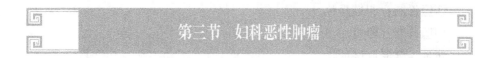

第三节　妇科恶性肿瘤

妇科恶性肿瘤包括子宫颈癌、子宫内膜癌和卵巢恶性肿瘤等，目前临床主要治疗手段是手术及放、化疗。放、化疗是临床上使用较普遍的辅助治疗方法，尤其一些晚期癌症者。近几十年来，中西医结合治疗妇科恶性肿瘤及防治术后复发及并发症，已经成为一种常规疗法广泛应用于临床。

宫颈癌是最常见的妇科恶性肿瘤，其病因目前尚无明确定论。中医学称宫颈为"胎门"或"子门"，对子宫颈癌症状的记载散见于"崩漏""带下""癥瘕"等篇章中，认为此病为七情所伤，肝郁气滞，冲任受损，肝、脾、肾脏虚损，外受湿热或积冷结气所致。中医治疗宫颈癌大体分为五型辨证论治：肝肾阴虚型方选知柏地黄丸加减；肝郁气滞型用逍遥散加减；湿热瘀毒型用藿朴夏苓汤；脾肾阳虚型用金匮肾气丸加减；气滞血瘀型用少腹逐瘀汤加减。

一、周岱翰　善抓病机，诊治宫颈癌及放、化疗并发症

国医大师周岱翰教授认为，宫颈癌的发病与肝、脾、肾三脏功能失调，冲任受损相关。肝为女子之本，脾主气血生化，肾为先天之本。女子之病，多起于肝郁气滞，气机不畅则血行不通，气滞血瘀；饮食不节，脾运乃伤，精微不布，水湿停聚；宫颈癌好发于六七至七七之年，此时妇女肾气衰败，肾阴不足则阴虚火旺，瘀毒内蕴，肾阳不足则阴寒内生，寒凝血滞。临证治疗时，着重调理肝、脾、肾三脏功能。

一是疏肝养肝。周教授抓住肝"体阴而用阳"的特性，疏肝、养肝，条达其性，柔和其质，达上工之治。对于宫颈癌早期或术后患者，常以柴胡、黄芩、香附、郁金、八月札等疏肝解郁；患者化疗后常出现疲倦乏力，头晕目眩，面色苍白无华，手足麻木，舌质淡红，脉细等肝肾亏虚症状，治

宜滋养肝肾，选用熟地黄、何首乌、白芍、川芎、紫河车等补肝肾，柔肝络，并配合黄芪、党参、白术等补气生血。

二是健脾、醒脾、滋脾。宫颈癌患者多见脾气虚弱、脾虚湿困、脾胃阴虚3种证型，故治脾有健脾、醒脾、滋脾之别。脾气虚弱则生化乏源，可见疾病的各阶段，若患者有倦怠乏力，胃纳减少，食后则胀，面色萎黄，舌淡红苔白，脉细或弱等表现，遣方当以四君子汤为主；若患者口淡不渴，身重困倦，纳呆，带下量多，舌苔白腻，证属脾虚湿困，选用苍术、佩兰、茯苓、山药、白扁豆、半夏健脾燥湿；脾胃阴亏，多见宫颈癌晚期或放疗后，患者面色潮红，口干欲饮，饥不欲食，肌肉瘦削，舌红少苔，脉细数，当以生地、沙参、麦门冬、玉竹、石斛、天花粉等甘凉生津之品，滋润脾胃，则阴津得复。

三是及早巩固肾气。虽然肾气受损症状往往在宫颈癌晚期体现，但部分化疗或宫颈癌术后患者，由于体内激素水平骤降，容易出现更年期综合征，病机总以肾阴阳亏虚为主。"肾者，精神之舍，性命之根"，癌情凶险，补肾不可留至最后"出牌"。临证时，做到未病先防，及早巩固肾气。

病案：患者，女性，50岁。

初诊：2013年7月23日。

病史：阴道异常分泌物5月余。患者2013年2月出现阴道异常分泌物、量少色黄，伴接触性出血，当地诊所抗感染治疗无效。6月30日外院行妇科超声检查发现宫颈低回声区，范围约48 mm×33 mm，内部回声均匀，性质待查；7月3日行宫颈组织病理检查，诊断为宫颈鳞癌。得知病情，患者心情抑郁，常嗳气，胁胀，胃纳减少，失眠。舌淡红，苔白腻，脉弦。

西医诊断：宫颈癌。

中医诊断：癥瘕。

辨证：肝郁气滞。

治法：疏肝健脾，活血散结。

方药：柴胡15 g，白芍15 g，茯苓20 g，当归15 g，桃仁15 g，浙贝母15 g，土鳖虫6 g，法半夏15 g，醋莪术10 g，熟党参30 g。14剂，水煎服。

二诊：2013年8月7日。阴道分泌物减少；盆腔核磁共振成像（MR）示肿物累及阴道上2/3段，考虑宫颈癌ⅡC期，存在手术禁忌，外院行同期放、化疗。近1周大便次数多，伴黏液血便，肛门灼热疼痛、坠胀，舌质红，苔黄腻，脉滑。中医诊断：癥瘕（湿热蕴结）；治以清热利湿。处方：

芍药15 g，当归10 g，黄连6 g，甘草6 g，大黄9 g，黄芩15 g，木香10 g（后下），槟榔15 g，党参30 g，桃仁15 g。14剂，水煎服。

三诊：2013年8月23日。患者精神气色较前好，诉阴道无分泌物，大便次数明显减少，日4~5次，仍为黄色稀便，无排不尽感，便后肛门坠胀感明显缓解，舌质红，苔黄，脉滑。辨证方药同前，7剂后患者大便明显减少，每日2~3次，便质时成形，时呈糊状，无肛门坠胀感。2013年10月10日外院复查全腹＋盆腔MR增强扫描提示病灶缩小，未见转移。

随访：肿瘤病灶稳定，未见复发转移，患者生活正常，能参加正常工作。

按语：首诊时患者肝郁症状明显，肝郁脾虚，痰湿与瘀血互结冲任，宜"疏其血气，令其条达而至平和"，拟方逍遥散加减，配合解毒消肿散结辨病治疗。以柴胡、白芍既可解肝郁，又养肝血，补肝体而助肝用；当归为血中气药，助柴、芍补肝之体，又能活血化瘀。茯苓、党参健脾益气，防肝病犯脾，寓扶土制木之意；浙贝、半夏燥湿化痰散结，桃仁、莪术、土鳖虫破血化瘀消癥。全方疏肝解郁，活血化瘀祛湿。二诊患者同期放、化疗期间，湿与火毒交结，湿热下注，湿热邪毒熏灼肠络，故见腹泻、便血、肛门灼热坠胀。方选芍药汤加减。黄芩、黄连为君药，功擅清热燥湿；芍药、当归、木香、槟榔为臣，芍药养血和营、缓急止痛，当归养血活血，配桃仁活血化瘀，"行血则便脓自愈"；木香、槟榔行气导滞，"调气则后重自除"；大黄苦寒，泻下通腑，导湿热积滞从大便而去，体现"通因通用"之法；泻下耗气，重用党参固守中气，以防气阴两伤。

（林　萍　范孝盈）

二、黎乐恒　温阳散寒、扶正培本，诊治宫颈癌术后不适

黎乐恒教授（以下尊称"黎老"）为湖南省名老中医，第五批全国名老中医药专家学术经验传承继承工作指导老师，黎教授认为，肿瘤的产生是一个渐变的过程，是"阴成形"的过程，为"阳化气"功能失调所致，阳气是人生之根本，具有运动、前进、上升、温散等特点，阳气亏虚，温煦气化功能失司，推动能力不及，气血津液运行失调，导致机体气滞血瘀，痰浊内生，毒热蕴结，日久而形成肿块，使病情进一步发展，肿块进一步增大甚至转移；《内径》云"益火之源，以消阴翳"，故治当温阳散寒。临床上，患

者多先行手术及放、化疗，术后寻求中医药治疗。黎教授根据患者不同时期不同症状，临床运用理气解郁、活血化瘀、软坚散结、益气扶正等方法综合治疗，临床获效甚佳。

医案： 王某，女，36岁。

初诊： 2010年9月8日。

主诉： 宫颈鳞癌术后4个月，伴腹胀、乏力一个月。

病史： 患者因阴道不规则出血全面检查后诊断：宫颈癌。立即进行术前化疗加放疗，于2010年5月手术治疗，术后病理：（宫颈）符合鳞癌（高—中分化）。术后化疗1个周期。寻求中药治疗。症见：腰胀痛，下腹胀痛，乏力，手术伤口有少量黄色分泌物，舌质红，苔黄，脉细。

西医诊断： 宫颈癌术后。

中医诊断： 虚劳病。

辨证： 脾肾两虚，瘀热毒结。

治法： 健脾补肾，清热解毒，化瘀散结。

方药： 四君子汤、二至丸合五味消毒饮加减。白参10 g，黄芪15 g，白术10 g，茯苓10 g，灵芝10 g，枸杞子10 g，女贞子10 g，旱莲草10 g，香附10 g，益母草10 g，苦参15 g，金钱草20 g，蒲公英15 g，金银花10 g，紫花地丁10 g，白花蛇舌草15 g，半枝莲15 g，甘草5 g。水煎，每日1剂。

二诊： 2010年10月13日，伤口黄色分泌物消失，乏力，下腹坠胀，舌质红，苔黄，脉细。治以健脾补肾，化瘀散结。处方：补中益气汤加减，白参10 g，黄芪15 g，白术10 g，茯苓10 g，当归10 g，枸杞子10 g，女贞子10 g，山药15 g，柴胡10 g，陈皮10 g，益母草10 g，酸枣仁15 g，山慈姑10 g，白花蛇舌草15 g，半枝莲15 g，甘草5 g。水煎，每日1剂。

三诊： 2010年11月17日，小腹胀痛，小便灼热疼痛，舌质红，苔黄，脉细，方中加车前草15 g，金钱草20 g，柴胡10 g。

四诊： 2011年1月21日，患者腰骶部疼痛，舌质淡红，苔薄白，脉细。上方去山药、山慈姑，加莪术10 g，香附10 g，重楼15 g。

五诊： 2012年9月21日，患者每月复诊一次，基本以上方加减治疗，无明显不适感。舌质淡红，苔薄白，脉细。原方加减进行巩固治疗。

按语： 患者术前放疗、化疗后，创造了手术机会。术后化疗，以降低肿瘤复发、转移可能，在灭瘤的同时，正气更虚。化疗的毒副反应属"药毒"，可致脾胃不和、气血两虚、肝肾两虚，黎教授以四君子汤为基本方加减。放疗的毒副反应属"热毒"，可致气阴两虚、热毒炽盛，与二至丸、五味消毒饮合方加减治疗。二诊时，患者乏力、下腹坠胀，气血两虚，气虚下陷，以补中益气汤加减。一方面补气健脾，使后天生化有源，脾胃气虚诸症自可痊愈；另一方面升提中气，恢复中焦升降之功能。三诊时，针对小腹胀痛、小便灼热疼痛，加车前草、金钱草清热利湿，防止补益太过。四诊时，患者腹胀、下腹坠胀缓解，扶正祛邪并用，抑制肿瘤。患者生活质量明显改善，随访两年，未见肿瘤复发、转移。

（张伶俐）

三、潘敏求　少腹逐瘀汤合下瘀血汤加减，诊治卵巢癌腹腔、盆腔广泛转移

目前，卵巢癌在妇科肿瘤中治疗手段不太满意，预后较差。中医认为："女子癥瘕"（相当于卵巢癌），具有起病隐匿、生长迅速、易于扩散之三大特点，早期患者常无症状，待到就诊时，60%已属晚期，失去手术机会。对不能手术而又不能耐受放、化疗的患者，"肚腹结块，必有形之血"，故治疗当以活血化瘀为主。《医学衷中参西录论女子癥瘕治法》记载："若在数月以里，其身体犹强壮，所结之癥瘕犹未甚坚，可用《金匮要略》下瘀血汤下之，若其病已逾年或至数年，癥瘕积将满腹，硬如铁石、月信闭塞、饮食减少、浸成痨瘵，病势至此，再投以下瘀血汤，必不能任受。"

湖南省名中医潘敏求教授以少腹逐瘀汤合下瘀血汤加减作为主要经验方治疗晚期卵巢癌，使患者减轻痛苦，延长生存期。潘教授的经验是：①腹部肿块坚硬者加土鳖虫、生牡蛎软坚散结。②腹水者加姜皮、大腹皮、车前子行气利水。③阴道流血者加牡丹皮、三七、炒艾叶凉血止血或温经止血。④阴道黄色分泌物者加苦参、知母、秦皮清热燥湿。⑤下腹疼痛甚者加桃仁、全蝎破瘀活血。⑥腹胀甚者加槟榔、枳实、厚朴理气止痛。⑦纳少者加鸡内金、麦芽、陈皮消食化滞。⑧气血亏虚者加西洋参、熟地补气益血。⑨肝肾阴虚、潮热盗汗者加麦冬、五味子、枸杞子养阴敛汗。⑩气短乏力者重用黄芪，配西洋参大补元气。

病案：陈某，女，76岁。

初诊：2010年3月6日。

主诉：卵巢癌广泛转移，伴腰骶坠胀近一年。

病史：患者从 2009 年下半年起腹胀腹痛，逐渐加重，腹痛牵引至下腹部、会阴部、腰骶部，并有下坠紧缩感，时有疼痛畏寒肢冷，大便干结前后将近 1 年余。至 2010 年初阴道有黄色分泌物流出，有时夹少量血液，即去医院妇科检查阴道分泌物涂片：重度炎性细胞，未见癌细胞。CT：盆腔巨大肿块，双侧卵巢、输卵管、子宫体粘连，分辨不清，腹腔、腹膜后见多个淋巴结肿大。癌胚抗原 CA125：486 U/L。临床诊断：盆腔巨大肿块，卵巢癌并腹腔、盆腔广泛转移。已失去手术机会。家属因考虑患者年岁过大，不同意做化疗及其他治疗，寻求潘教授用中药治疗。

症见：体质较实，腹痛绕脐周牵引至下腹部、会阴部、腰骶部并有下坠感，有时紧缩挛急疼痛，下肢畏寒，大便干结，阴道有黄色分泌物流出，有恶臭味，有时夹少量血液，纳可，舌红，苔薄黄，脉弦数。

西医诊断：卵巢癌并腹腔、盆腔广泛转移。

中医诊断：癥瘕。

辨证：气血瘀滞，寒凝热结。

治法：活血祛寒，解毒散结。

方药：少腹逐瘀汤合下瘀血汤加减。小茴香 10 g，炮姜 5 g，当归 10 g，赤芍 10 g，桃仁 6 g，土鳖虫 5 g，延胡索 10 g，香附 10 g，枳实 10 g，大黄 6 g，莪术 10 g，紫花地丁 10 g，蒲公英 15 g，土茯苓 15 g，白花蛇舌草 20 g，仙鹤草 20 g，甘草 5 g。水煎，每日 1 剂。

二诊：2010 年 5 月 10 日，服上方腹痛、腹胀缓解，下腹坠胀基本消失，大便通畅，阴道黄色分泌物减少，舌红，苔薄黄，脉弦数。上方去大黄、枳实，加夏枯草 15 g，苦参 15 g，祛湿散结。

三诊：2010 年 10 月 20 日，服上方治疗 5 月余，腹痛、腹胀缓解，下腹坠胀消失，大便通畅，阴道黄色分泌物减少，有时头昏，视物模糊，舌红，苔薄黄，脉弦数。在当地测血压偏高，已加服降血压药。上方加枸杞子 10 g，女贞子 10 g，补骨脂 10 g，菊花 10 g，鸡内金 10 g，麦芽 10 g，柴胡 10 g。主以滋养肝肾、健脾和胃，佐以行气活血、解毒散结治之。

四诊：2011 年 2 月 15 日，复查 CT：盆腔巨大肿块，双侧卵巢、输卵管、子宫体粘连，其大小基本同前，肝、脾、胰、肾未见肿块，腹腔、腹膜后见多个淋巴结肿大，患者先后治疗近 1 年，肿瘤稳定，症状明显改善，阴道已不流血，有黄色分泌物，偶有腹胀，守方治疗。

五诊：2011 年 7 月 10 日，吾师考虑患者病属晚期，在中药治疗基础上加内分泌治疗，加服甲地孕酮80 mg，每日二次与中药联合治疗。

六诊：2011年10月25日，经中药加甲地孕酮结合治疗后，纳食增加，上方去土鳖虫，加枸杞子10 g，女贞子10 g，补骨脂10 g，陈皮10 g。

七诊：2012年1月26日，病症稳定，生活自理，续方减量治疗。处方：黄芪12 g，当归10 g，赤芍10 g，桃仁6 g，香附10 g，枳实10 g，大黄6 g，莪术5 g，鸡内金10 g，麦芽15 g，枸杞子10 g，女贞子10 g，补骨脂10 g，紫花地丁10 g，蒲公英12 g，土茯苓12 g，甘草5 g。水煎服，每日1剂，进行巩固治疗。

按语： 潘教授分析此患者疾病为体实邪实，下焦湿热，寒凝瘀血夹杂，治宜活血祛寒，行气逐瘀，解毒散结，取少腹逐瘀汤与下瘀血汤合方加减。方中小茴香、炮姜温经通滞，通达下焦；当归、赤芍活血祛瘀，行气止痛；大黄、枳实荡涤胃肠，攻下湿热；土鳖虫、桃仁破血逐瘀，消癥散结，祛瘀生新，活血止血。此为清湿热，解凝滞，通达下焦，三法集于一方。患者服药2个月，腹痛减轻，流血止，服药5个月，腹痛止，治疗1年，复查CT：盆腔肿块大小基本稳定，病情虽晚，纯中药治疗，生存2年余。

（张伶俐）

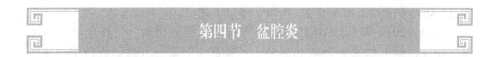

第四节　盆腔炎

女性内生殖器官及其周围结缔组织、盆腔腹膜发生的炎症，称为盆腔炎。盆腔炎分为急性盆腔炎和慢性盆腔炎。根据其发病部位不同，包括子宫内膜炎、输卵管炎、盆腔腹膜炎及周围结缔组织急、慢性炎症等，也可见输卵管积水或积脓。盆腔炎症可局限于一个部位，也可同时累及几个部位。

中医古籍无盆腔炎之名，根据其临床表现如小腹疼痛、发热、白带增多、经期腹痛、下腹肿块、不孕等，本病散见于"热入血室""带下病""妇人腹痛""癥瘕""不孕"等病证中。古代医家论述本病多认为经期、产后胞脉胞宫空虚，或余浊未净，瘀积胞中，或房事不节，劳伤过度，以致湿热、湿毒、寒湿之邪内侵，蕴积胞宫，气血瘀滞，瘀血内阻，而导致腹痛、带下、癥瘕、不孕等病症，从不同侧面揭示了本病的病因病机、证候、诊断。20世纪80年代,《中国医学百科全书中医妇科学》首次载入盆腔炎这一病名,并将其病名作为中西医通用之病名,当代医家总结出本病的病因病机为"热""毒""湿""瘀""寒",病性为虚实夹杂,病位在冲任、胞宫,主要涉及肝、脾、肾三脏。常见的病机有湿热瘀结、气滞血瘀、气虚血瘀、肝郁肾虚、寒湿血瘀、血瘀兼肾虚等。

盆腔炎在急性期以高热,下腹痛,带下量多、色黄、脓样异味为主要表现,属下焦湿热证,兼有瘀血证。引起盆腔炎的细菌主要有三类:第一类是球菌,特别是金黄色葡萄球菌,感染后发病快、易化脓,下腹部疼痛,有异常分泌物,病位在下焦,属于中医温病范畴,以卫气营血辨证为主。一般属于热毒证,治以清热解毒为原则,同时,联合化瘀止痛之法,治疗上常选用五味消毒饮或银翘红藤煎合活络效灵丹加减。若热入心包,神志不清者,可用牛黄清心丸合活络效灵丹清心开窍、化瘀止痛。第二类是杆菌,特别是大肠杆菌,临床表现以湿热证型为主。盆腔炎可从卫分、气分迅速发展到营分、血分,早期以大剂量红藤败酱散合生薏苡仁、当归、赤芍、白芍治疗可得良效。若湿热偏重,当仿《伤寒论》泻心汤苦辛通降之法。第三类为结核菌导致的盆腔炎,其瘀血程度更重,盆腔结缔组织纤维化增生,较难治,单用活络效灵丹难以奏效,可联合滋阴之法,以柔克刚,以期治愈。

治疗盆腔炎慢性阶段,主要在于将炎症因素化解或转化,当代医家采用调理脏腑,扶正祛邪,调整月经周期节律等疗法取得很好的效果。

一、夏桂成 调心,调周,改邪养正诊治慢性盆腔炎

盆腔炎的三大主症为急性腹痛、高热、脓性黄带量多。盆腔炎未及时治疗或治疗不当,易反复发作,迁延日久,可发展为慢性盆腔炎。后者虽然腹痛、发热的症状不显著,但因炎症未能得到有效控制,可引起盆腔广泛粘连、不孕、慢性腹痛等问题。国医大师夏桂成指出:盆腔炎在急性期以高热,下腹痛,带下量多、色黄、脓样异味为突出表现,属下焦湿热证,兼有瘀血证,属于中医温病范畴,以卫气营血辨治为主。一般属于热毒证,故以清热解毒为治则,同时,还应注意局部瘀血的存在,联合化瘀止痛之法,故治疗上常选用五味消毒饮或银翘红藤煎合活络效灵丹加减。盆腔炎慢性阶段,高热消退,腹痛消失。临床表现不明显,但内在的炎症仍然存在。其病理因素,一个是瘀血,一个是湿热或者是湿浊,临证针对这些病理因素单纯治疗,难以奏效,究其原因。夏教授认为,治疗这样的疾病,不能单独从局

部症状着手，而必须从整体来考虑，深究瘀血、湿浊的根源。使得病情缠绵难愈，是由于正气不足。因此，扶持恢复机体正常功能的方法是养正，在扶正前提下去除病理产物的方法称为改邪，这就形成了对盆腔炎慢性阶段改邪养正的独特治法。

夏教授对于盆腔炎慢性阶段擅长采用周期调节疗法，提出以心肾交合为着眼点的调理原则，其特点是：调理心脾、调补肝肾，调周论治，扶正改邪。"调心"始终贯穿其中。

一是调周论治。在行经期，经血排出，盆腔充血改善，治拟疏肝理气、和营调经，方用越鞠丸合五味调经散加减。苍术、香附、牡丹皮、生山楂、丹参、赤芍、五灵脂、茯苓、续断。

在经后期，经血已泻，正气损伤，腹痛等症易反复。治拟滋肾养血、疏肝和络，方用归芍地黄汤、麦味地黄汤加入清心安神之品。方药：当归、赤芍、白芍、香附、山药、山茱萸、牡蛎、茯苓、泽泻、续断、桑寄生、生山楂。正气盛则邪气消。

在经间期，着重助阳调心，促进基础体温高温相提高，用补肾促排卵汤加味。方药：当归、赤芍、白芍、山药、山茱萸、牡丹皮、茯苓、续断、鹿角片、五灵脂、红花、川芎。

在经前期，阴消阳长阶段，肝气易郁，气血壅滞，炎症活动症状明显。治拟养血补阳、疏肝和络，方用毓麟珠合通管散加减。处方：当归、柴胡、赤芍、白芍、山药、牡丹皮、茯苓、续断、鹿角片、紫石英、川楝子、延胡索、山楂。

调周法结合了女性月经的周期节律性及不同时期女性的生理、病理特点，即不治炎而炎自愈。调周过程中着重经间期与经后期，贯穿"心—肾—子宫轴"为中心，强调心肾相交，尤重治心。

二是调心脾法。心脾失调者，又有偏于脾虚气陷及偏于心肝郁火者。偏于脾虚气陷者，神疲乏力，腹胀矢气，小腹坠胀，大便易溏，或伴心烦寐差，少腹隐痛，补中益气汤合钩藤汤，伴有癥瘕者可兼用桂枝茯苓丸。偏于心肝郁火者胸闷烦躁、失眠，腰腹或少腹抽痛、刺痛、烧灼痛，且伴神疲乏力，可用钩藤汤、逍遥散，加入黄芪、太子参、生白术、广木香等品，必要时加入钩藤、莲子心、合欢皮等。伴癥瘕者，可兼用大黄䗪虫丸。

三是补养肝肾法。主要有偏于阴虚、阳虚的不同。偏于阴虚者用归芍地黄汤，有虚热出现者，可用银甲散，或青蒿鳖甲知母汤。夹有血瘀者，可兼用大黄蛰虫丸；夹有湿热者，可兼用四妙丸，稍加调心药物。偏于阳虚者轻则可用调肝汤，稍重者需用温肾通络汤。夹有癥瘕者，可兼用桂枝茯苓丸。稍加调心安神的药物。

病案：张某，女，38岁。

初诊：2009年12月8日。

主诉：慢性盆腔炎伴白带增多2年。

病史：患者于2年前经某医院诊断为慢性盆腔炎，经治疗后症状缓解，近4个月来病情复发。诊见：月经周期第18天。平素月经规律，7天/28～30天，两侧少腹胀痛，腰骶酸痛，白带多，色黄。末次月经量多色红，有血块，经行泄泻，纳差，寐不安，舌淡红，苔黄腻，脉细。

西医诊断：慢性盆腔炎。

中医诊断：带下病。

辨证：脾肾阳虚，夹有湿热。

治法：健脾补肾、佐以清利。

方药：促排卵汤加减。党参、红藤、败酱草各15 g，白术、续断、桑寄生、五灵脂、神曲、山楂、茯苓各10 g，木香9 g。7剂，每天1剂，水煎服。

二诊：服药后腹痛减轻，腰酸消失，舌淡红、苔薄腻，脉弦细。按经前期治疗，治以健脾补肾、少佐助阳，方用毓麟珠加减。处方：党参15 g，钩藤、紫石英各12 g，白术、山药、牡丹皮、茯苓、续断、苍术、泽兰、五灵脂各10 g，陈皮6 g。如法煎服。

经3个月经周期调周治疗，腹痛消失，月经正常，精神状况好转。嘱其注意休息，避免劳累，以巩固疗效。

按语：本例属虚实夹杂证，须标本兼治，患者就诊时是月经周期第18天，根据夏教授的分期辨治法，患者就诊时处于经间期，故治以健脾补肾、佐以清利。方取健脾补肾促排卵汤化裁。方中党参、白术、茯苓、木香为基础，参术重在补脾，也有健脾之意；木香、茯苓运脾理气；再加入续断、桑寄生温补肾阳，助阳则能运脾，火能暖土也；五灵脂、山楂入肝经少腹部，活血化瘀以促发排卵；适当加入红藤、败酱草佐以清利。经服7剂后好转。二诊顺应月经周期变化，将治法调整为健脾补肾、少佐助阳，按经前期治疗。方取毓麟珠加减，仍以四君子汤为基础，再加入紫石英、续断等温肾暖宫，此期温肾作用较前增强，且加入苍术、陈皮、泽兰理气行滞化湿而助阳长；再佐以牡丹皮、钩藤清心肝；山药性虽滋腻，但有调治脾肾的作用，且此药原为滋阴药物，在健脾补肾助阳药中用之，亦寓阴中求阳、助阳不忘阴之意。连续调周治疗三个月经周期，收效满意。

（颜　彦）

二、刘云鹏　湿瘀同治，虚实同调，诊治慢性盆腔炎

刘云鹏教授是国家级第一批和第四批名老中医药学术思想继承指导老师。对于盆腔炎症性疾病的诊治，刘教授认为：小腹痛是血瘀，带下量多是湿阻，湿热瘀阻，气血逆乱易致月经不调、不孕等。女子经期产后，或宫腔术后，血室开放，胞脉空虚，湿邪易乘虚而入，形成盆腔炎性疾病。湿邪黏滞缠绵，因此其病程长，日久难愈；湿邪易从热化，易阻滞气机，导致血瘀；妇女屡经经、孕、产、乳，易使机体处于血常不足，气偏有余的状态，尤其在经产之时，血液易于耗失，易致阴血不足，阳必失制，气必逆乱；现代快节奏的生活，更易导致妇女的肝郁气滞，气滞则血瘀。刘教授强调湿瘀互结是本病病机关键所在，湿热瘀结又常常使本病由实而虚。

病案1：李某，女，21岁，已婚。

初诊：2004年3月4日。

主诉：双侧少腹痛间作1年。

病史：患者诉1年前无明显诱因出现双少腹痛，经期加重，无腰痛，未经治疗。现腹痛加重，精神、饮食可，大小便正常。舌红，苔黄滑，脉滑数，76次/分。平素月经规则7/32天，量中等，色红，经行腹痛，末次月经2004年2月26日。

西医诊断：慢性盆腔炎。

中医诊断：妇人腹痛。

辨证：湿热瘀阻。

治法：清热败毒、活血化瘀止痛。

方药：柴枳败酱汤加减。柴胡9 g，枳实9 g，赤、白芍各15 g，甘草6 g，三棱12 g，莪术12 g，丹参20 g，制香附12 g，红藤30 g，败酱草30 g，酒大黄9 g，7剂。

二诊：2004年3月11日。诉双侧少腹疼痛减轻，腰骶部掣痛，白带不多，无阴痒，精神、饮食、睡眠可，大小便正常。舌红，苔黄滑，脉沉弦，76次/分。除湿化痰方加威灵仙。当归9 g，川芎9 g，白芍15 g，白术9 g，

茯苓 9 g，泽泻 9 g，柴胡 9 g，枳实 9 g，赤、白芍各 15 g，甘草 6 g，延胡索 12 g，川楝子 12 g，威灵仙 15 g，7 剂。

三诊：2004 年 3 月 25 日，服上方后症状明显减轻，但仍感腰骶部掣痛，现月经未潮，白带稍多，无阴痒，精神、饮食可，大小便正常。舌红，苔灰润，脉 76 次/分，守上方加补骨脂 9 g，黄柏 9 g，郁金 9 g，7 剂。

四诊：2004 年 4 月 1 日。诉已无腰痛，月经 3 月 26 日来潮，量同常，无痛经。舌红，苔薄，脉 64 次/分。守上方，7 剂。

按语：从患者舌、脉、症状分析，本病归属"盆腔炎"范畴。其病因病机为湿热入侵，与瘀血互结，蕴结于胞宫，阻滞胞脉，不通而痛。治宜清热解毒，化瘀止痛，方用柴枳败酱汤治疗。柴枳败酱汤是刘教授治疗实证盆腔炎的经验方，是在《伤寒论》四逆散的基础上加味而成，方中四逆散调理气机，疏肝活血；丹参、制香附、三棱、莪术理气活血祛瘀，并以红藤、败酱草清热败毒，酒大黄即可活血，同时可配合牛膝引药下行，直达病所。服药后邪热渐退，故改用除湿化瘀汤加味治疗，除湿化瘀汤是刘教授治疗虚证盆腔炎和反复发作的盆腔炎恢复期的经验方，是在《伤寒论》当归芍药散基础上加味而成，方中白术、茯苓、泽泻健脾除湿利水；当归、川芎养血活血，行血中之滞；芍药、甘草缓急止痛；柴胡、枳实疏肝理脾；川楝子、延胡索理气止痛。因湿邪留滞体内，最易阻滞气机，使气机升降失常，故方中加入行气药使气机通畅，以促湿邪外出，并加用威灵仙祛风止痛。三诊时症状明显好转，仍感腰痛，原方基础上加用补骨脂补肾强腰膝，白带偏多，加黄柏燥湿止带，月经未至，加郁金以活血调经，服药后月经来潮，腹痛消失，继服七剂以巩固疗效。

病案 2：张某，女，41 岁，已婚。

初诊：2004 年 5 月 31 日。

主诉：间断双侧少腹隐痛 2 年余。

病史：患者 2002 年 12 月开始无明显诱因出现双侧少腹隐痛，同时伴白带色黄，时有异味。平素月经 5/23 天，量偏少，无血块，色红，经前腰酸痛，无腹痛，时有经前乳胀。末次月经 2004 年 5 月 21 日，量中，色红，无血块，4 天净。现觉腰骶部胀痛，两侧少腹隐痛，纳食可，夜寐可，大便干结，7 天 1 行，小便可，舌红苔黄，有齿痕，脉搏 62 次/分。

西医诊断：慢性盆腔炎。

中医诊断：妇人腹痛。

辨证：脾虚湿阻。

治法：健脾除湿，化瘀止痛。

方药：除湿化瘀方加味。当归9 g，川芎9 g，赤、白芍各15 g，白术9 g，茯苓9 g，泽泻9 g，延胡索12 g，川楝子12 g，柴胡9 g，枳实9 g，甘草6 g，小茴香9 g，金毛狗脊15 g，补骨脂9 g，蒲公英30 g，七剂。

二诊：2004 年6 月7 日服上药后少腹隐痛好转。今偶有两侧少腹隐痛，无腰酸，感腰骶胀痛，白带量可，色略黄，无异味，无阴痒，纳可、睡眠可。大便3 ~ 4 天一行，手足心发热，无盗汗，无口干，无发热，舌暗红，苔黄厚，脉弦，守上方加知母、黄柏、牛膝，14 剂。

三诊：2004 年6 月21 日，诉服上药后少腹疼痛及腰骶疼痛好转。末次月经6 月14 日来潮，六天净，量可，色红。经前有腰骶伴脊柱胀痛，经来好转，无血块，现仍有腰骶轻微胀痛，手足心热，难以入睡，二便调，舌暗红，苔黄。处方：当归9 g，川芎9 g，赤、白芍各15 g，白术9 g，茯苓9 g，泽泻9 g，川芎9 g，川楝子12 g，延胡索12 g，柴胡9 g，枳实9 克，甘草6 g，小茴香9 g，金毛狗脊15 g，知母9 g，蒲公英30 g，黄柏9 g，牛膝12 g，乌药12 g，葛根15 g，14 剂。

按语：本例患者病程已两年余，症见腹痛，腰骶胀痛，带下色黄，大便结，舌红，苔黄，轻度齿痕，属脾虚湿瘀型盆腔炎。刘教授认为，其病机主要为脾肾亏虚，肝郁血瘀，湿热瘀血交结于胞宫、胞脉，影响冲任督脉及气血的运行所致。治当健脾除湿，化瘀止痛，方用除湿化瘀方。该方健脾除湿为主，佐以理气活血之品，因气行则水湿运行正常，瘀随湿去，疼痛自止，又其大便硬，舌苔黄，兼有热象，故加蒲公英清热除湿，腰酸腰胀痛为肾虚所致，故加金毛狗脊、补骨脂补肾强腰，小茴香理气除胀，服药7 剂，诸症减轻，但手足心发热，苔黄厚，乃阴虚内热较甚，故加知母、黄柏以滋阴清热泻火。三诊时疼痛基本好转，手足心仍热，难以入眠，上方去补骨脂，因其性温燥恐伤津液，加乌药以增强理气除胀之功，其脊柱胀痛加葛根，病情好转，未见复发。

（颜 彦）

三、尤昭玲 "妇炎宁"随症加减，诊治慢性盆腔炎

尤昭玲教授系全国第四批名老中医药专家学术经验继承工作优秀指导老

师，擅长妇科炎症、月经不调、妇科血证、妇科肿瘤、妇科杂证及不孕症等中西医结合治疗，疗效显著。尤教授认为：慢性盆腔炎发病机制复杂，病程较长，处方用药须审因论治，铲除病根，以防复发。根据多年临床经验，将其病机特点归纳为："瘀、滞、湿、虚"四个方面。诊治时强调在清热利湿、活血通络的基础上，不忘理气疏肝、益气健脾。尤教授集多年之临床经验，拟定了由党参、黄芪、白术、金银花、连翘、夏枯草、荔核、桔梗、台乌、路路通、甘草组成的基本方剂"妇炎宁"。方中党参、黄芪、白术益气健脾，扶正祛邪，同时白术还可燥湿止带，三药合用，健脾益气血生化之源；金银花、连翘清热解毒，散结消肿；路路通苦辛性平，偏入下焦肝肾，苦能疏泄，善行十二经，通经活络，利水消肿为治疗慢性盆腔炎之要药；桔梗、荔核、台乌入肝脉，理气疏肝，散结行气。全方合用，共奏益气健脾、清热祛湿通络之功。

临床运用时，伴输卵管不通者，加地龙、九香虫、土鳖虫、红藤、钩藤；输卵管积水明显者，加赤小豆、薏米、大腹皮、泽兰、泽泻；输卵管积脓者，加白芷、皂角刺、紫花地丁、蒲公英；瘀血阻滞并伴有附件包块者，加红藤、败酱草、水蛭、虻虫、生鸡内金；寒湿下注者，加苍术、白芷；湿热下注明显者，加黄柏、苍术；肾虚者，加寄生、续断、菟丝子、枸杞。

病案1：龚某，女，31岁。

初诊：2008年3月21日。

主诉：慢性盆腔炎伴下腹隐痛2年余。

病史：患者结婚3年未避孕一直未孕，发现"慢性盆腔炎"2年半，经多处治疗效果不佳。在某医院行输卵管碘油造影示：左侧输卵管积水；B超示：子宫及双侧附件未见明显异常声像。现症见：下腹隐痛，绵绵不断，劳累时加重，腰腹酸痛，带下量较多，色偏黄，质稠，稍有异味，阴痒，纳食及入睡均可，二便调。平素月经5~7/30天，量中，色红，偶有痛经，舌红，苔黄腻，脉数。妇科检查：外阴、阴道（-），宫颈中度糜烂，子宫前位，大小正常，质可。左附件可触及条索状物，压痛（+）。

西医诊断：慢性盆腔炎。

中医诊断：妇人腹痛。

辨证：湿热瘀结证。

治法：清热利湿，活血散结利水。

方药：自拟妇炎宁加减。太子参15 g，黄芪15 g，白术10 g，金银花

15 g，连翘 15 g，生鸡内金 15 g，夏枯草 10 g，路路通 10 g，水蛭 5 g，赤小豆 20 g，苡仁 20 g，台乌 10 g，荔核 10 g，桔梗 10 g，土鳖虫 10 g，甘草 5 g。每日 1 剂，水煎服。分 2 次服用。

上方加减治疗 3 月余后，于 2008 年 7 月 6 日因停经 40 天于门诊测尿 HCG 呈阳性，遂住院行保胎治疗。

按语：尤教授治疗慢性盆腔炎经验独到，根据其发生的病因病机，强调在清热利湿、活血通络的基础上，不忘理气疏肝、益气健脾。处方中善用党参、黄芪、白术益气健脾，扶正祛邪，其中白术还能燥湿止带，如《本草汇言》云："白术，乃扶植脾胃，散湿除痹，消食除痞之要药也。"

本例辨为湿热蕴结证，尤教授集多年之临床经验，拟定了由党参、黄芪、白术、金银花、连翘、夏枯草、荔核、桔梗、台乌、路路通、甘草组成妇炎宁基本方，益气健脾、清热祛湿通络，加土鳖虫用于治疗输卵管通而不畅；水蛭、生鸡内金用于治疗瘀血阻滞并伴有附件包块者。

病案 2：刘某，女，35 岁。

初诊：2004 年 6 月 15 日。

主诉：反复下腹坠胀伴腰骶疼痛 3 年。

病史：患者反复下腹坠胀 3 年。平素月经 7～10/28 天。孕 3 产 1 人流 2。患者 3 年前人流术后时有小腹胀痛，腰骶疼痛，且频繁发作，经期加重。经期延长，经量时多时少。白带较平时稍增多，质稀，微臭。见经期经后腹痛，喜按喜暖，经量或多或少，色淡质稀有小块，平时倦怠乏力，面色少华，气短懒言，肛门重坠，便意频频。妇科检查：阴道分泌物色微黄。子宫前位，正常大小，质中，右附件条索状增粗，压痛，左附件（-）。舌淡、苔薄，舌胖黯边有齿印，脉弦细无力，舌红苔黄腻，脉弦滑。B 超显示：盆腔积液；子宫、双卵巢未见明显异常。

西医诊断：慢性盆腔炎。

中医诊断：妇人腹痛。

辨证：气虚血瘀证。

治法：益气化瘀。

方药：妇炎宁加减。党参 15 g，生黄芪 15 g，白术 10 g，薏米 20 g，赤小豆 12 g，金银花 10 g，连翘 10 g，红藤 10 g，夏枯草 10 g，台乌药 10 g，土鳖虫 10 g，路路通 10 g，甘草 3 g，荆芥穗 10 g。7 剂，水煎服。

按语：本案辨证为气虚血瘀证，治疗上以益气化瘀为根本大法。方中党参甘微苦性平，益气健脾兼能养阴，守而不走；黄芪味甘性温，健脾补肺，补气之中兼能升阳，走而不守，两药相须配伍，补气之力倍增，且一走一守，阴阳兼顾，通补无泻；白术健脾而能生气，燥湿而能止带。故三药共为君药以治气虚之本。血瘀、湿浊为本病之标，方中金银花、连翘、红藤、土鳖虫活血化瘀；薏米、赤小豆、路路通清热利湿共为臣药。土鳖虫与红藤皆同入血分，一清一破，协同加强活血破血散结之功效。

"久病致郁"或湿邪未尽留滞病所使肝经受损而疏泄失常，这与慢性盆腔炎之缠绵病情，易致妇女肝气郁结，郁而化火之病理特征合拍。以台乌药辛温以行气，夏枯草苦寒解郁行气泻热，荆芥穗清香引经入血，祛风胜湿。三者气血同治、寒热共制、能散能行而为佐使。甘草调和诸药。诸药配伍使正气充、瘀血化、湿浊去、气血调和而诸症除。

（颜 彦）

四、陈颖异 "舒经汤"扶正祛邪，治疗慢性盆腔炎

陈颖异教授是全国第四批名老中医药专家学术经验继承工作优秀指导老师，浙江省名中医，何氏女科传承弟子。陈教授认为：难治性慢性盆腔炎具有病程长，治愈率低，复发率高等特点，病因病机属本虚标实，本虚者正气不足，肝脾肾亏虚。因女性分娩、流产、房事等因素都能伤血耗气，均具有不同程度的正虚，标实者乃寒、湿热诸邪内侵，蓄积胞宫，逆乱气血，壅阻胞脉，湿热瘀互结，作祟成患，而成实邪。治法上大部分慢性盆腔炎的患者都以清热解毒，活血化瘀治疗为主。陈颖异教授自拟"舒经汤"扶正祛邪治疗慢性盆腔炎获得佳效。

病案：洪某，女，34岁。

初诊：2008年4月8日。

主诉：反复下腹部隐痛5年。

病史：患者15岁月经初潮，平素月经周期28~30天，行经7天，量中，色红，经前1~2天及经期乳房胀痛。5年前无明显诱因下出现下腹隐痛反复发作。经前、经期尤甚，得暖痛减。精神疲倦，腰背酸痛，四肢乏力。纳正常，二便无殊。曾至某院妇科门诊治疗多次，症状无明显改善。刻诊：末次月经2008年3月17日，孕产史：2—0—1—2，已绝育，既往健康。舌淡红边齿印，苔薄黄腻，脉细缓。

妇科检查：外阴已婚已产式；阴道通畅；宫颈中度糜烂；宫体前位，常大，质中，压痛；右附件未及包块或压痛，左附件增厚，未及包块。

西医诊断：慢性盆腔炎。

中医诊断：妇人腹痛。

辨证：脾虚夹寒湿。

治法：扶正祛邪。

方药：经验方"舒经汤"加减。黄芪20 g，桂枝6 g，当归10 g，生薏仁30 g，香附10 g，桃仁5 g，制元胡15 g，红藤15 g，败酱草15 g，制大黄10 g，血竭粉（吞）2 g，益母草15 g，10剂。灌肠方：红藤15 g，败酱草15 g，三棱10 g，莪术10 g，丹参15 g，元胡15 g，红花6 g，银花15 g，川芎10 g。10剂（月经来潮停用）。

二诊：2008年5月14日。月经于4月18日来潮，行经6天，下腹疼痛减轻，腰酸仍存，前方加桑寄生补肝肾：黄芪20 g，桂枝6 g，当归10 g，生薏仁30 g，香附10 g，桃仁5 g，制元胡15 g，红藤15 g，败酱草15 g，制大黄10 g，血竭粉（吞）2 g，益母草15 g，桑寄生30 g，7剂。继续原中药方保留灌肠7剂。

三诊：2008年6月4日。经水5月18日应期来潮，下腹隐隐作痛，腰酸减轻，伴乳胀，2008年5月26日查阴道B超示子宫及两附件未见占位，宫颈多发性囊肿。前方再加八月札15 g，理气散结10剂。继续原中药方保留灌肠7剂。

四诊：2008年6月27日。下腹疼痛已消失，经期血块亦无，近日脘腹饱满，另拟方兼顾脾胃。处方：黄芪20 g，柴胡5 g，当归6 g，白芍10 g，鸡内金5 g，莪术6 g，木香10 g，续断15 g，桑寄生20 g，杜仲20 g，7剂。随访3个月未复发。

按语：本案正虚邪恋，邪气滞于子宫、胞脉，气血运行不畅，不通则痛。陈教授投以经验方"舒经汤"加减，本方集活血祛瘀、利湿解毒、益气养血之大成，扶正无"留寇之患"，祛邪无"伤正之忧"。一味桂枝温热药作为使药，意在微微之火，鼓舞阳气。配合中药保留灌肠，通过肠道给药，直接吸收作用于病灶，可直达病所，内外结合治疗，每获良效。

（颜　彦）

五、徐志华 "二丹败酱红藤汤" 诊治盆腔炎性包块

徐志华教授是国家级名老中医，全国著名中医妇科专家，安徽中医妇科三大学术流派之一徐氏妇科第四代传人。徐教授认为，血瘀气滞是盆腔炎性包块的病因病机，瘀热邪气内蕴，阻塞气机，恶血内结，凝聚少腹，使冲任受阻，日久形成癥瘕。盆腔炎性包块的发生多在经行、产后或人流术后，身体正气虚弱，防御机能下降时，病邪乘虚而入，瘀阻血脉，导致盆腔炎。病邪长期滞留未去，伤及气血经络，引起气滞血瘀，血聚成癥。徐教授认为此时病在血分，非用活血化瘀之品不足以奏效。故创以 "二丹败酱红藤汤" 治疗收效颇佳。临证时，大便秘结加大黄，低热者加地骨皮，腹胀者加陈皮，输卵管积水者加车前子。

病案：吴某，女，30岁，已婚。

初诊：1992 年 10 月 28 日。

主诉：反复小腹疼痛伴黄色带下 2 月余。

病史：平时感小腹疼痛，近日腹痛加剧，腰酸，带下色黄。妇科检查：阴道分泌物增多，黄白相兼，质稠，右侧附件可触及包块约 4 cm × 3 cm × 3 cm 大小，周围粘连，压痛明显。B 超检查提示：右侧附件炎性包块。舌淡红，苔薄黄，脉弦细。

西医诊断：慢性盆腔炎，右侧附件炎性包块。

中医诊断：癥瘕。

辨证：胞脉瘀热互结。

治法：活血化瘀，清热解毒。

方药：二丹败酱红藤汤。丹皮 10 g，丹参 10 g，红藤 10 g，败酱草 10 g，红藤 10 g，当归 10 g，赤芍 10 g，三棱 10 g，莪术 10 g，玄胡 10 g，黄芩 5 g，薏苡仁 5 g，甘草 5 g。水煎服，每日 1 剂。

二诊：1992 年 11 月 4 日，服药后腹痛等症状减轻，带下量减，药已中病，效不更方，继服 10 剂。

三诊：1992 年 12 月 23 日。诸证消失，B 超复查：子宫附件未见异常。随访半年，未见复发。

按语：该患者以二丹败酱红藤汤诊治恰中病机。方中丹皮、丹参除瘀中之热，活血消痈止痛，三棱、莪术相须为用，行血中之气，善治一切有形之积；红藤、败酱草历代视为内痈首选药，取其清热解毒、通络消肿，以清除

壅结于下焦之热邪；赤芍、黄芩清热化瘀止痛；薏苡仁利湿排脓；玄胡不仅能止痛还能消癥积。全方活血清热，血行热去肿消，包块软化渐消。

（林　萍　范孝盈）

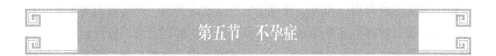

第五节　不孕症

女子婚后未避孕、有正常性生活，与配偶同居 2 年而未受孕者称为不孕症。从未妊娠者古称"全不产"，西医称原发性不孕；有过妊娠而后不孕者，古称"断绪"，西医称继发性不孕。

不孕症有男、女双方的原因。现代医学认为不孕症女方因素多由排卵障碍、输卵管因素、生殖解剖病变、免疫因素及身心因素等所致。中医认为本病的病机主要是肾虚不足，冲任气血失调。包括肾虚、肝气郁结、痰湿内阻和瘀滞胞宫等证型。治疗原则是温养肾气，调理气血为主。《傅青主女科·种子》列有种子十条，创制的养精种玉汤、温胞饮、开郁种玉汤等至今为临床使用。肾气虚者方选调经毓麟丸；肾阳虚者用温胞饮或右归丸；肾阴虚证用养精种玉汤；肝气郁结用开郁种玉汤；瘀滞胞宫者可选少腹逐瘀汤；痰湿内阻证可用苍附导痰丸。中成药可选用滋肾育胎丸、坤泰胶囊、逍遥丸、定坤丹等。排卵障碍性不孕，宜补益肾气，平衡肾阴阳，调整肾—天癸—冲任—胞宫轴以促排卵，方用六味地黄丸，左、右肾气丸、金匮肾气丸加减；免疫性不孕常见病因病机是肾虚血瘀、阴虚火旺、气滞血瘀及湿热瘀结；输卵管阻塞性不孕常见证型为气滞血瘀、湿热痰阻、肾虚血瘀、寒凝瘀滞等临证时，善抓主诉，检查原因，分析病位，辨明虚实，辨证论治。

一、王云铭　"橘核丸"加减，治疗痰湿内阻型不孕症

王云铭教授是全国首批名老中医药专家学术经验继承工作室指导老师，中医临床妇科专家。王教授于中医妇科崩漏、习惯性流产、不孕症的治疗独具专长。王教授认为，不孕症不是一种孤立的疾病，而是由月经病、带下病、脏腑气血经络病、外感病等多种疾病引起的，40 多年来，王教授运用益气养血、活血化瘀、清热解毒、消癥理宫、疏肝理气、燥湿祛痰等八大法

则治疗女性不孕症，疗效显著。

1. 益气养血法　适用于气血亏虚，胞失煦濡，冲任脉虚而不孕者，检查多见子宫发育不良，或宫体变位，子宫内膜结核。治以补气养血，温暖胞宫。方选归脾二仙汤加减。方中四君子补气益脾养胃；熟地、二仙温肾阳，补肾精；远志、枣仁、龙眼肉养心安神；木香理气醒脾，补而不滞；甘草调和诸药。

2. 活血化瘀法　用于寒凝血瘀不孕，经行产后，余血未净，感受寒邪，血为寒凝，瘀阻胞宫。检查多见附件一侧或双侧压痛增厚，或有包块。治以活血化瘀，温通胞脉。方用逐瘀汤，方中桃红四物养血活血，祛瘀生新；三棱、莪术行气破结消积，吴茱萸、延胡索温通经脉，理气止痛；路路通、山甲通络利痹。

3. 清热解毒法　用于湿热蕴结，阻滞胞络之不孕。治宜清热利湿解毒，疏通胞络。方用王教授自拟"银英三黄利痹汤"加减，方中银花、连翘、公英、地丁清热解毒，消肿散结，黄连、黄柏、大黄清热燥湿，破积行瘀；路路通、炮山甲通络利痹。

4. 消癥理宫法　用于癥瘕积聚，内阻胞宫而不孕。治以化瘀消癥，疏理胞宫。方用桂枝茯苓丸加味，方中桂枝辛温通阳；赤芍酸苦以开阴结；茯苓淡渗益脾；丹皮、桃仁活血祛瘀；海藻、昆布、炮山甲、鳖甲消癥散结，利痹通络。

5. 疏肝理气法　主治肝郁不孕。检查多见一侧或双侧附件压痛或增厚，输卵管一侧或双侧阻塞不通，基础体温曲线呈双相或单相。治以疏肝理气解郁。方用丹栀逍遥散加减，方中丹皮、栀子清热；当归、白芍、花粉养血柔肝；柴胡、香附理气解郁；白术、茯苓健脾益气；丹参、路路通活血通络。

6. 燥湿祛痰法　用于痰湿不孕。现代生活条件下，形体肥胖或恣食肥甘厚味、痰湿内生者不少，由于痰湿致气机不畅，冲任受阻而不孕。王教授用《济生方》中的橘核丸加减为基本用方治疗痰湿不孕，理法方药独具特色。前人用橘核丸治肝经气血不和所致的阴囊持续肿胀，而痰湿不孕，其病机主要是痰饮停留在胞脉、胞络，形成输卵管阻塞或通而不畅。临证中，王教授常根据其病情的需要调整橘核汤的服用剂量和剂数，带下病或输卵管通而不畅者，剂量和剂数要少，输卵管阻塞者则加大剂量和剂数。

7. 健脾和胃法　用治脾胃虚弱少食纳呆之不孕。检查多见子宫发育不良。治宜健脾和胃，方用王教授自拟开胃进食汤，方中木香、丁香、藿香、砂仁理气醒脾和胃；四君子、莲肉健脾胃，益气血，补后天生化之源；枳壳、神曲消食宽中，舒畅气机。

8. 燮理阴阳法　适用于肾虚、冲任失调之不孕。偏肾阳虚者，治宜温壮肾阳，补气生血。方用肾气丸合归芪二仙汤，方中熟地、山萸肉补益肾阴，摄纳精气；山药、茯苓健脾渗湿；泽泻泄肾中水邪，祛痰；丹皮清肝胆相火；肉桂、附子、二仙壮命门真火，补肾益精；当归、黄芪补气生血，使阳生阴长。偏肾阴虚者，治宜滋阴补肾，佐以补血，方用六三益肾养血汤，方中六味、三子（菟丝子、蛇床子、五味子）补肝肾、益精髓；当归、黄芪补气生血。

病案：鞠某，31 岁，教师。

初诊：1998 年 12 月 28 日。

主诉：结婚 4 年未避孕未孕伴带下量多数月。

病史：患者诉结婚 4 年未孕。月经初潮 16 岁，周期 50～60 天，经量少，色淡红或暗红，持续 2～3 天，末次月经 1998 年 12 月 21 日。腹部两侧隐痛，腰骶酸痛，胸闷泛恶，食纳欠佳，头晕心悸，带下量多，质黏稠，舌苔白腻，脉滑数。输卵管通水试验提示：双侧输卵管通而不畅。

西医诊断：不孕症，慢性输卵管炎。

中医诊断：不孕症。

辨证：肝郁脾虚，痰湿内阻。

治法：燥湿祛痰，养血调经。

方药：橘核丸加减。橘核 9 g，川楝子 9 g，肉桂 2 g，厚朴 9 g，枳实 9 g，延胡索 12 g，海藻 12 g，牡蛎 12 g，木香 9 g，木通 9 g，桃仁 20 g。9 剂，经后水煎服，服药 9 剂后，嘱其服连翘败毒丸 2 瓶，龙胆泻肝丸 2 瓶，经来后 2 天复诊。

二诊：1999 年 2 月 12 日。月经周期 37 天，持续 4 天，症状大减。再进 9 剂，配服六味地黄丸和得生丹各 2 盒。

服药 2 个月后随访，已经怀孕。

按语：本案属肝郁脾虚，痰湿内阻，用橘核丸加减十分合拍。方中厚朴、枳实、木香理气解郁；桃仁、元胡活血化瘀；橘核、海藻、牡蛎、木通燥湿祛痰，健脾利湿；川楝子、肉桂温经散寒，诸药合用，共为理气祛痰，养血调经之剂。燥湿祛痰后，治疗仍要滋阴养血调经，使五脏安和，气血充足，经脉通畅，下达胞宫，"天癸至，月事以时下"。经水调，精气足，方可摄精成孕。

（林　萍　范孝盈）

二、何嘉琳　养血填精，通补兼施，诊治卵巢储备功能下降性不孕症

卵巢储备功能下降（DOR）指卵巢内留存卵泡数量减少，卵母细胞质量下降，导致卵泡生长发育受限，是引起女性生育能力下降的主要因素。DOR 归属中医"月经过少""闭经""不孕"等范畴，发病与心、肾、肝、脾、冲任有关，肾精亏虚为其发病的主要病机。

浙江省国医名师、浙江何氏妇科第四代代表性传人何嘉琳教授认为，DOR 病因病机可归纳为两方面：一是肾虚为本；二是冲任虚滞。治疗上有三大特色：

1. 以养血填精为主，辅以及疏肝健脾　常用四物汤加黄精、枸杞子、覆盆子、桑椹等补肾填精药。对于畏寒肢冷，带下清稀者，加巴戟天、仙灵脾、仙茅、鹿角霜等温阳之品；对于有月经先期、舌红、口干喜饮表现的患者，加女贞子、旱莲草、石斛等养阴清热之品。何教授填精，并不拘泥于一味补肾阴，而注重阳中求阴，阴阳互济；临证时常佐以菟丝子、肉苁蓉等温润益肾，取"坎中一阳，生生不息"之意。该病除与肾密切相关外，还与肝脾两脏相关，因此，何氏妇科善用疏肝。临床所见 DOR 性不孕症患者多为婚后多年不孕、反复取卵失败、移植失败、复发性流产，难于求子，肝气郁结，往往以阴精亏虚为根，何教授弃用香燥劫阴的柴胡，而以丹皮、山栀凉血清热，白芍、旱莲草柔肝涵木，梅花疏肝畅达气机。何教授遣方，常用参、术、芪顾护脾胃，常佐砂仁、陈皮等理气燥湿之品调理补肾药之滋腻。

2. 通补奇经，调理冲任　何教授认为 DOR 性不孕症发病与冲任密切相关。肾为冲任之本，气血不足、脏腑功能失常，可引起冲任为病。先天禀赋不足者，常用血肉有情之品，如龟板、鹿角、紫河车等填补冲任，使阴精气血充盈，血海满溢。何教授认为冲任二脉有"以满为功，以通为用"的生理特点。故在治疗上应通补皆施。以疏肝、凉血、化瘀之法使气血流通，气郁者佐香附、郁金、青皮、梅花疏肝调气；阴亏血热者佐生地、地骨皮、知母、黄柏等凉血滋阴；气滞血瘀者佐丹参、赤芍、三棱等行气化瘀，但中病即止，不可太过，恐更伤阴血。

3. 周期之道，贯穿始终　何氏妇科认为，凡女子调经种子，必审其期，经期血室大开，治宜通因通用，因势利导，用益母草、桃仁、丹参等活血化瘀药味；经后血室已闭，治宜养精血调肝肾，常用当归、白芍、熟地、仙灵脾、肉苁蓉、菟丝子、天冬、玉竹、山茱萸等；经间气血氤氲，治宜助阳活血，稍用白芥子、蛇床子、防风等药微微鼓动；经前期宜阴中求阳，温肾暖宫佐滋肾益阴之药，予鹿角霜、仙灵脾、杜仲、肉苁蓉、菟丝子、桑寄生等。

病案：缪某，女，37岁，职员。

初诊：2019年4月4日。

主诉：未避孕未再孕1年。

病史：患者孕3产1，剖宫产1胎，孩子12岁，计划外妊娠清宫2次。现夫妻性生活正常，未避孕未再孕1年余。月经周期28~30天，量偏少，6天净，末次月经2019年2月26日。刻下感腰膝酸软，口干，无潮热汗出，纳眠尚可，舌暗红，苔薄白，脉细弱。查三维B超提示：子宫内膜双层厚0.32 cm。促卵泡生成素：23 IU/L、促黄体生成素：7.5 IU/L，抗缪勒氏管激素：0.32 ng/mL。

西医诊断：继发不孕；卵巢储备功能下降。

中医诊断：不孕症。

辨证：肾虚血瘀型。

治法：补肾调冲，活血化瘀。

方药：柴胡9 g，当归12 g，川芎10 g，熟地12 g，砂仁（后下）5 g，制香附10 g，丹参15 g，泽兰10 g，赤芍15 g，益母草30 g，桃仁6 g，淫羊藿、鸡血藤、川牛膝各15 g，红花、通草各5 g，路路通15 g，甘草5 g，石楠叶15 g，紫石英18 g。共7剂，每天1剂，水煎服，日二服。

二诊：2019年4月11日。末次月经4月6日，量稍增，伴血块，无痛经，已净。带下稍多，腰酸仍有，夜寐可，二便调，舌暗红苔薄白，脉细弦。治法：补肾养血，调冲通络。拟何氏育麟方：黄芪15 g，太子参20 g，当归12 g，川芎10 g，熟地黄12 g，砂仁（后下）5 g，枸杞子12 g，菟丝子30 g，覆盆子12 g，蛇床子6 g，皂角刺10 g，路路通、仙灵脾各15 g，香附、三棱、莪术各10 g，甘草5 g，黄芩10 g，女贞子12 g，桑椹15 g。共7剂，每天1剂，水煎服，日二服。

三诊：2019年4月18日。用药后无明显不适，腰酸好转，无口干口苦，拉丝白带较前增多，略感乳胀。舌暗红苔薄，脉细。拟方：前方去蛇床子，加巴戟天 10 g，炒白芍 15 g。宗次方加减调理 2 个月，2019 年 5 月 30 日复查血抗缪勒氏管激素：0.42 ng/mL，促卵泡生成素：18 IU/L、促黄体生成素：8.04 IU/L、雌二醇：70 pg/mL。

2019 年 6 月 30 日因月经未至，查血 HCG：485 IU/L。即予中药补肾养血安胎。随访至孕 12 周，NT 正常范围。

按语： 本案患者数次妊娠并 2 次堕胎后，肾虚血亏，冲任虚损，胞脉不荣，故有腰膝酸软、月经减少等症，舌暗苔薄白，脉细数，符合肾阴亏虚夹瘀证。查促卵泡生成素升高、抗缪勒氏管激素下降，B 超提示内膜菲薄，符合 DOR 诊断。首诊时患者月经衍期未行，为冲任虚衰，气血瘀滞之故，故重用活血化瘀药催经。叶天士对奇经病用药指出"冲脉为病，用紫石英以镇逆"，故予紫石英为引经药，用当归、熟地补肾养血填精，川芎行气活血，更大量用益母草、桃仁等活血化瘀药，因势利导，故经血得下。二诊时月经已转，经量较前增多，正处卵泡发育期，此时滋肾养阴调冲为要，故用何氏育麟方化裁，方中熟地黄、覆盆子、桑椹、枸杞子等补肾益精，佐仙灵脾、菟丝子温肾益阳，黄芪、白术、太子参健脾益气后天并补，结合患者舌暗，脉弦，经行血块、量少等症，为冲任虚滞夹瘀之证，予三棱、莪术、路路通等行气通利，使冲任通达。略佐蛇床子微微鼓动，促进卵泡发育。三诊时患者已见拉丝白带，此为肾精得充的表现，故续用前方巩固调理，肾气渐旺，气血条达，终能成孕。

（林 萍 杨 硕）

三、雷磊 "中西并用，内外兼施"治疗宫腔粘连

宫腔粘连是多种原因导致的子宫内膜基底层损伤，引起子宫肌壁的相互粘连，导致宫腔前后壁和（或）宫颈内口相互粘连，从而引起宫腔形态异常。中医古籍中并无"宫腔粘连"这一病名的记载。本病以月经过少、继发性不孕为主要临床症状，这也是患者就诊的最常见原因。因此，据其临床表现，治疗上通常可归为"月经过少""闭经""不孕""痛经"等范畴。本病病位在胞宫，主要责之于肝脾肾三脏，且与冲任气血运行、阴阳消长密切相关。现代医家总结前人经验，认为其病机无非虚实两端。实者责之血瘀，冲任不通，气血运行不畅，而致经量减少甚至闭经。虚者责之肾虚，病程日久，正气虚损夹杂血瘀。

雷磊教授为国家中医药管理局重点学科中医妇科学学科带头人，在妇产科疑难杂症的治疗方面有独特的认识与见解。雷磊教授认为宫腔粘连病机为"湿""热""瘀""虚"。因机体气血亏虚，金刃损伤胞宫，致湿热之邪内侵，客于胞宫，留滞于冲任，日久化热酿毒；且因湿热毒与血瘀滞于胞宫，致胞宫气血运行不畅，瘀血不去新血不生，加之后天之气虚损致使胞宫脉络冲任失荣，无以助膜长养，因而导致患者内膜菲薄，出现月经量少、闭经、痛经、不孕等症状。

在宫腔粘连的论治上，雷磊教授有以下六大特色：①祛邪与扶正相结合。宫腔粘连的患者临床表现多为月经量少，经血色暗结块，均因湿热之邪客于胞宫，与气血相搏结，瘀血留滞胞宫络脉，子宫局部血运不畅。雷磊教授认为临床治疗上应强调清热利湿、活血化瘀，改善子宫局部血液循环，防止内膜的再次粘连，以及为内膜的生长修复奠定基础，同时辅以健脾补肾，为内膜生长修复提供原料。雷磊教授自拟清热活血方为基础方加减在宫腔粘连方面疗效颇佳。重楼、金银花、连翘、地锦草、紫花地丁、赤小豆清热解毒消炎，当归既善补血活血，配合盐荔枝核、盐橘核行气化瘀散结，莲子心清心安神，合欢皮、柴胡疏肝解郁，同时柴胡的有效成分柴胡皂苷具有改善免疫、抗炎作用，且动物研究显示其有黏膜保护作用，促进损伤黏膜的修复。石斛、炒栀子清热，与白术、薏苡仁合用健脾祛湿，通利血脉，消除炎症。白术益气健脾，有扶正祛邪之用，宫腔粘连患者多表现为月经量少，临床上常加虫类药僵蚕、地龙、土鳖虫、水蛭逐瘀通络，三棱、莪术破血逐瘀，鸡血藤、红藤、益母草活血补血，祛瘀通络生血，改善月经量。因患者素体脾肾亏虚，又因宫腔操作进一步损伤肾气，且内膜生长离不开肝脾肾三者的助养，故临床上常加用牛膝滋补肝肾，逐瘀通经，紫河车温肾补精，益气养血，且研究显示紫河车有雌激素样作用，能促进内膜的生长发育，黄芪补益中气、阿胶补血滋阴助膜长养。最后，以甘草调和诸药，全方合用，共奏清热利湿、活血化瘀之功，又可健脾补肾，防其攻伐太过，祛邪与扶正相结合，养膜助长。②经后期滋肾补血养膜，暖宫助孕。《素问·上古天真论》云："女子七岁，肾气盛，齿更发长，二七天癸至，任脉通，太冲脉盛，月事以时下，故有子。"说明月经是肾气、天癸、冲任、气血协调作用于胞宫，并在其他各个脏腑、经络的协同作用下而产生的。肾为先天之本，主生殖，藏精，内寓元阴元阳，构成人体的基本物质。肝藏血，主疏泄，贮存和调节血液，肾精能生血，血能养精，即肝肾同源，精血互生，为女性生殖生理提供物质基础。脾胃为后天之本，气血生化之源，心主血脉，肺主宗气，共同调节气血之运行，为胞宫行经，为胎孕提供物质和动力。经期阴血下泄，经后胞宫、血海空虚。因此，雷磊教授在治疗时，经后期予自拟促卵泡汤滋肾补血养膜，暖宫助孕。方中紫石英为君药补益肝血、暖宫助孕，《本草经疏》指其为："女子暖子宫之要药"，现代药理研究表明其有兴奋卵巢、调节子宫发育的作用。配合莲子心清心安神，交通心肾。熟地黄、山药、菟丝子、桑寄生、覆盆子、石斛、桑椹、制首乌、黄精共为臣药，补血养阴，补益肝肾，填精益髓。莲子补脾益肾，促进内膜长养，且有养心安神之功效。醋龟甲、醋鳖甲入肝、肾经，滋阴潜阳、补肾填精。生地黄、百合、栀子、南沙参养阴生津，玫瑰花疏肝解郁，调节胞宫内膜血液，促进内膜修复。甘草调和诸药，共奏滋肾补血养膜，暖宫助孕之效。临床治疗时常加入党参、黄芪、白术补益气血，滋养先天以养膜。经前乳房胀痛常加入蒲公英、山慈姑等散结止痛，经血夹块者加入三七粉活血改善子宫血液循环。③中西结合各取所长。雷磊教授运用中医药治疗妇科疾病积累了丰富的临床经验，疗效显著，但他并不仅仅拘泥于中医药治疗，善于用中西结合的思维诊治疾病。因宫腔粘连分离术后的患者，再次发生粘连的可能性达 3.1%～23.5%，中度宫腔粘连分离术后的复发率则可高达 62.5%，故雷磊教授在运用中医药治疗的同时常配合雌孕激素序贯疗法来促进子宫内膜的生长修复，防止宫腔再次粘连。此外，研究表明芬吗通可以有效地改善月经及子宫内膜状态，并能促进内膜的再生修复，降低宫腔粘连复发率，因此雷磊教授通常嘱患者宫腔粘连术后于月经的第 3 天开始服用芬吗通，每日口服 1 片，共服 28 天，其中前 14 天为每日口服 1 片红片（内含雌二醇 2 mg），后 14 天每日服用 1 片黄片（内含雌二醇 2 mg 和地屈孕酮 10 mg）。④中医药膳相辅相成。药膳为立足于中医传统饮食文化及传统医学基础上而形成的，从古至今，源远流长。《黄帝内经》云："药以祛之，食以随之。"《备急千金要方》曰："夫为医者，当需先洞晓疾源，知其所犯，以食治之，食疗不愈，然后命药。"雷磊教授对于宫腔粘连术后有孕求的患者，常结合药膳治疗，药借食力，食助药威，二者相辅相成，相得益彰。暖巢煲由冬虫夏草、枸杞子、黄芪、铁皮石斛、黄精、三七花等药物组成，可滋肾填精，暖巢长膜，在月经第 6、第 11 天服用。养泡煲由冬虫夏草、党参、黄芪、黄精、莲子肉、山药、耳环石斛等药物组成，可补脾益肾，助卵养泡，在月经第 16 天服用。着床煲由党参、黄芪、龙眼肉、三七花等药物组成补脾益肾，养膜助孕，为月经第 22 天服用，均可与排骨、乌鸡、鸽子均为 100 g 煲汤服用。⑤内服外用相得益彰。雷磊教授临床治疗宫腔粘连时，常建立在局部与整体相结合的基础之上，善于灵活运用口服联合中药外敷及中药保留灌肠的综合治疗方法，三管齐下，疗效显著。a. 中药外敷：中药外敷方：盐小茴香、赤芍、白芷、当归、艾叶、红花各 30 g。盐小茴香散寒理气止痛；赤芍、红花、当归活血散瘀止痛，配合白芷燥湿消肿，辛散温通，能助各药活血化瘀，诸药共奏散胞宫之瘀血，使瘀血去，新血生。全方一剂与 500 g 海盐混合，用砂锅炒热之后装于布袋之内，外敷于小腹，每次 30 min，每日 1～2 次，药物经加热后更易渗透皮肤经腹壁到达盆腔，行气活血化瘀，改善盆腔血液循环及环境。b. 中药灌肠：中药保留灌肠方：大血藤、山药各 30 g，败酱草、醋三棱、醋莪术、白芷、薄荷、炒地龙、盐荔枝核、泽兰、丹参、黄柏各 20 g，炒水蛭 15 g。红藤、败酱草、泽兰、大血藤活血化瘀，配合黄柏清热化湿解毒；三棱、莪术配合虫类药地龙、水蛭破血行气逐瘀；丹参活血祛瘀配合白芷燥湿消肿，二者均还有一定的抗炎作用；薄荷、荔枝核疏肝行气，有助行血活血化瘀之功；山药补脾益肾，能防止活血药对脾胃损伤，且其中尿囊素具有消炎抑菌之功，同时山药中的多巴胺具有扩血管作用，改善局部血液循环，扶正并有助于祛邪外出。1 剂中药煎煮成 300 mL 药液，月经干净后于每晚睡前灌 150 mL 药液，7 剂药物一个疗程，共灌肠 14 天。中药保留灌肠使药物经直肠黏膜于病灶局部直接渗透吸收，改善盆腔血液循环，促进炎症的吸收，防止内膜再次粘连。⑥心理疏导，身心同调。随着社会发展及生活环境的变化，女性生活及工作压力逐渐增大，且宫腔粘连患者术后反复粘连，导致月经量少、闭经、不孕、反复流产，长期的疾病困扰让患者情志抑郁、焦虑，严重影响了患者的生活质量，进一步加重患者的病情。故雷磊教授在药物治疗宫腔粘连患者的同时也注重心理疏导，向患者详细解释患者的病情、预后及疾病的相关知识，让患者树立及坚定治疗疾病的信心及决心，雷磊教授常嘱患者管住嘴、迈开腿、开怀大笑、按时睡觉，同时让患者家属多陪伴关注患者的心理状态，给予支持理解，让患者树立及坚定治疗疾病的信心及决心，常能起到事半功倍效果。

病案：患者，女，27 岁。

初诊：2017 年 5 月 27 日。

主诉：宫腔粘连分离术后 10 天。

病史：患者 14 岁月经来潮，平素月经周期规律，5/30～33 天，末次月经：2017年5月7—12日，量少，色暗红，有血块，经期轻微腹痛及腰酸，经前有乳房胀痛。平素白带量偏多，色淡黄、无异味，偶有外阴瘙痒。G4P1A3，顺产1次，流产3次，均为药物流产+清宫术。于2017年5月15日因"月经量少"查妇科B超：宫内膜清晰，厚约5.0 mm，回声不均匀，内可见长约4.5 mm高回声光条，横扫子宫时，双侧宫角显示欠清，子宫直肠窝可见15 mm积液。提示：①宫内高回声光条：性质待定；②宫内膜回声改变：不排除宫腔部分粘连可能。遂于2017年5月17日行宫腔镜检查诊断"宫腔粘连"，行宫腔粘连分离术+取环术，今为求调理来院就诊。

就诊时症见：精神欠佳，下腹偶有隐痛，带下量中等，色淡黄，无异味，偶有外阴瘙痒，平素易疲乏，腰酸，头晕，畏寒肢冷，纳食一般，夜寐安，小便调，大便质稍稀，每日1~2次。既往有"慢性盆腔炎"病史，于2015年10月12日行宫腔粘连分离术+上环术，2016年3月19日、2016年8月17日、2016年12月20日先后3次行宫腔镜下取环术+宫腔粘连分离术+上环术，术后均予以人工周期治疗，仍反复粘连。

诊察：舌淡暗，边有瘀点，苔白腻微黄，脉弦细。

妇科检查：外阴：已婚式；阴道：通畅，少许淡黄色分泌物；宫颈：正常大小，轻度糜烂，无接触性出血；子宫：后位，正常大小，活动可，无压痛；附件：双侧未扪及异常。

西医诊断：宫腔粘连分离术后；慢性盆腔炎。

中医诊断：妇人腹痛。

辨证：脾肾亏虚，湿热瘀阻证。

治法：补脾益肾、清热祛湿、活血化瘀。

方药：醋柴胡10 g，重楼10 g，当归10 g，金银花10 g，合欢皮10 g，盐荔枝核10 g，莲子心5 g，连翘10 g，炒栀子10 g，白术10 g，盐橘核10 g，地锦草10 g，紫花地丁10 g，赤小豆10 g，石斛10 g，薏苡仁10 g，甘草6 g，紫河车6 g，黄芪10 g，僵蚕10 g，地龙10 g，水蛭6 g，阿胶10 g，土鳖虫10 g，牛膝10 g，日1剂，水煎服，共14剂。

灌肠方：大血藤30 g，败酱草20 g，醋三棱20 g，醋莪术20 g，白芷20 g，炒水蛭15 g，山药30 g，薄荷20 g，炒地龙20 g，盐荔枝核20 g，泽兰20 g，丹参20 g，黄柏20 g，共7剂。外敷方：盐小茴香30 g，赤芍30 g，白芷30 g，当归30 g，艾叶30 g，红花10 g，共1剂，配合口服地屈孕酮，每晚 2 片，连服 10 日。

二诊（2017 年 6 月 6 日）：自诉 6 月 5 日月经来潮，月经量较前增多，色暗红，血块多，经前乳房胀痛，经期腹痛及腰酸，服药后仍易疲劳乏力及腰酸，畏寒肢冷，纳寐可，二便正常。舌淡暗，边有瘀点，苔白腻微黄，脉弦细。继续以中药原方中黄芪增至 15 g，加蒲公英 20 g，三棱 10 g，莪术 10 g，桂枝 10 g，三七粉 6 g，共 14 剂。灌肠方 7 剂，外敷方 1 剂，配合口服芬吗通改善盆腔环境，防止再次粘连。

三诊（2017 年 7 月 8 日）：自诉 7 月 7 日月经来潮，月经量明显改善，色偏暗，少许血块，经前乳房胀痛较前明显缓解。疲劳乏力及腰酸均较前有缓解，稍有畏寒肢冷，纳寐可，二便调。舌淡暗，边有瘀点，苔薄白，脉弦细。患者此次就诊希望怀孕，予促卵泡汤加减，具体处方：生地黄 10 g，熟地黄 10 g，南沙参 10 g，醋龟甲 10 g，醋鳖甲 10 g，莲子 10 g，百合 10 g，山药 10 g，桑椹 10 g，覆盆子 10 g，盐菟丝子 10 g，煅紫石英 30 g，玫瑰花 5 g，莲子心 5 g，炒栀子 10 g，酒黄精 10 g，石斛 10 g，制何首乌 10 g，甘草 10 g，黄芪 10 g，白术 10 g，党参 10 g，三七粉 6 g，绞股蓝 10 g，蒲公英 20 g，于月经第 5 天开始服用，日 1 剂，水煎服，共 10 剂。定坤丹于月经第 5 天开始服用，日 1 次，1 次 1 粒。月经第 6、第 11 天服用暖巢煲，月经第 16 天服用养泡煲，月经第 22 天服用着床煲，月经第 15 天服用地屈孕酮，每晚 1 片，连服 10 日。并于月经第 11 天、第 13 天、第 15 天行 B 超卵泡监测，卵泡大小达 20 mm 当天及第二天同房。

四诊：上述处方共用两个疗程后，于 8 月 19 日行 B 超卵泡监测提示右侧卵巢一优势卵泡 18 mm×20 mm，后按医嘱同房，2017 年 9 月 10 日因停经 37 天就诊，诉在家自测尿妊娠（＋），予中药保胎治疗。

按语：患者既往有多次流产病史，均进行清宫术，导致子宫内膜受损，耗伤肾精，患者疲乏，腰酸，头晕，畏寒肢冷均为肾虚之症，肾藏精，"经水出诸肾"，肾阳不足不能温化肾精，肾阴不足精亏血少，冲任血海亏虚，胞宫失养，且患者平素饮食不节，易损伤脾胃，脾胃为气血生化之源，脾虚则气血无以得生，脾失健运，后天失养，亦不能滋养先天，久之则经行量少。患者饮食不节，湿热之邪内生，致带下量增多、色黄。湿热与胞宫络脉气血相搏，致胞宫受损，络脉阻滞，气血运行不畅。加之反复的宫腔粘连，多次手术，导致患者心理压力增大，精神更加紧张，情绪焦虑、抑郁，患者经前乳房胀痛，为肝气郁结所致，肝郁气滞，肝失疏泄，则气不行血，致瘀滞胞宫，故患者经血色暗红，有血块。雷磊教授根据患者病史及临床症状，认为患者此时盆腔环境太差，故首选用自拟清热活血汤随症加减，配合灌肠、外敷及西医雌孕激素序贯治疗，改善宫腔环境及内膜状态，预防再次粘连。患者二诊时诉仍神疲乏力、腰酸、畏寒肢冷，故将黄芪用量加大，加入桂枝温通经脉，助阳化气，且月经血块多，伴有腹痛、乳房胀痛，予以加蒲公英散结止痛，三棱、莪术破血逐瘀止痛，三七粉活血改善内膜循环。三诊时患者月经量明显改善，要求怀孕，且雷磊教授认为宫腔粘连术后患者经调理改善盆腔环境后应尽早怀孕，以免再次粘连，经后予以促卵泡汤联合暖巢煲、养泡煲、着床煲补肾填精益髓，调膜长膜，暖巢养泡，故取得满意疗效。

（刘　玲）

四、路志正　从"肝脾肾"论治带下过少并不孕症

国医大师路志正教授，对妇产科疾病的诊治独具匠心，路教授从肝脾肾经入手，调节奇经中"冲任督带"的功能治疗不孕证。

张子和曰："冲任督三脉，同起而异行，一源而三歧，皆络带脉。"肝主藏血，主疏泄，肾主生殖，冲任督脉和肝肾经的关系最为密切，而带脉循行于腰腹之中，如唐容川曰："带脉出于肾中，以周行脾位，由先天交于后天脾者也。"可见带脉与脾肾经的关系最为密切，因此调理肝脾肾能达到调节奇经中冲任督带之功效。

带下多是湿证，湿为重浊之邪，属阴，其性黏腻、停滞、易导致多种病变，且常并发月经不调、闭经、不孕等疾病。《素问·太阴阳明论》说："伤于湿者，下先受之。"因湿性黏滞，趋下，易阻气机，气不行则湿不化，脾虚则运化失职，脾虚湿困，带下失约而至带下病。肾阳不足，气不化水，无法温煦濡养，气血津液"得温则行，得寒则凝"，配以温煦之力，推动机体气血津液正常运行、脏腑功能恢复，则止带同时亦可助孕安胎。肝失调达而致女子行经排卵障碍，肝气郁则脾损，脾伤则湿胜，与风木郁于地中相关，宜开提肝气，助补脾元，肝脾同治。带下病合并不孕症，应除湿为先，健脾为要，补肾治本，疏肝理气。正如《傅青主女科》言："补脾气以固脾血，则血摄于气之中，脾气日盛，自能运化其湿，湿既化为乌有，自然经水调和……盖气旺而血自能生，抑气旺而湿自能除，且气旺而经自能调矣。"

肾精的充盛，脾气的升健，肝胆的疏泄，任督二脉的和调都是带脉产生、运作的生理基础。然肾虚而生化失期，或肝气郁结，任带失调，或痰湿内阻亦是不孕症的病因。结合带下病、不孕症发病的病因病机，路教授临证时从"肝脾肾"入手，合而为方，注重辨证施治，巧妙施药，肝脾肾三脏功能协调，冲任督带各司其职，终能摄精成孕。

病案：患者，女，37 岁。

初诊：2004 年 10 月 31 日。

主诉：未避孕未孕 11 年。

病史：患者腰疼时作，下肢及足跟酸软，不能久立，经量减少，经期缩短，经色暗，经前期巅顶部胀痛，经行头痛即止，白带少，近半年胃脘不适、纳呆，进食后腹胀痛，便溏，日行 1～2 次，寐安，白天易困倦。既往 1993 年人工流产 1 次，1993 年患慢性肾炎。

诊察：体形偏瘦，面色晦滞，舌体瘦质淡暗、苔薄白，脉沉细小紧。

中医诊断：带下病，不孕症。

辨证：脾肾两虚。

治法：补肾精、和脾胃、调冲任。

方药：太子参 15 g，五爪龙 15 g，生白术 12 g，莲子肉 15 g，生山药 15 g，炒三仙各 12 g，鸡内金 10 g，桑寄生 15 g，杜仲 12 g，菟丝子 12 g，山萸肉 10 g，枸杞子 12 g，怀牛膝 12 g，醋香附 10 g，白芍 12 g，甘草 6 g。水煎服，共 7 剂。

二诊：服药 7 剂，患者精力改善，乏力减轻，腰酸不显，唯口干咽痒，大便干，舌质红，脉弦小紧等肺肾阴虚之象，既见效机，守方不变，于原方加地骨皮、地锦草、麦冬、桔梗养阴清热。水煎服，共 14 剂。另予茶饮方：荷叶 10 g，玉米须 20 g，白茅根 30 g，赤小豆 20 g，绿豆衣 12 g，小麦 20 g。7 剂，水煎两次溶缩做茶饮。

三诊：服药 14 剂，患者膝酸减轻，白天困倦，晚上精神，进食常致胃脘疼痛，咽干。月经周期长短不规律，经期 3～5 天，量中，色深稠厚，舌体瘦薄质暗，苔薄白微腻，脉细数，辨证心肾不交、胃失和降，治以益心肾、和胃气。处方仿清心莲子饮合三豆饮加减，药用：太子参 18 g，南沙参 12 g，黄精 12 g，炒柏子仁 15 g，生黄芪 18 g，地骨皮 10 g，柴胡 12 g，川牛膝 12 g，山萸肉 12 g，枸杞子 10 g，知母 10 g，黑大豆 18 g，绿豆衣 12 g，赤小豆 15 g，莲子肉 15 g。水煎服，共 7 剂。

四诊：患者药后精力好转，身微恶寒，偶有腰酸，眼睑略浮肿，晨起足跟肿胀，胃部隐痛，咽部干痒，痰少色黄难咳，月经周期 20～30 天，行经3 天，经前乳胀、压痛，头痛，口干渴欲饮，夜间尤甚，舌略红苔薄白，脉沉细小弦。守方随症加厚朴 12 g，清半夏 10 g，醋香附 10 g，枇杷叶 12 g，水煎服，共 14 剂，治以理气和胃。药后体力增，作息已正常，食后胃部不适，晨起足跟偶酸胀，活动后可除，腰酸减轻，月经未潮，测尿妊娠试验阳性，B 超提示宫内早孕。

按语：本例为脾肾两虚而带下过少、不孕。方中健脾助运，培后天之本，旨在育后天之气血以充养先天之精气，"命门有火，则肾有生气"。首方中太子参、生白术健脾益气，生白术甘而柔润，升清降浊，且无伤阴之弊，配伍炒三仙、鸡内金调和脾胃；菟丝子温补三阴经以益精髓，配伍山茱萸、桑寄生、枸杞子养肝滋肾益精，山药、莲子肉补脾益阴、滋肾固精；怀牛膝益肝肾之精气，加杜仲即在补阴之中配伍补阳药，取"阳中求阴"之义，达温而不燥，补而不峻，既益阴经，又助肾阳、填精益髓之效；用五爪龙祛瘀消肿；香附、白芍、甘草调补冲任，《得配本草》中记载："香附入冲脉""甘草和冲脉之逆""白芍养血柔肝"。全方配伍从肝脾肾三经调理入手，达到补肾精、和脾胃、调冲任之效。二诊既见效机，守方不变，随症加减，症状逐一消退。三诊结合舌脉证调整处方，养阴和胃，培土补中；肾阴亏虚，精血不足，天癸乏源，"精不足，补之以味"，治以滋肾填精，滋肾水以清心经之火，同时加柴胡疏肝理气，使之补而不腻。四诊在原方基础上加重理气健脾和胃之品，肝脾肾三脏功能协调，摄精成孕。

（汤 洁）

五、谭海彦 扶阳祛寒，疏肝解郁诊治不孕症

谭海彦教授是湖南省名中医。临证中，有不少年轻患者以月经量少推后，婚久不孕而求医诊治。谭教授认为，此符合《景岳全书·妇人规》"凡血寒者，经水必后期而至"之血寒后期。谭教授谨守病机，有序治疗，以温经汤加减温其血寒，随证加味补其虚，再以促排卵汤促其排卵，既温养先天肾气以生精，又培补后天以化血，并佐以调和血脉之品，诸药配合令精充血足，冲任得养，胎孕乃成。

病案：唐某，女，26 岁。

初诊：2019 年 6 月 2 日。

主诉：月经稀发 10 年余，婚后 2 年未孕，停经 2 个月。

病史：月经 13 岁初潮，末次月经 2019 年 4 月 2—8 日，经量时多时少，色淡红，经期第一到第二天轻微下腹隐痛，喜暖喜按，纳可，寐安，二便调。舌质淡红，苔薄白，脉弦细。妇检：外阴发育正常，阴道通畅，少量分泌物，宫颈光滑，宫体后位，质中，正常大小，双附件未扪及明显异常。

辅助检查：妇科 B 超：子宫后位 44 mm × 40 mm × 55 mm，内膜 9 mm，左卵巢 34 mm × 24 mm，右卵巢 39 mm × 23 mm，双侧卵巢内均可见大于 10 个卵泡，直径小于 10 mm。尿 HCG：阴性。性激素六项：FSH：5.92 IU/L，LH：10.70 IU/L，E2：56 pmol/L，PRL：8.35 ng/mL，P：0.10 nmol/L，T：1.56 nmol/L，AMH：19.5 ng/mL。

西医诊断：多囊卵巢综合征；原发性不孕症。

中医诊断：月经后期，不孕症。

辨证：虚寒，肝郁。

治法：扶阳祛寒，疏肝解郁，养血调经。

方药：温经汤合逍遥散加减。柴胡 10 g，茯苓 10 g，白术 10 g，当归 10 g，吴茱萸 10 g，桂枝 10 g，白芍 10 g，川芎 10 g，丹皮 10 g，半夏 10 g，麦冬 10 g，人参 10 g，阿胶 10 g，薄荷 6 g，生姜 10 g，甘草 5 g。14 剂水煎温服，日一剂分两次。

二诊：2019 年 8 月 21 日。患者仍未来月经，已停经 4 月余，自测尿 HCG 阴性。白带量少，无异味，偶有外阴瘙痒，稍有乏力，无口干口苦，纳寐可，大便干结，排便困难，小便正常。舌质淡红，苔薄白，脉沉。复查 B 超：子宫 45 mm × 46 mm × 38 mm，内膜 8 mm，左卵巢 35 mm × 19 mm、右卵巢 40 mm × 23 mm，双侧卵巢均可见卵泡大于 10 个，直径小于 10 mm。治法宜温经散寒，活血调经。处方：温经汤去吴茱萸，改人参 15 g，加益母草 15 g、牛膝 10 g。14 剂水煎温服，日一剂分两次。

三诊：2019 年 10 月 13 日。末次月经 9 月 24—30 日，量稍少，色深红，少许血块，寐安，纳一般，二便可。舌淡红，苔薄白，脉弦细。B 超：子宫 54 mm × 40 mm × 51 mm，内膜 14 mm，夹有高回声，内膜不均匀增厚，右卵巢 34 mm × 15 mm，内可见 17 mm × 16 mm 卵泡，左卵巢 32 mm × 19 mm，无优势卵泡，治法宜行气活血。方用促排卵汤：川芎 10 g，当归 10 g，红花 6 g，赤芍 10 g，茺蔚子 10 g，五灵脂 10 g。4 剂，水煎温服，日一剂分两次。嘱 15 号 16 号各同房一次。

四诊：2019 年 11 月 1 日。停经 37 天。腹部偶有胀感，轻微腹痛，腰酸，乏力，无口苦，寐安，二便可。舌质淡红，苔薄，脉细滑。查血 HCG：1493.78 U/L，P：31.2 ng/mL，E2：330 IU/L。B 超：宫内孕 30＋天（孕囊偏右侧）。治法：益气养血，固肾安胎。处方：胎元饮加寿胎丸。菟丝子 10 g，桑寄生 10 g，续断 10 g，阿胶 10 g，人参 10 g，白术 10 g，当归 10 g，白芍 15 g，熟地 10 g，陈皮 6 g，炙甘草 5 g。7 剂，水煎，日一剂分两次服。

按语：该患者因阳虚不足，阴寒内盛，不能温养脏腑，气血生化不足，冲任不充，血海满溢延迟，故月经推迟而至，量少色淡，阳虚不能温煦子宫，故小腹隐痛，喜暖喜按，患者久不受孕，继发肝气不舒，气机不畅，故脉弦，加逍遥散疏肝解郁。舌质淡，苔白，脉细为虚寒之征。方中当归、川芎、白芍、阿胶养血活血调经；麦冬、半夏、生姜润燥降逆和胃；吴茱萸、桂枝散寒暖宫；柴胡疏肝解郁。二诊月经仍未潮，大便干结，乏力，去吴茱萸避免温燥，人参加量补益气血，脉无弦，肝郁已解，减逍遥散，加益母草、牛膝活血调经，引血下行。三诊见优势卵泡，予促排卵汤行气活血促卵泡排出，嘱其同房，胎孕乃成。四诊已孕，轻微腹胀痛，腰酸，肾虚所致，气血不足，则乏力，予寿胎丸加胎元饮益气养血，固肾安胎，菟丝子补肾益精，固摄冲任，桑寄生、续断补益肝肾，养血安胎，杜仲补肾安胎，当归、熟地、白芍补血养血安胎。

（谭海彦　黎运娇）

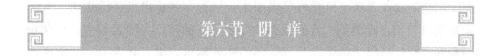

第六节　阴　痒

女性外阴及阴道瘙痒，甚则痒痛难忍，坐卧不宁，或伴带下增多者，称为"阴痒"，又称"阴门瘙痒"。

《肘后备急方》首次提出"阴痒"称谓，并附治疗方法。明代张三锡《医学准绳六要》亦言："阴中痒，亦是肝家湿热。"明代张介宾《景岳全书》指出阴痒与虫邪作祟，湿热邪气下注密切相关，曰："妇人阴痒者，必有阴虫，微则痒，甚则痛，或为脓水淋漓，多由湿热所化"。由此可知，外风、湿热、虫邪为阴痒发作之病理产物，肝郁、脏虚（肝肾亏虚）、房事不遂为阴痒发作之根本原因。

本病主要发病机制有虚、实两个方面。因肝肾阴虚、精血亏损、外阴失养而致阴痒者，属虚证；因肝经湿热下注，带下浸渍阴部，或湿热生虫，虫蚀阴中以致阴痒者，为实证。治疗原则以止痒为主，实者清热利湿，杀虫止痒；虚者滋阴养血止痒。一般在内治的同时，还应重视局部治疗护理，采用外阴熏洗、阴道纳药等治法。

一、许润三　辨清"火热"与"虚热"，分型论治阴痒

《素问·至真要大论篇》曰："诸痛痒疮皆属于心。"刘完素在《素问玄机原病式·五运主病》中曰："诸痛痒疮疡，皆属心火"，并注"微热则痒"。张介宾在《类经》中亦云："热甚则疮痛，热微则疮痒"，皆阐明痒症的发病源自火热。

国医大师许润三教授认为阴痒多辨为火热，但又应分为实火和虚火两类。青中年阴道炎患者主症通常表现为带下量多、色黄而痒，并认为该病证由湿聚久生热、渐化为火所致。患者气血虚弱统摄无权，脾虚湿盛、湿邪下陷聚流成带，又因湿结化热、热蕴阴部而致瘙痒。针对此证，许教授擅长采用"当归补血汤"补气血，临床效果较为显著。

老年性阴道炎主症通常为白带量少、阴道干、痒、或白带量多伴瘙痒。根据《素问·阴阳应象大论篇》："年四十，而阴气自半也"，以及《诸病源候论》："肾荣于阴器，肾气虚……虚则为风邪所乘，邪客腠理，而正气不泄，邪正相干，在于皮肤，故痒"，认为老年性阴道炎的阴痒多由肾阴不足、阴窍不得濡养而生风化燥、燥而生火所致，并提出以"清虚热，升提固摄气机"为治疗原则。许教授在治疗阴道炎的辨证论治过程中，强调辨清疾病本质，提出"治带先治气""治痒先治火，治火分虚实"的学术观点，灵活变通，巧妙施药，丰富了中医治疗阴道炎的内涵。

病案1：患者，女，32岁。

初诊：2018年03月07日。

主诉：白带量多伴阴道瘙痒10余天。

病史：近10余天白带量多、色黄黏稠伴有阴道瘙痒，阴部生有息肉样物质。末次月经2018年2月25日，平素月经5/25～28 d，经量中等有血

块，来潮第 1 天腰酸，小腹阵痛。

诊察：舌质红，胖大，舌根苔黄腻，脉细沉取无力。

中医诊断：阴痒。

辨证：湿热蕴结、气血亏虚。

治法：清湿热、补气血。

方药：当归补血汤加减。黄芪 60 g，白英 30 g，当归 15 g，大枣 3 枚，地肤子 10 g，蛇床子 10 g，黄连 8 g，黄芩 8 g。7 剂水煎服，每日 1 剂，早晚分服。

二诊：2018 年 3 月 14 日，患者带下量明显减少，已无阴道瘙痒症状，阴部息肉样物质基本消失，舌质红，苔黄白腻，脉细沉取无力。为巩固疗效，依上方 7 剂水煎服，每日 1 剂，早晚分服。

随访：1 周后电话随访，患者告知阴道炎症状已愈。

按语：此患者由于气血亏虚，任带固摄不足，致带下量多；湿热乘之注于下焦，久而生火导致阴道痒及带下色黄质黏；湿热蕴结，瘀阻胞宫，故月经来潮腹痛。根据舌脉辨证，以"清湿热，补气血"为治则，拟"当归补血汤"为基础方，黄芪、当归益气生血；大枣补益气血；依其湿热症状取白英、地肤子、蛇床子、黄连、黄芩清下焦相火，清热燥湿止痒。气血足、任带盛则带正常，湿去火热无以依附则痒自止。此方用药少而精，直中病所，故一诊过后患者带下量明显减少，阴痒症状消除，继续服用原方清利湿热，补益气血以善后。

病案 2：患者，女，60 岁。

初诊：2018 年 3 月 26 日。

主诉：阴道干痒不适 2 月余。

病史：近 2 个月阴道灼热、干痒，子宫脱垂。现多梦、腰酸、耳鸣。

诊察：舌质紫黯布满瘀斑，脉无力。

中医诊断：阴痒。

辨证：肝肾阴虚，气机下陷。

治法：清虚热、升提固摄气机。

方药：二仙汤合补中益气汤加减。黄柏（盐炒）8 g，知母（盐炒）8 g，仙茅 15 g，淫羊藿 15 g，巴戟天 15 g，当归 10 g，黄芪 25 g，土鳖虫 10 g，桃仁 10 g，红花 10 g，党参 15 g，升麻 6 g，葛根 12 g，白术（炒）8 g，陈皮 8 g，柴胡 8 g，甘草（炙）6 g，石斛 10 g，三七（制粉冲服）

10 g。7剂水煎服，每日1剂，早晚分服。

二诊：阴道干痒明显好转，子宫脱垂感觉如前，舌质紫黯，瘀斑较前减少，脉较前有力。处方：依上方去三七，加土鳖虫15 g，改黄芪50 g，7剂水煎服，每日1剂，早晚分服。

三诊：阴道干痒均较前减轻，子宫脱垂感稍有改善，舌质稍紫黯，少量瘀斑，苔稍黄腻，脉稍无力。处方：依上方14剂水煎服，每日1剂，早晚分服。同时给予外洗方7剂：花椒30 g，艾叶50 g，百部30 g，苦参15 g。

回访：3个月后患者因他病来诊，告知阴道炎症状已经痊愈，未见复发。

按语：此患者因年老体弱肝肾亏虚，导致阴虚火旺、阴血不足而造成阴道干痒灼热；气虚、气机下陷引起子宫脱垂症状；肾主骨生髓，肾精耗损故发生腰酸；髓海不荣、虚阳上扰、上蒙清窍导致耳鸣；阴虚内热、热扰心神，所以多梦，病机总属肝肾阴虚，气机下陷。采用二仙汤和补中益气汤化裁，既补益肝肾，滋阴润燥清虚火，又提升气机；针对气机不畅致血行不畅之症，加土鳖虫、桃仁、红花、三七活血化瘀。全方补益肝肾、升提气机。故二诊过后患者症状均明显减轻。三诊加外洗方增强止痒功效，疗效显，病症愈。

（颜　彦）

二、蔡小荪　清热利湿杀菌，"蔡芪爽阴粉"治阴痒

国医大师蔡小荪认为，外阴瘙痒多见于体质虚弱，营养不良者，常与湿热下注、阴虚血燥、心肝郁火有密切关系。虽然瘙痒属于局部症状，但与全身气血阴阳有关，忽视卫生，久居阴湿之地，或过食辛辣刺激之物，湿热蕴结生虫而致阴痒，或者因年老体弱，久病不愈，肝肾不足，精血两亏，血虚生风化燥，阴部肌肤失养而致阴痒。

外阴瘙痒的治疗原则主要是清热利湿，杀菌止痒。临证时，蔡教授常选用蔡氏爽阴粉内喷外扑，每每见效。爽阴粉中蛇床子30 g，防风、白芷、川芎各9 g，川黄柏30 g，枯矾9 g，土槿皮20 g，上药共研细末，待外阴清洁后用气囊将粉末吹入阴道呈薄雾状，并外扑在外阴，每晚1次，7天1个疗程。

如果肝火较旺，外阴瘙痒夜间加剧，带多色黄或赤，急躁易怒，应当清

肝泻火止痒，可服龙胆泻肝丸。如果属于湿热下注，或有霉菌感染，出现外阴瘙痒，甚则抓破而溃，带多色黄，或如豆渣样，或有秽臭气味，心烦不安，小便短赤刺痛，应当清利湿热，杀菌止痒，可用土茯苓、防风、白芷、枯矾、细辛、土槿皮、川芎、黄柏、冰片、蛇床子煎水熏洗。如果外阴瘙痒日久不愈，外阴皮肤、黏膜干燥或粗糙，这属于阴虚血燥，应当滋阴润燥止痒，用当归、川芎、白芍、熟地、龟甲胶、麦冬、知母、黄柏、制首乌、泽泻等中药。如口干咽燥，加玄参、沙参；痒甚加白蒺藜、防风、白鲜皮；大便秘结加全瓜蒌、火麻仁；皮肤干燥加黄精、女贞子、鸡血藤等。

病案：徐某，29 岁，教师。

初诊：1994 年 10 月 18 日。

病史：经前带下色偏黄且气秽，外阴瘙痒，下腹胀痛感，大便干结，小便短赤，口苦黏腻，纳谷欠馨，舌淡，苔薄，边尖红，脉细弦数。妇科检查：左下腹压痛，固定不移，并有条索状增厚感。

中医诊断：阴痒。

辨证：肝经湿热，瘀阻下焦。

治法：清利湿热，疏肝化瘀。

方药：蒲公英 30 g，椿根皮 12 g，丹皮 12 g，赤芍 12 g，白芷 3 g，蛇床子 9 g，泽泻 9 g，柴胡 4.5 g，青、陈皮各 4.5 g，生草梢 4.5 g。7 剂。龙胆泻肝丸 12 g，分吞。

另：蛇床子 15 g，野菊花 12 g，云茯苓 12 g，紫花地丁 12 g，细辛 3 g，川柏 12 g，野蔷薇 12 g，白芷 6 g。7 剂，外洗。

蔡氏爽阴粉：蛇床子 30 g，防风 9 g，白芷 9 g，川芎 9 g，川柏 30 g，枯矾 4 g，土槿皮 20 g，上药共研细末，待熏洗后用气囊吹入阴道，呈薄雾状，并扑于外阴，每晚 1 次。

二诊：1994 年 11 月 1 日，服上方后带下黄浊明显减少，外阴瘙痒亦除去大半，唯下腹酸胀疼痛感依然，舌淡，苔白腻，脉滑数，证属湿热交阻，治拟清热利湿。处方：云茯苓 15 g，炒白术 9 g，白芷 3 g，泽泻 9 g，柴胡 5 g，延胡 9 g，赤芍 12 g，丹皮 12 g，蛇床子 30 g，椿根皮 12 g。7 剂。

三诊：1994 年 11 月 12 日，原腹痛带下诸症基本消失，胃纳可，二便自调，舌淡苔薄，脉弦滑。证治同上，守法再进。患者要求用中成药，予龙胆泻肝丸治之。

按语：蔡氏爽阴粉中，蛇床子燥湿杀虫止痒，药理研究表明，本品具有明显的抗真菌、抗病毒、杀滴虫的作用及性激素样作用；黄柏清热燥湿、杀虫止痒；土槿皮杀虫止痒、散风除湿；枯矾解毒消肿，收湿抑菌止痒；白芷、防风祛风止痒；川芎活血化瘀，祛风止痛。全方具有清热利湿，杀菌止痒的功能，对滴虫性阴道炎，霉菌性阴道炎反复发作者疗效颇佳。

（林　萍　颜　彦）

三、韩百灵 "百灵育阴汤" 加减诊治肝肾亏损型阴痒

阴痒一病，可以发生于任何年龄，多因肝经湿热或肝郁脾虚化火生湿，湿热之邪循络下注，蕴结阴器，或肝肾不足，精血亏虚，生风化燥，不荣而痒。韩氏认为本病病变在外阴，涉及肝、肾、脾，血虚风燥，脉络瘀阻是本病的病理机制；因肾主藏精，开窍于前后二阴，而肝主藏血，其经络循行于少腹，达抵阴器，精血不足，肌肤失于濡养，滋补肝肾，养血活血，佐以祛风除湿止痒为主要治法。在治疗此病过程中，注重辨病与辨证结合，抓住肝肾两经在该病中的重点，本着标本兼治的原则，采用内外结合的方法，临证中运用经验方"百灵育阴汤"加减治疗肝肾亏损型阴痒，结合外洗方止痒，标本同治，每获奇效。

病案：孙某，女，47 岁。

初诊：1982 年 6 月。

病史：近 5 年自觉阴部干涩，初时有瘙痒感，每于经期前后加重，近半年自觉奇痒难忍，无时间断，自用盐水清洗，无效。伴五心烦热，易怒，时有烘热汗出，腰酸腿软，舌红，苔少，脉弦细而数。妇科检查：外阴已婚已产型，外阴皮肤皱褶较多，皮肤较厚，表面略白。

中医诊断：阴痒。

辨证：肝肾亏损，外阴失养。

治法：调补肝肾，滋阴降火。

方药：百灵育阴汤加减。熟地黄 15 g，山萸肉 15 g，山药 15 g，泽泻 15 g，牡丹皮 15 g，茯苓 15 g，白芍 10 g，龟甲 10 g，牡蛎 20 g，甘草 10 g。7 剂，水煎服，每日 1 剂，早晚分服。

外洗方：苦参 15 g，生百部 15 g，鹤虱 15 g，蛇床子 20 g，黄柏 15 g，枯矾 10 g，甘草 5 g。5 剂，水煎，每日 1~2 次，外用熏洗坐浴。

二诊：7 天后复诊，自觉痒症明显减轻，五心烦热、腰腿酸软症状减

轻。仍用上方加白鲜皮 15 g，地肤子 15 g 以加重杀虫止痒之效，该患者又服 7 剂后痊愈。

按语： 在妇科疾病中，诸多病证皆可因肝肾失调而引起。韩氏每每临证，对于凡由肝肾阴虚所引起的诸多病证，均以滋补肝肾、调理冲任为主，提出养肾之阴，敛肝之阳，壮水之主，以制阳光的根本法则。基于此理论，创制了百灵育阴汤，由熟地黄、白芍、山茱萸、山药、川续断、桑寄生、阿胶（烊化）、杜仲、怀牛膝、龟甲、牡蛎、生甘草组成。方中诸药皆入肝肾二经。临证时灵活加减，可统筹治疗肝肾阴虚之诸疾。

（林　萍　刘　颖）

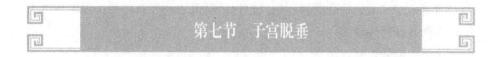

第七节　子宫脱垂

子宫脱垂是指妇女子宫从正常位置向下移位，甚至完全脱出于阴道口外，或阴道壁膨出，统称阴挺，又称"阴脱"。临床以患者平卧用力向下屏气时子宫下降最低点为分度标准：宫颈外口未过处女膜为Ⅰ度；宫颈脱出阴道口外为Ⅱ度；宫颈宫体全部脱出阴道口外为Ⅲ度。

古代医书中没有子宫脱垂这个病名，本病始见于《针灸甲乙经·妇人杂病》："妇人阴挺出，四肢淫泺，身闷，照海主之。"本病常发生于体力劳动妇女，以产时损伤、产育过多，产后操劳过早者多见。常伴发阴道前壁和后壁膨出。主要病机多为气虚下陷与肾虚不固，致胞脉受损，带脉提摄无力，而子宫脱出。辨证分为气虚证和肾虚证，可兼有湿热之标证。

《景岳全书·妇人规》提出"升补元气，固涩真阴"的治疗大法，根据"虚者补之，陷者举之，脱者固之"的原则，常采用补气升提，补肾固脱为主，佐以清热利湿的治法。气虚证多用补中益气汤加减；肾虚证常以大补元煎加黄芪化裁或六味地黄汤加减；气阴两亏证则气阴双补，可用温经汤合肾气丸加龟甲、鳖甲、蒺藜之类。

一、伍炳彩　调和肝脾，气血同补，诊治子宫脱垂

许多医家主张子宫脱垂应从脾、肾着手，用补气升提及补肾固脱之法。

然而临床病证变化多端，依靠这两法不能完全解决问题。国医大师伍炳彩教授经过多年临床实践和理论研究认为从肝论治不失为一妙招。肝脾之间关系密切，女子以肝为先天，脾胃为后天之本，肝藏血，主疏泄；脾统血，主运化而为气血生化之源。脾胃的升降运化，有赖于肝气的疏泄，若肝之功能正常，疏泄调畅，则脾胃升降适度，运化健全；若肝之疏泄失职，就可影响脾胃的升降运化，从而形成肝胃不和之证候。反之，脾病也可影响肝，若脾气不足，消化吸收功能不健，则血无生化之源或脾不统血，失血过多，均可累及肝，形成肝血不足。若脾失健运，水湿内停，日久蕴而成热，则肝胆疏泄不利，可形成黄疸。由此可见，肝病传脾，脾病传肝，肝脾二脏在病变上相互影响。脾病不愈可从肝论治，肝病不愈亦可从脾论治。从这一理论出发，伍教授临床常用《金匮要略》当归芍药散治疗子宫脱垂。此方具有调和肝脾，活血利湿之效，治疗肝脾同病，但以治肝为主；气血同补，但以治血为主，为调和肝脾的妙方。

病案：梅某，女，26岁。

初诊：1989年10月5日。

主诉：分娩后自觉子宫下垂2个月。

病史：自诉已分娩2个月。分娩后即觉子宫下垂，站立时于阴道口外约半寸，自以为满月后可自动收上去，但满月后仍下垂，伴小腹隐痛不舒、喜按，口渴面红，大便软，小便偏短色黄，带多色白偏稀，纳佳睡眠好，在某医院曾用补中益气汤加味5剂，药后自觉不适、口干口苦、子宫下垂依然。

诊察：舌质红，苔淡黄，脉细弦。

西医诊断：子宫脱垂。

中医诊断：阴挺。

辨证：肝郁脾虚，气滞湿阻。

治法：养血舒肝，健脾利湿。

方药：当归芍药散加味。当归10g，白芍12g，川芎5g，白术10g，泽泻10g，茯苓10g，枳壳10g。

服药5剂，腹痛减轻，站立时子宫上缩至阴道口。原方有效，守方续服5剂，诸症状逐渐消失。之后又守方服药10剂，诸症全消。随访未见复发。

按语：此患者前医用补中益气汤不效，乃补中益气汤专为脾虚所设。伍教授根据小腹隐痛，小便短色黄，带下量多色白偏稀，脉弦细，辨为肝郁脾虚，气滞湿阻，用当归芍药散养血舒肝，健脾利湿。古有单用枳壳治脱肛之案，据现代药理研究，枳壳可兴奋平滑肌，增加内脏肌肉的紧张度，以上提下垂之内脏，因此治疗内脏下垂常加枳壳。

（张伶俐）

二、尚品洁　健脾益气，清热利湿，诊治子宫脱垂

湖南省名中医尚品洁教授认为，按照普通思路治疗子宫脱垂，有时收效不佳，原因就在于"独处藏奸"。子宫脱垂患者，一般医者都看到了气虚下陷，但未能注意到阳虚不运而生湿，湿邪蕴久生热而致湿热夹杂于下焦，忽视独处藏奸，往往因为这一点的疏漏，而导致治疗效果不佳。据尚教授多年临床经验，此类子宫脱垂，一般或多或少都夹有湿热郁滞的病机存在，故而提出子宫脱垂的治疗应健脾益气，佐以清热利湿，收效甚佳。

病案：娄某，女，71 岁，已婚，退休工人。

初诊：2012 年 9 月 6 日。

主诉：阴道内有肿物脱出 2 年余。

病史：患者自诉 2 年前感觉阴道内有肿物脱出，伴头晕，神疲乏力，加重 2 个月，饮食正常，大便溏，日行 1～2 次，小便正常。

诊察：舌质淡、苔薄白，脉沉细。

西医诊断：子宫脱垂。

中医诊断：阴挺。

辨证：脾虚夹湿热证。

治疗：健脾益气，清热利湿。

方药：补中益气汤加减。黄芪 50 g，党参 30 g，白术 10 g，苍术 10 g，仙鹤草 30 g，桔梗 3 g，马齿苋 30 g，广木香 10 g（后下），乌梅炭 10 g，芡实 30 g，升麻 10 g，枳壳 10 g，大腹皮 20 g，山药 30 g，柴胡 6 g，炒山楂 15 g，甘草 6 g。7 剂。

同时以蓖麻籽捣泥外敷百会穴，每日 1 次，每次 2 小时。

膳食调养：取黄芪 5 g，升麻 15 g，蓖麻根 15 g，生芝麻 20 g，枳壳 25 g，猪肚 1 个，同煮，去药食猪肚。

二诊：2012 年 9 月 18 日。阴道肿物脱出缓解，诉神疲乏力好转，饮食睡眠可，二便调，舌质暗绛，苔薄白，脉沉细。病机未变，治疗仍守原法。

方药：炙黄芪 50 g，党参 30 g，白术 15 g，苍术 15 g，仙鹤草 30 g，桔梗

3 g，黄连 3 g，广木香 6 g（后下），升麻 10 g，枳壳 10 g，大腹皮 20 g，制附片 5 g（先煎），山药 30 g，柴胡 10 g，炒山楂 15 g，甘草 6 g。7 剂。

三诊：2012 年 10 月 10 日。阴道肿物脱出已消失，肿物上升后已稳定，无明显不适，大便或干或稀，舌质淡，苔薄白，脉沉迟弱。以原法治疗巩固疗效。方药：黄芪 50 g，党参 30 g，白术 15 g，陈皮 10 g，仙鹤草 30 g，桔梗 3 g，广木香 10 g（后下），升麻 10 g，柴胡 6 g，枳壳 10 g，大腹皮 30 g，当归 10 g，黄连 3 g，制附片 6 g（先煎），山药 30 g，甘草 6 g。7 剂。

按语：患者年老体衰，子宫下垂是脾气虚弱、中气下陷之证。首诊治疗用补中益气汤加入枳壳、广木香、桔梗，补气与行气升提相合，使升提之功更佳，据现代药理研究，枳壳可增加内脏肌肉的紧张度，以上提下垂之内脏。马齿苋、大腹皮清理下焦湿热；乌梅炭、芡实取其收涩之功，即补法与涩法相合。仙鹤草补虚，山药、炒山楂以健脾和胃。二诊加制附片以温阳，兴奋内脏功能；苍术苦温燥湿；黄连苦寒清燥湿热。三诊守方，加重大腹皮剂量，以收全功。处方看点在于升提阳气与清热利湿相结合，温清并进。

蓖麻子捣烂成饼外敷百会穴，不但收效甚捷，而且疗效巩固。蓖麻子的作用在《本草求真》曰："既有收引拔毒之能，复有开窍通利之力。"临床中，既重视辨证论治，也重视单方发挥的神奇作用。

（张伶俐）

三、李济民　先标后本，诊治湿热气陷子宫脱垂

湖南省名中医李济民教授认为，子宫脱垂多本虚标实之证，治以补益升提固脱为原则。然急则治标，湿热或寒湿证明显者，必清利湿热或温化寒湿，先标后本，内外并治。李教授主张，寒湿证治宜利水渗湿，温阳化气，方用五苓散加减；湿热证治宜清利湿热，方用龙胆泻肝汤。

病案：贺某，女，76 岁。

初诊：2003 年 7 月 3 日。

主诉：阴中有物脱出阴道口外 10 年，劳则加剧。

病史：患者自诉阴中有物脱出阴道口外 10 年，现脱出物红肿溃烂，黄水淋漓，带下量多，有秽臭气，小便黄赤，灼热而痛，伴头晕、乏力、少气懒言，舌淡红，苔薄黄，脉滑数。

西医诊断：子宫脱垂。

中医诊断：阴挺。

辨证：气虚下陷，湿热下注。

治法：清热利湿解毒。

方药：龙胆泻肝汤加减。龙胆草 10 g，栀子 10 g，黄芩 10 g，柴胡 10 g，当归 10 g，木通 10 g，生地 15 g，车前子 15 g，泽泻 15 g，黄柏 10 g，苍术 10 g，土茯苓 30 g，败酱草 30 g，蒲公英 30 g，甘草 6 g。7 剂，水煎服，每日 1 剂。

二诊：2003 年 7 月 10 日。阴中脱出物红肿疼痛减轻，溃烂面好转，分泌物明显减少，小便正常，涩痛感减轻，舌质淡红，苔薄黄，脉细数。治疗有效，守方 5 剂。

三诊：2008 年 7 月 15 日。脱出物红肿溃烂消失，症状明显好转，舌质淡红，苔薄黄，脉细沉。湿热之邪已除，故以补气、升提、固本之补中益气汤加减：黄芪 40 g，白参 10 g，当归 10 g，白术 10 g，升麻 10 g，柴胡 10 g，杜仲 10 g，五倍子 10 g，菟丝子 15 g，炙甘草 6 g。15 剂。

四诊：2003 年 7 月 30 日。阴中脱出之物已基本回纳，未诉特殊不适。舌质淡红，苔薄黄，脉细数。守上方 20 剂。一年后遇见患者，称病未再发。

按语： 该患者子宫脱垂，其脱出阴道口外，因摩擦损伤，出现红肿溃烂，黄水淋漓，小便黄赤，尿时涩痛等湿热下注症状，治宜先清利湿热，方用尤胆泻肝汤，待湿清热除，红肿溃烂消失之后，再行补气升提以治本，方用补中益气汤，以达到有效治疗的目的。

（张伶俐）

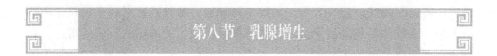

第八节　乳腺增生

中医称乳腺增生为"乳癖""乳粟""乳中结核"等，主要是指乳房内有大小不一的结节，于月经前期乳房胀痛明显，经后稍缓解。与经前紧张症之乳胀不同，患者脉象多弦。初起时症状不明显，一般在体检时发现。本病在隋代《诸病源候论·乳中结核候》已有涉及。

西医将乳腺增生分为囊性增生和纤维腺瘤，主张手术切除，以防恶变。

中医认为，其病因与七情中忧郁愤怒、肝气郁结、脾气壅滞有关，导致痰瘀结聚于乳中。治宜疏肝理气，散结软坚，兼以化痰消瘀。

一、于已百　桂枝茯苓丸加味诊治乳腺小叶增生

于已百教授是甘肃省名中医。在长期的临床实践中，对于诊治乳腺小叶增生积累了丰富的经验。于教授认为，乳腺增生属"癖积""痞结"，对本病的病因病机认识，要抓住血瘀痰结这一病理核心，治疗应以行气破血、化痰散结为主。《疡医大全》引陈远公曰："夫乳属阳明，乳肿宜责阳明矣。而余独谓之肝，不起世人之疑乎？夫阳明胃土最畏肝木，肝气亦不舒矣，乳又近两胁，两胁肝之位……治法不必治胃，但治肝而肿自消矣。"于教授遵循这一观点，于破血化瘀散结之中；兼以疏肝理气。方选桂枝茯苓丸加味，考虑桂枝茯苓丸虽为仲景治疗妇人癥瘕之专方，但桂枝通脉，茯苓健脾渗湿，丹皮、芍药活血祛瘀，桃仁润燥破血散结，治疗乳腺增生也是方药病证相合，乃异病同治之用。

病案：张某，女，35岁。

初诊：1997年4月18日。

主诉：双乳肿块伴疼痛3年余，加重2个月。

病史：诉两乳肿块伴疼痛3年余，疼痛于月经前尤甚，并有多枚结块，近2个月疼痛明显加重，兼见胸胁胀满、善太息、口苦。既往月经27～28日一行，行经2天，量少，色暗，有血块。3年前妇科检查，扪诊及X线摄片，诊为双乳腺小叶增生，经中西药物治疗无效，乳腺增生3年来无增大也无减小。

于教授诊之，两乳外上方可触及蚕豆及栗子大小肿块各2枚，表面光滑，质硬，有弹性，边界欠清，活动，有触痛，两乳各象限散在颗粒样结节数十枚，质软。挤压乳头无溢液，腋下未触及肿大的淋巴结。舌质暗红，有瘀点，苔薄白，脉象沉弦涩。

西医诊断：双乳腺小叶增生。

中医诊断：乳癖。

辨证：瘀痰凝聚，日久成瘕。

治法：破血化痰散结，兼疏肝理气。

方药：桂枝茯苓丸加味。桂枝10 g，茯苓12 g，丹皮10 g，赤芍12 g，桃仁10 g，三棱10 g，莪术10 g，红花10 g，鳖甲12 g，海藻12 g，昆布

12 g，夏枯草 12 g，生牡蛎 30 g，浙贝 15 g，郁金 12 g，瓜蒌 12 g，路路通 10 g，漏芦 10 g，王不留行 20 g。水煎，分 2 次服，每日 1 剂。

佩戴用第三遍药液浸湿之乳罩，每日浸药 1 次。

二诊：1997 年 4 月 28 日，服前方 10 剂后，月经来潮，行经 4 天，量中等、色红，无血块，胸胁胀痛减轻，两乳胀痛较以往行经期间减轻，月经前肿块增生不明显。上方有效，再服 10 剂。

三诊：1997 年 5 月 9 日，自诉服药后诸症悉平，触诊两乳肿块缩小，颗粒样结节消失。效不更方，按原方配 1 料丸药服 2 个月，缓图其功。

四诊：1997 年 7 月 11 日，患者自诉服药后拍片检查，双乳未见占位性病变。诸症平稳，月经正常。舌红，瘀点消失。触诊两乳肿块消失而愈。

按语：于教授用桂枝茯苓丸治疗乳腺增生时，除选加三棱、莪术、红花等破血化瘀之品与生牡蛎、鳖甲、夏枯草、海藻、昆布、浙贝等软坚散结之品外，又针对本病的病机、病位特点，加用香附、郁金疏肝理气，瓜蒌、王不留行、漏芦载药上行，通乳散结。另外，又嘱患者佩戴用第三遍药液浸湿之乳罩，使药力直达病所，内外合治，增强疗效。

（林　萍　范孝盈）

二、沈宁 "补肾活络方" 加减诊治阴阳两虚之乳腺增生

对于妇科病实证辨证的重点，要注意 "瘀血" "肝郁" "寒凝" 及 "痰浊"。在妇科疾病中，痰瘀并见的临床表现和特征，符合西医学组织增生和变性的病理变化，如乳腺增生、子宫肌瘤等。治疗痰瘀相兼的病证，沈教授主张以祛痰为主，化瘀为辅，使痰瘀分消。而对于乳腺增生的诊治，常规诊治注重疏肝理气，活血软坚，沈教授认为增生之因系内分泌紊乱所致，同中医的肾亏有关。故沈教授采用祖传的 "补肾活络方" 诊治肾之阴阳两虚，乳络不通的乳腺增生，并佐以疏肝理气，活血软坚。技法独特，收效显著。

病案：孙某，女，26 岁。

初诊：2013 年 6 月 28 日（夏至）。

主诉：双侧乳房胀痛 2 年余。

病史：双侧乳房胀痛已逾 2 年，经前尤甚，经少色淡。伴神疲乏力，腰酸背痛，纳便尚调。中成药无效，门诊求治。

检查：触诊双侧乳房内各有核桃大小肿块 2 枚，压痛不硬，推之可移。

苔薄白，质淡胖，脉沉细。

西医诊断：乳腺增生。

中医诊断：乳癖。

辨证：阴阳两虚，乳络不通。

治法：调肾阴阳，通络止痛。

方药：补肾活络方加味。枸杞子 10 g，女贞子 10 g，川断 10 g，蛇床子 10 g，补骨脂 10 g，橘叶 30 g，蒲公英 10 g，路路通 10 g，丹参 30 g，山慈姑 10 g，川楝子 10 g，玄胡 10 g，夏枯草 15 g，浙贝 10 g，白花蛇舌草 30 g。14 剂，每日 1 剂，水煎分 2 次服。

二诊：正值经潮，量已增多，乳胀反轻，肿块变软，精神好转，腰酸依存。法证对应，再增调肾之品，上方加菟丝子 10 g，生杜仲 10 g，桑寄生 10 g，平时每晚服 1 煎，经前起至经净止，每日 1 剂，水煎分 2 次服。

3 个月后复诊诉经事已调，乳痛已除，腰酸已解，B 超检查未见肿块。

按语：本案患者无胸胁胀满、心烦易怒等肝郁气滞之象，而见神疲乏力、腰酸腿软等肾亏之征，故其治疗应以调肾为主，再佐疏肝活血方能奏效。祖传"补肾活络方"由 10 味组成，为增效再加调肾的菟丝子、生杜仲、桑寄生，止痛的金铃子散，消乳癖的浙贝、夏枯草和白花蛇舌草相得益彰，收效更显。经期使用消乳癖效果更佳，故改为每日 1 剂。消乳癖应缓图，本案服药 3 个月方显效。

（林　萍　罗钏琰）

三、梁剑波　"复元通气汤"治肝气郁结型乳腺增生

现代医学认为，乳腺增生为内分泌失调，卵巢孕激素水平低下，雌激素水平上升，引起乳腺主体和间质不同程度组织增生所致。

乳腺增生属中医"乳癖"范畴，病因病机包括郁怒伤肝，思虑伤脾，冲任失调，气滞血瘀，痰凝乳络而聚结成核。

历代医家治本病主要从气滞、痰凝、血瘀三个方面辨证分型，以疏肝解郁、消痰散结、活血化瘀为治疗大法。广东省名老中医梁剑波教授，通过长期临床总结，运用"复元通气汤"化裁治疗乳腺增生，疗效显著。其方药组成是：青皮、陈皮各 10 g，炒穿山甲、天花粉、浙贝母各 15 g，连翘 12 g，漏芦、木香、生甘草各 6 g。本方出自《医宗金鉴》，功能疏肝通络，

顺气祛痰，可治诸气涩闭，疝气作痛，妇人乳吹等。临证时宜随症加减：经前乳房胀痛加延胡索、川楝子各12 g；乳胀为主加柴胡12 g，郁金15 g；肝郁化火，乳房灼热加丹皮10 g，栀子12 g；乳核坚硬加王不留行15 g，莪术10 g，牡蛎30 g；气虚加党参、黄芪各15 g；血虚加鸡血藤20 g，当归10 g；脾虚纳差加炒麦芽、山楂、莱菔子各15 g；阳虚加仙灵脾、鹿角霜各15 g；若是可疑癌变者，加山慈姑15 g，海藻、蒲公英各30 g。

病案：翁某，女，41岁，职员。

初诊：1991年3月14日。

主诉：双乳多发肿块伴周期性疼痛5年。

病史：自述双侧乳房有多个肿块，周期性疼痛，月经前期尤甚，已5年。经多方治疗未愈。平素性格内向。检查：双侧乳房皮色不变，以上象限为主可扪及2~3个大小不等，形如雀卵或核桃状肿块，触之不甚痛，推之可移，韧而不坚硬。腋窝淋巴结无肿大。曾行增生物活组织切片检查，鉴定为乳腺增生及囊性扩大，纤维组织增生。心肺脾肝未见异常。观其舌瘦偏红，苔薄白，脉弦细稍滑。

西医诊断：乳腺增生。

中医诊断：乳癖。

辨证：肝气郁结，痰凝乳络。

治法：解郁散结，祛痰软坚。

方药：复元通气饮加减。青皮、陈皮、漏芦各10 g，炒穿山甲、浙贝母各15 g，全瓜蒌20 g，柴胡、天花粉、防风各12 g，广木香、生甘草各6 g，大枣4枚，生姜3片。7剂，清水煎服，每日1剂。

二诊：1991年3月21日。药后乳房胀痛大减，肿块变软，时有乳房发痒感觉。药已生效，拟上方加莪术10 g，牡蛎30 g，守方再进2周。

三诊：1991年4月6日。双乳房肿块全消，亦无压痛，虽时值月经前期，亦无甚痛楚。乃嘱每月经前再服此方3剂以资巩固。随访至今，未见复发。

按语：本例病情与情志因素有关，因肝脾不和，情怀不畅，致气滞痰凝，郁结于乳络而成肿块结节。遵照古人"坚者削之……结者散之"的治疗原则，采用"复元通气饮"加减。本方经化裁后柴胡、青皮、香附疏肝解郁；浙贝母、瓜蒌仁消痰通乳开胸；炒穿山甲善通乳络；防风顺气行滞；甘草为使，姜枣为引。诸药配伍，药虽平淡，却功专力宏，解决了5年痼疾。

（林 萍 范孝盈）

四、班秀文 审因辨证，对证遣方，诊治乳腺小叶增生

国医大师班秀文教授是我国著名的中医妇科专家，在治疗妇科病方面有很高的造诣。总结班教授治疗乳腺增生的学术思想有三：一是全面审因；二是准确辨证；三是对证遣方。班教授认为，从临床所见，乳腺增生的形成，有七情所伤、肝气郁滞；有脾胃气虚，痰湿互结；有冲任失调，阳虚寒凝等因素，最终是气滞血瘀和痰湿互结所致。在月经将要来潮之时，相火内动，气火上升，夹瘀上攻，故瘀痛加剧；经行之后，气火有外泄之机，故肿痛减轻，甚或不痛。

对本病的治疗，班教授主张疏肝理气兼以柔肝，健脾化湿兼以除痰，调肝补肾佐以软坚，但又不可拘泥于一法，务必紧贴证型遣方用药。

乳腺增生其标在乳房的肿痛，而其本则在肝、脾、肾，当标本并治。乳癖若为肝郁气滞、滞久血瘀之证，一方面治宜疏肝解郁，行气化瘀，"疏其气血，令其条达"；另一方面应当兼用柔养之法，使肝之阴精得复元。班教授首推《太平惠民和剂局方》之逍遥散，方中当归、白芍养血柔肝；茯苓、白术、甘草健脾和中；柴胡、甘草疏肝解郁；陈皮、煨干姜暖振胃气。全方是"治用、治体、治阳明"具备的妙剂。如疏肝为主，则加芳香鼓舞之玫瑰花、玉兰花；如柔肝为主，则加黄精、熟地黄、枸杞子等；如患者气郁血瘀明显，则以柴胡疏肝散加当归、丹参、夏枯草、海藻治之。

脾胃气虚，痰湿互结是乳癖的重要病机之一，痰与湿均属阴邪，对脾胃气虚、运化失常、痰湿互结之患，治宜健脾益气、温化痰湿之法，以苍附导痰丸加炮附片、黄芪、橘核治之。

对于乳癖肝肾亏损、冲任失调之变，班教授认为其为"虚痰"之患，痰为病之标，元气不足乃病之本。肾阳虚弱，命门之火衰微，既不能蒸化水液，又不能暖土以制火，水津不化而壅滞为痰湿；肾阴亏损，虚火上炎，肺失治节宣降，灼伤肺阴，炼液成痰；故乳癖的形成根源在于肾阳的衰微或肾阴的亏损。对于肾阳不足者，治宜温补肝肾，调养冲任，方选调肝汤加仙茅、菟丝子、淫羊藿、炮附片治之。对于肝肾阴亏虚者，可选用一贯煎加柴胡、玄参、白芍治疗。临证中可加用软坚消积之药，咸寒软坚药常用夏枯草、猫爪草、海藻、昆布之类；温化软坚药常选白附子、白芥子、炮附片之类。

病案：患者，女，22岁，未婚。

初诊：1993年9月20日。

主诉：经前双侧乳房胀痛8个月。

病史：患者13岁月经初潮，既往周期、色量基本正常，经期一般，经期无不适。但自1992年5月以来，月经开始紊乱，经行周期不定，量或多或少，色暗淡而夹血块。经将行少腹、小腹及乳房胀痛，以左侧乳房为剧，经行之后胀痛减轻，甚或不痛。1993年以来，经行仍然紊乱，每次经将行则心烦易怒，夜寐不安，少腹、小腹及乳房胀痛剧烈，以左侧乳房为甚，经行之后则痛减。服中西药（药名不详），效果不满意。脉弦细，舌苔薄白，舌尖有瘀点。1993年8月经某医院检查诊为左侧乳房小叶增生。

西医诊断：左侧乳腺小叶增生，月经不调。

中医诊断：乳癖。

辨证：气滞血瘀。

治法：疏肝解郁、行气化瘀。

方药：柴胡疏肝散加减。北柴胡6g，白芍10g，枳壳10g，香附10g，川芎10g，当归12g，丹参15g，刺蒺藜10g，益母草15g，合欢花10g，甘草10g，每日1剂，连服6剂。

二诊：1993年9月30日。上方服4剂之后，经将行而少腹、小腹及乳房胀痛减轻。月经来潮，色量较上次改善，但仍夹有小血块，脉细，舌苔如初诊，效不更方，守上方再服6剂，每日1剂。

三诊：1993年10月9日。上方已连续服6剂，精神好，但乳房硬块未小，脉细缓。仍守上方，加夏枯草15g、猫爪草10g、鸡血藤20g、凌霄花10g以加强软坚化瘀之功，6剂，每日1剂。

四诊：1993年10月26日。诉22日已有经行，周期已调整，色量正常，乳房及少腹胀痛大减，左侧乳房硬块缩小。仍嘱继续服用本方，每日1剂，连续6剂。此后以山楂20g、炒麦芽30g、赤砂糖40g清水煎服善后。半年后随访，经行周期正常，色量正常，少腹、小腹及乳房不痛，左侧乳房小块基本消失。

按语：本案乳癖为气滞血瘀证，一诊选柴胡疏肝散加减，方中北柴胡疏肝解郁，是为君药；臣以香附、枳壳、合欢花和刺蒺藜平肝解郁；白芍、当归养血柔肝；丹参、益母草、川芎活血化瘀；甘草顾护中土共为佐药。诸药合用，共奏疏肝理气、活血柔肝之效，一诊及二诊药证相应而取效。三诊时，患者乳房胀痛好转，乳房硬块未缩小，当加强软坚散结、疏肝活血之功，守原方加夏枯草、猫爪草、鸡血藤及凌霄花四药。服药多剂后患者气郁血瘀之象已不显，乳房硬结已基本消退，不宜再用大量疏肝行气、活血化瘀之剂，故用疏肝散结之缓品山楂、炒麦芽善后，赤砂糖甘味益脾。

（林 萍 李卓峰）

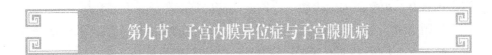

第九节 子宫内膜异位症与子宫腺肌病

子宫内膜异位症简称内异症，多发于生育期妇女的良性侵袭性疾病，是指具有生长功能的子宫内膜组织出现在子宫腔被覆内膜及宫体肌层以外的其他部位所引起的一种疾病；卵巢型子宫内膜异位症形成囊肿者，称为卵巢子宫内膜异位囊肿，俗称巧克力囊肿。子宫腺肌病是指子宫内膜腺体和间质侵入子宫肌层中，伴随周围肌层细胞的代偿性肥大和增生，形成弥漫性病变或局限性病变的一种良性疾病，既往曾称为内在型子宫内膜异位症，多发生于30～50岁；二者表现为继发性进行性痛经，不孕，月经失调，下腹不适，结节或包块。

中医古籍中无子宫内膜异位症及子宫腺肌病的病名记载；可归属于痛经、月经过多、经期延长、癥瘕、不孕等病证中。《景岳全书·妇人规·癥瘕类》云："瘀血留滞作癥，惟妇人有之，其证则或由经期，或由产后，凡内伤生冷，或外受寒邪，或恚怒伤肝，气逆而血留……或积劳积弱，气弱而不行，总由血动之时，余血未净而一有所逆，则留滞日积而渐成癥矣。"本病基本病机：瘀血阻滞胞宫冲任。由于外邪入侵、情志内伤、房劳、饮食不节或手术损伤导致机体脏腑功能失调，气血失和，致部分经血不循常道而逆行，以致"离经"之血瘀积，留结于下腹，阻滞冲任、胞宫、胞脉、胞络而发病。

本病治疗以活血化瘀为大法，扶正治本，调理冲任，消积化癥，通络止痛；临证对因采用行气、散寒、清热、补虚等法以调理脏腑、气血、冲任之功能，结合月经周期不同阶段分别论治，一般经前以调气祛瘀为主；经期以理气活血祛瘀、理气止痛为主；经后以益气补肾、活血祛瘀为主。

一、尤昭玲　"三期三联"疗法分治子宫内膜异位症

尤昭玲教授认为子宫内膜异位症其病因为瘀血占据血室，致血不得归经而成"离经之血"，或逆流于胞宫之外，或蕴结肠膜脉络肌肉之间，积成血瘕，离经之血积聚于局部，则成"瘀血"。瘀血既是病理产物，同时又是致病因素；故子宫内膜异位症当属中医"血瘕"的范畴，瘀血是内异症的基本病理；主要病机特点为"瘀、虚、痰"，是炎症性、激素依赖性、出血性、免疫性、遗传性疾病。治疗上尤教授总结出有孕求者三期论治：经期内外合治、调理气血为大法；经后益肾健脾、暖巢增液、宣散脉络、促泡排出；怀孕益肾健脾、安胎前移。无孕求者予以内异方、外敷包、保留灌肠三联疗法，以"补益正气、活血化瘀、软坚散结"为治疗大法，临床疗效显著。

病案：蒙某，女，38 岁。

初诊：2010 年 10 月 16 日。

主诉：未避孕未孕 1 年余，发现盆腔包块 1 年余。

病史：患者 2009 年孕 2 月余稽留流产行清宫术，术后 1 个月复查 B 超时发现子宫腺肌症，有卵巢囊肿（17 mm×15 mm×14 mm），未治疗，后夫妻同居，性生活正常，未避孕一直未孕。2010 年 7 月复查 B 超示：子宫后壁回声不均，考虑为腺肌症，影响受孕。患者平素月经规则，7～8/37 天，前 3 天量少，点滴而出，第 4 天量逐渐增多，色黯红，有血块，有痛经史，末次月经：2010 年 10 月 5 日，孕 1 产 0，2006 年稽留流产 1 次。素有心情烦躁，经前乳房胀痛，冬日四肢不温，怕冷，夜尿多，余无特殊不适。

诊察：舌黯，苔白，脉细涩。丈夫精液检查未见异常。查 CA125：33.95 U，B 超提示子宫腺肌症。余检查未见明显异常。2010 年 10 月 18 日行宫腹腔镜手术治疗，术中见：盆腔无积液，少许粘连，子宫后位，稍大，粉红色，质中，表面光滑，子宫后壁增厚约 4 cm，后穹窿与直肠之间致密粘连，道格拉斯窝完全封闭，双侧骶韧带正常解剖结构消失，左侧卵巢固有韧带与子宫粘连缩短，双侧输卵管外观正常。术中行输卵管通液术，双侧输卵管通畅。宫腔镜检查未异常。患者重度子宫内膜异位症粘连严重，术中分离部分粘连，术后促性腺激素释放激素激动剂治疗，术后欲尽早怀孕，故拒绝西医辅助治疗，予以中医治疗。

西医诊断：子宫内膜异位症。

中医诊断：痛经。

辨证：肾虚肝郁，气滞血瘀。

治法：补肾疏肝，活血化瘀。

方药：予自拟方（方1）口服：柴胡12 g，陈皮12 g，白芍10 g，熟地黄15 g，菟丝子10 g，续断15 g，肉苁蓉15 g，仙茅10 g，淫羊藿10 g，桑椹15 g，桃仁10 g，三棱10 g，莪术10 g，路路通15 g，海藻15 g，昆布15 g。日1剂，水煎取汁200 mL，分早、晚2次服。连续服用3个月，遇经期停用。

服药后患者自觉未再四肢不温，痛经明显缓解。患者觉病情明显缓解。2011年3月开始试孕，仍服用前方，有优势卵泡生长，予以人绒毛膜促性腺激素＋针灸促排卵后当月妊娠，孕40多天生化妊娠。后再次服用前方3个月治疗子宫内膜异位症，停药后2个月无优势卵泡生长。

2011年9月初予补肾暖宫之卵泡方（方2）促卵泡生长治疗，药物组成党参15 g，石斛12 g，百合12 g，淫羊藿12 g，紫石英20 g，白术12 g，沙参15 g，熟地黄15 g，巴戟天10 g，菟丝子15 g，桑椹15 g，甘草6 g。日1剂，水煎取汁200 mL，分早、晚2次服。有优势卵泡，用HCG＋针灸促卵泡排出，未排卵。

2011年10月初，再次用上方，发现优势卵泡，用HCG＋针灸促卵泡排出，成功排卵，2011年11月初，查尿HCG阳性，血清孕酮一直偏低，B超提示多发肌瘤，后予以注射黄体酮、HCG和补肾健脾安胎中药口服保胎治疗到孕4个月停药，孕7月余，胚胎发育良好，无特殊不适。

按语： 尤教授认为，本病虽以血瘀为病，但血瘀之所以形成和发展，与肾、肝功能的失调、气血紊乱有关，尤其是肾中阴阳为主，肾之阴阳气血紊乱，酿生本病，所以立足肾虚为本，瘀血为标，从本论治，标证亦消。处方以熟地黄、菟丝子、续断、肉苁蓉、仙茅、淫羊藿、桑椹补肾；桃仁、三棱、莪术活血化瘀；路路通、海藻、昆布通络消瘕；柴胡、陈皮疏肝行气；白芍柔肝止痛。诸药合用，以达补肾疏肝、活血化瘀之用，使得胞脉通，肾气盛，得以养胎。子宫内膜异位不孕患者多有卵泡发育和排卵障碍，本例服用方1治疗三个周期后，有卵泡发育，但是无法自行排卵，予以HCG＋针灸排卵后发生生化妊娠，考虑肾气尚有不足，导致卵子质量发育不良，而出现生化妊娠，故再次服用方1治疗三个月，后监测排卵自然周期无优势卵泡生长，考虑肾气仍有不足，卵泡无法发育，改予自拟之温肾暖宫之促卵泡方专促卵泡生长。方中仙茅、淫羊藿、紫石英、巴戟天、菟丝子、桑椹、熟地黄补肾阴肾阳，充分发挥肾主生殖之功；石斛、百合、沙参滋阴增液，为卵子发育提供阴液；党参、白术健脾，以后天资先天。有优势卵泡生长，但无法排卵，考虑为瘀血阻滞胞络导致卵子排出障碍。第2周期予以绒毛膜促性腺激素10000单位促排卵失败，第3周期予以绒毛膜促性腺激素加量至15000单位促排卵成功，且成功受孕，孕后血清孕酮偏低，一直予以健脾补肾中药、黄体酮、绒毛膜促性腺激素保胎治疗，胚胎发育良好。

（范孝盈 张伶俐）

二、朱南孙 分期、分型辨证论治子宫腺肌病

朱南孙教授系国医大师，全国中医妇科名师，全国首批名老中医药专家传承工作室导师。朱教授认为子宫腺肌病其病机总属气血失调，瘀血阻滞，积久成癥。朱教授对本病的治疗以活血化瘀消癥为主，结合辨证分型兼而治之：气滞血瘀则疏肝理气，湿热瘀结则清热化湿，寒凝血瘀则温经散寒，痰凝血瘀则祛湿化痰。结合月经周期的不同变化，非经期以扶正为主，祛邪为辅，以温阳益气养血为主，少佐软坚散结消癥之品，如选用黄芪、党参、白术、菟丝子、熟地、白芍、当归、生山楂、三棱、莪术等，使得气足则血生，气旺则血畅，血得温则行，阴得阳助则生化无穷，气血充足，血行顺畅，癥瘕渐消；经期则活血祛瘀止血，使体内瘀血随经尽去，瘀血尽去则新血安其宅，不止血血自止，血行通畅则痛经消失。

在治疗时还要结合病程长短及体质强弱决定祛邪扶正之先后。如病程短，体质较强，则属实证，以祛邪为主；如病程较长，体质较弱，多为虚实夹杂证，可扶正祛邪并用，或先扶正后祛邪；如病情较急则应"急则治其标，缓则治其本"；如经期腹痛，出血量多有块，以实邪为急，应速用化瘀止痛止血之法，使瘀血随经血而去，可加三七、茜草、蒲黄以化瘀止血，以防活血太过。

病案：患者，女，33岁，已婚。

初诊：2015年9月23日。

主诉：进行性痛经2年。

病史：患者2年前因胚胎停止发育行清宫术。之后痛经进行性加重。2015年3月普查发现左侧卵巢内膜异位囊肿53 mm×50 mm×45 mm。遂行

腹腔镜下卵巢囊肿剥除术。术中探查：子宫前位，球形增大如孕8周大小。左侧卵巢见一囊肿，大小5 cm左右，与左侧盆壁紧密粘连，囊液巧克力状。左侧输卵管伞端包裹。子宫直肠陷凹部分消失，盆腔多处见紫蓝点异位病灶。同时行通液术，左侧伞端未见亚甲蓝流出。术中诊断：子宫腺肌病，左侧卵巢内膜异位囊肿，左侧输卵管不通。美国生育协会（American Fertility Society，AFS）分期：Ⅲ期（重度）。术后病理：（左侧卵巢囊肿壁）子宫内膜样囊肿。术后予GnRH-α三个月。现术后6个月，经未转。时感小腹隐隐胀痛，腰酸，大便偏稀，舌边尖红，边有瘀点，苔薄腻，脉沉细弦。辅助检查：B超提示：子宫大小：75 mm×65 mm×70 mm，呈球形增大，肌层回声不均。右侧卵巢见一包块，大小35 mm×45 mm×30 mm，内见点状细密回声。提示子宫腺肌病，右侧卵巢内膜异位囊肿可能。血清CA125：165.3 U/mL。生育史：0-0-1-0。

西医诊断：复发性子宫内膜异位症，子宫腺肌病，深部浸润型子宫内膜异位症。

中医诊断：癥瘕。

辨证：热瘀交结，冲任不足，气机受阻。

治疗：清热化瘀，养血通络。

方药：生蒲黄15 g，丹参20 g，红藤15 g，丹皮12 g，生地15 g，刘寄奴15 g，王不留行9 g，柴胡、延胡索各6 g，川楝子12 g，炙乳香、炙没药各3 g，三棱、莪术各12 g，蒲公英15 g。14剂，水煎服。

二诊（2015年10月25日）：末次月经：10月3日。月经量多，深红色，质稠，有血块，经行不畅，腹痛颇剧，腰部酸胀，经前有低热。胃纳可，大便溏，舌脉同前。仍属湿热夹瘀，瘀阻冲任，为防经来腹痛，治以清热化瘀，疏利冲任。处方：生蒲黄20 g，丹参30 g，丹皮15 g，柴胡、延胡索各6 g，川楝子12 g，制香附12 g，徐长卿15 g，川黄连6 g，木香6 g，乌药9 g，炙乳香、炙没药各3 g。14剂，水煎服。

三诊（2015年11月20日）：诉本月经量偏多，有瘀块。经后偶少腹作胀。适逢月中，轻微腹痛，脉细弦，舌质暗淡偏红，边瘀紫有齿印，苔薄黄腻。此属湿热夹瘀日久，肝肾阴虚，虚火旺盛，治以清养肝肾。处方：生地15 g，知母12 g，白术、白芍各9 g，女贞子12 g，山药12 g，山萸肉12 g，泽泻12 g，茯苓12 g，丹皮12 g，黄柏9 g，何首乌20 g，首乌藤20 g。14剂，水煎服。

四诊（2016年2月10日）：末次月经：2月4日。经量多伴血块色黯紫，小腹胀痛，经后神疲肢软。脉沉细缓，舌质暗红，苔薄腻，有齿印，湿热蕴阻冲任日久，肝肾耗损，治以益气清营，清养肝肾。处方：太子参20 g，生黄芪15 g，熟地12 g，女贞子12 g，枸杞子12 g，菟丝子12 g，巴戟天15 g，黄精20 g，淮山药12 g，山萸肉12 g，徐长卿15 g，青皮、陈皮各6 g。14剂，水煎服。治疗半年，痛经明显缓解，复查B超附件囊肿、子宫未见增大。

按语： 本例患者清宫术后血室正开，胞宫空虚之时，湿热之邪内侵，以致气血运行受阻，瘀血内结，不通则痛。经期胞血由满而溢，血不归经，瘀血内滞加重，因而为继发性渐进性痛经。瘀阻冲任，新血不生，故经后仍感腹痛绵绵。女子乳头属肝，乳房属胃。瘀血阻络，气行不畅，肝气郁滞，因此经前乳房胀痛，烦躁易怒。瘀血阻络，久无出路易化热，故见经量多，经色深红、质稠，经前低热。舌暗尖红，边有瘀斑、齿印，苔薄黄，脉沉细弦等均为湿、热、瘀互结之象。该患者子宫内膜异位症术后复发，异位灶深部浸润，病久伤正；加之手术金刃使冲任受损，体虚未复。脾肾损伤，营血不能资助先天肾气则见腰酸；脾虚运化失司则见便溏；久则身心受累，神疲乏力，久不能复。

患者证属湿热夹瘀日久，肝肾阴虚。结合月经周期的不同变化，经前、经期重在治标，治疗总以清热化瘀利湿，疏利冲任，缓急止痛为法。方中生蒲黄活血化瘀；红藤、蒲公英清热解毒；丹皮、丹参、生地、赤芍活血凉血；三棱、莪术、乳香、没药破气行滞，活血化瘀止痛；柴胡、王不留行、川楝子、延胡索、刘寄奴理气化瘀，通络止痛。柴胡—延胡索配伍，疏肝理气，清肝止痛是朱南孙教授止痛常用药对。热重则加知母、黄柏、青蒿、金银花。

经后期重在治本，治疗以补肾益气养血、活血化瘀散结为主，予圣愈汤、参芪四物汤加减，气血双补；又因患者病程长久，邪热虽去，正气亦伤，阴血耗损较甚，故又加清养肝肾之剂调理。如此顺应月经周期，清热化瘀，培土扶正，攻补兼施，使湿热得清，瘀滞得散，疗效显著。

（王　茜）

三、褚玉霞 "周期序贯疗法"治疗子宫内膜异位症

褚玉霞教授是河南省名老中医，中医妇科专家，擅长治疗妇科各种疑难杂病，特别是对子宫内膜异位症有较深的研究，临证疗效显著。

褚教授总结数十年临床经验，研习经典，结合现代医学知识，认为本病病机关键在于肾虚血瘀，肾虚伴随疾病发生发展的始终。肾寓阴阳二气，阳气旺盛，瘀血得行得化，则无留滞为患之机；反之阳气不足，失于温化，则瘀血留而不去变生他病，故褚教授尤为重视肾阳不足在疾病发生发展中的作用，因虚致实，病程中常出现虚实错杂的病机证候，从而提出了肾虚为本，血瘀为标的病机特点。此外，脾为后天之本，气血生化之源，主统摄；肝主疏泄，调畅气机，主藏血，二者也参与本病的发生发展。因此，褚教授在强调肾虚血瘀的同时，也非常重视肝脾等脏腑功能失调。针对"肾虚血瘀"的病机特点，拟定出补肾、化瘀的治疗大法，临证中结合患者需求及其月经周期、异位囊肿的大小分别论治；对于较大的异位囊肿，主张以西医手术为先，术后以中医药治疗防复发；有生育要求者，侧重不孕的防治；暂无生育要求或已完成生育任务者，须有效及时解除其明显的痛苦，预防疾病复发；经期治疗重在活血化瘀，通经止痛佐以补肾，用自拟潮舒煎加减，于经前3~5天开始服用。非经期补肾助阳、化瘀消癥，善用自拟紫石英汤、棱莪消癥饮加减。

病案1：杨某，女，38岁，已婚。

初诊：2012年8月7日。

主诉：继发性痛经10余年，进行性加重3年余。

病史：10年前剖宫产术后始出现经行小腹疼痛，温敷热饮后多能缓解。2009年底人工流产术后出现经前两三天即开始小腹坠胀疼痛不适，临经时痉挛性剧痛，继而持续性掣痛、坠痛，并伴有腰痛、肛门坠胀，严重时伴有面色苍白，出冷汗，手足发凉，恶心，呕吐，腹泻，甚至昏厥，并呈进行性加重，常持续至经行三四天后才逐渐缓解。经期屡服止痛片及中药（具体不详）等药物无明显改善。平素月经量多，色黯红，夹有大血块，末次月经：7月15日，现临近经期，小腹时有坠胀疼痛不适，腰酸腹部发凉，伴乳房胀痛，G3P1A2，1次剖宫产术，2次早孕行人工流产术。

诊察：妇科检查：宫颈轻度糜烂；宫体后位，如孕8周大小，举痛明显，活动欠佳，于子宫后壁及直肠子宫陷凹扪及触痛性结节；右侧附件可触

及包块，活动可，压痛。现阴超提示：子宫增大，子宫体 62 mm × 63 mm × 62 mm，肌壁回声不均匀，右侧卵巢囊性包块，大小约 42 mm × 36 mm，囊壁较厚，有分离，内可见细小点状回声。考虑巧克力囊肿，同时不排除子宫腺肌病。CA125：89.5 U/mL。

西医诊断：子宫内膜异位症（巧克力囊肿）；子宫腺肌病不排除；继发性痛经。

中医诊断：痛经、癥瘕。

辨证：血瘀肾虚证。

治法：化瘀消癥，佐以补肾益气。

方药：消癥饮加减：生牡蛎 30 g，鳖甲 10 g，桂枝 6 g，牡丹皮 15 g，赤芍 15 g，薏苡仁 30 g，败酱草 30 g，茯苓 15 g，黄芪 30 g，川续断 30 g，盐杜仲 20 g，延胡索 15 g，香附 15 g，川牛膝 15 g。7 剂，日 1 剂，水煎 400 mL 分早晚 2 次温服。同时给予醋酸甲羟孕酮片 10 mg，每日 1 次，连服 5 天。

二诊：2012 年 8 月 12 日，小腹仍有下坠隐痛不适感，乳房胀，劳累后腰酸。纳眠可，二便调。现月经将至，治宜活血化瘀、温经止痛，随给予潮舒煎加减：当归、赤芍药、泽兰、香附、延胡索、川牛膝各 15 g，川芎 15 g，丹参 30 g，红花 15 g，益母草 30 g，土鳖虫 6 g，全虫 6 g，木香 6 g，吴茱萸 5 g。7 剂，每日 1 剂，水煎 400 mL，分早晚 2 次温服。

三诊：2012 年 8 月 20 日，月经于 8 月 14 日来潮，5 天净，此次经量较前明显减少，色暗红，有血块，经前经期仅有小腹坠胀疼痛感，能忍受。但经净后小腹仍有空坠隐痛，并伴有腰酸困。胃纳一般，近两日睡眠欠佳，体倦乏力，便溏，日行 1～2 次，小便频数。治宜补肾活血，通络止痛，予紫石英汤加减：紫石英 30 g，巴戟天 10 g，黄芪 30 g，川续断 30 g，菟丝子 30 g，炒山药 30 g，丹参 30 g，生牡蛎 30 g（先煎），鳖甲 10 g，盐杜仲 20 g，三棱 10 g，莪术 10 g，川牛膝 15 g，香附 15 g，炙远志 6 g，炒酸枣仁 15 g。15 剂，日 1 剂，水煎 400 mL，分早晚 2 次温服。同时给予大青盐，嘱患者炒热装布袋热敷于小腹。

随后以此基本方遵循月经周期增损化裁，调治 3 个月经周期后，痛经基本消除，余症显减。阴超复查提示：子宫大小约 56 mm × 52 mm × 48 mm，肌层回声欠均匀，右侧巧克力囊肿 22 mm × 18 mm。

按语：内异症与月经周期密切相关，病症表现有明显的周期性，因而褚教授提出顺应月经周期、肾阴肾阳的转化和气血盈亏规律分经期、非经期调治。经行之时，胞宫泻而不藏，因势利导以化瘀、通经、止痛为要，佐以补肾；非经期，胞宫藏而不泻，肾阴肾阳渐长、气血日益充盈，治疗应补肾扶正，破瘀祛邪，把握好正邪虚实、标本缓急，正确处理扶正与祛邪的关系。

病案2：李某，女，29岁。

初诊：2007年5月19日。

主诉：经行腹痛10年，加重3个月；未避孕不孕2年余。

病史：该患者10年前无明显诱因开始出现经期腹痛，呈渐进性，近3个月明显加重；近2年未避孕而不孕。平素月经规律，13岁月经初潮，月经周期为28～30 d，经期为5～7 d，末次月经：2007年5月12日，持续7 d，量可，色黯红，夹有血块，腹痛甚，喜按，伴有下坠感，疼痛甚时恶心。经前下肢酸困痛，两次月经中间两胁疼痛，平时腰酸困，偶有小腹疼痛，纳眠可，二便正常。

诊察：舌质暗红，苔薄，脉沉弦。现彩超提示：宫体肌壁回声欠均匀；右侧卵巢巧克力囊肿（40 mm×38 mm）。

西医诊断：子宫内膜异位症，继发性痛经。

中医诊断：癥瘕。

辨证：肾虚血瘀证。

治法：活血化瘀、软坚消癥，佐以补肾。

方药1：二紫赞育方合消癥方加减：黄芪30 g，桂枝6 g，茯苓15 g，牡丹皮15 g，赤芍15 g，生牡蛎30 g，鸡内金15 g，乌药12 g，车前子（另包）15 g，紫石英30 g，紫河车2 g，淫羊藿15 g，枸杞子20 g，熟地黄20 g，丹参30 g，香附15 g，砂仁6 g，川牛膝15 g。20剂，日1剂，水煎服。

方药2：经前3天开始服用，药物组成：当归15 g，川芎10 g，赤芍15 g，红花15 g，丹参30 g，泽兰15 g，香附15 g，延胡索15 g，乌药12 g，肉桂6 g，吴茱萸5 g，全蝎6 g，川牛膝15 g，红糖为药引，7剂，每日1剂，水煎服。

二诊：2007年7月15日，诉因家事未能按时复诊，自购上药续服2个月，服药期间无不适，末次月经为2007年7月8日，服药后近2个月经期腹痛症状明显好转，余无不适。嘱其继续守上方案治疗，月经来潮复诊。

三诊：2007年8月12日，月经至今未潮，自测尿HCG阳性，查B超示：宫内早孕。现症见：恶心、呕吐，偶有小腹部胀痛，小便频，余无不适。遂给予保胎治疗，并嘱其注意休息，严禁房事，不适随诊。于2008年5月8日家人前来表示感谢，告知已顺产一男婴，母子平安。

按语： 本例患者为典型的子宫内膜异位症致不孕。对于囊肿直径不超过60 mm的患者，褚教授认为可予保守治疗。因"血瘀"是产生本病的关键，但患者病程较长，"五脏之伤，穷必及肾"，出现了肾虚的症状，故认为其病机以肾虚为本，根据"虚者补之""瘀者散之"的原则，以活血化瘀，软坚消癥，补肾益精为治疗大法。同时，根据女性月经周期特点辨证施药，非经期治以活血化瘀、软坚消癥、补肾益精，以自拟方2紫赞育方合消癥方加减，方中以补肾阳药（紫石英、紫河车、淫羊藿）与补肾阴药（枸杞子、熟地黄）合用，意在阴中求阳、阳中求阴，使肾阴阳并补，以治其本；配以桂枝、茯苓、牡丹皮、赤芍、丹参等活血化瘀，理气通络之药，及生牡蛎、鸡内金、车前子以软坚消癥之品，共治其标。经期主要表现为痛经的症状，在经前3天即开始治以活血化瘀，温经止痛，以预防和治疗痛经。给予自拟方剂加减，服至月经干净停止，疼痛较甚加延胡索、乌药、全蝎加强止痛之功，痛甚恶心则加吴茱萸温经散寒止呕。经周期调治3个月后，B超显示囊肿缩小，且已受孕，"病愈则不孕之症自除"。

（范孝盈　张伶俐）

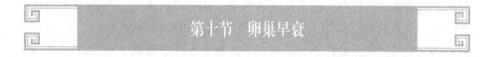

第十节　卵巢早衰

卵巢早衰系由多种病因导致的卵巢功能过早衰竭，妇女在40岁之前出现闭经、雌激素缺乏、促性腺激素水平升高为特征的一种疾病，为卵巢性闭经的原因之一。卵巢早衰不但引起闭经、继发性不孕、低雌激素表现，还可对神经、代谢、心脑血管等全身诸多器官产生影响。

中医学没有"卵巢早衰"之名，根据该疾病特点，与古医籍中的"月水先闭""经水早断""闭经""不孕"等相似。本病的病机多责之于虚实两端，虚者血海无源以泻，冲任不充，而经断无子；实者经血无路可行，冲任不畅，胎孕不受。临床多见肝肾阴虚、肾虚肝郁、心肾不交、脾肾阳虚及肾虚血瘀等类型。治疗以补肾为主，结合清心、疏肝、健脾。临证时注意补肾不可过于滋腻，疏肝不宜过于辛燥，清心不可过于苦寒，健脾不宜过于升散。

一、尤昭玲　助卵汤配暖巢、养泡煲，诊治肾虚血瘀型卵巢早衰

卵巢早衰是妇科临床的疑难杂症，全国第二届中医妇科名师尤昭玲教授在其临床治疗中，始终遵循中医"未病先防，既病防变"的原则，提倡早发现、早治疗。尤教授认为，冲任之本在肾，肾为先天之本，主藏精，为元阴元阳之所，故用药多以补肾为主，肝肾同源、精血同源，脾为后天之本，故临床用药兼顾疏肝、健脾、行气、活血，促使月经来潮，改善临床症状，恢复卵巢排卵功能，并根据不同的生理周期灵活用药。处方重在益肾填精，养血活血，同时适当使用健脾宁心、理气疏肝之药。处方中熟地黄归肝肾经，可填精益髓，为补肾阴及养血之要药；黄精、石斛、桑椹子、枸杞子、覆盆子等为平补肾阴之品，共用可滋补肝肾，养阴补血，清降虚火，加强熟地黄的滋阴养血之功；巴戟天、淫羊藿均为辛温之药，归肝肾经，可补肾壮阳。"善补阳者，必于阴中求阳，则阳得阴助而生化无穷；善补阴者，必于阳中求阴，则阴得阳升而泉源不竭。"上述诸药合用使肾阴得养，肾阳得化。菟丝子可补肾固精，调理冲任；山药、莲子、百合可在补肾的同时健脾养胃，养心安神，调和心脾；月季花偏走血分，橘叶偏走气分，两者为气血并调之重要组合；红花、益母草、香附、牛膝可疏肝理气，活血通经，使冲任通畅，气血调和，其中牛膝又可引血下行。用药以补肾为主，肝脾心共调，补气不忘行气，养血不忘活血，补中有通，静中有动，使冲任调达，阴阳平衡，气血畅通，血海充盈，天癸复至。

病案：谢某，38岁，湖南衡阳人，已婚。

初诊：2012年10月26日。

主诉：月经量少，未避孕未怀孕4年。

病史：外院宫腔镜检查提示宫腔有粘连，分离1次。染色体检查正常。饮食睡眠均可，大小便正常。月经：13岁，1/30天，末次月经：9月底，具体日期不详。量少，色黯黑，无血块，无痛经。孕6产0，人流4药流2，葡萄胎1次，未做化疗。鱼际色泽正常，脸上有色斑，白睛轻度充血，轻度眼泪汪汪感，有轻度轮晕，瞳孔少神。舌紫黯，苔薄白，脉细涩。女性激素

检查：FSH 12.98 IU/L，LH 3.03 IU/L，E2 46 pg/mL，T 0.6 ng/mL，PRL 11.1 ng/mL，P 0.4 ng/mL。B超：子宫大小40 mm×48 mm×47 mm，后壁肌瘤大小27 mm×26 mm×28 mm，内膜厚5 mm，左侧卵巢大小24 mm×14 mm，右侧卵巢大小23 mm×12 mm。

西医诊断：不孕症（继发性）；卵巢功能减退症（卵巢早衰，卵泡长速慢）；子宫肌瘤；子宫内膜炎。

中医诊断：不孕症；月经过少；癥瘕。

辨证：肾虚血瘀证。

治法：补肾活血，化瘀消癥。

方药：①经前：以补肾活血为法：自拟助卵汤：生地黄10 g，熟地黄10 g，沙参10 g，石斛15 g，山药20 g，黄精10 g，莲肉10 g，百合20 g，菟丝子15 g，桑椹子10 g，覆盆子10 g，橘叶10 g，月季花10，三七花10 g，代代花10 g，甘草5 g。14剂。水煎，每日1剂，分2次服。②经期：化瘀消癥为法，方用消癥汤（确定来月经再服）：太子参10 g，黄芪10 g，白术10 g，炙鳖甲10 g，土贝母10 g，珍珠母15 g，生牡蛎15 g，土茯苓10 g，路路通10 g，山楂15 g，石斛10 g，泽泻10 g，香附10 g，麦芽15 g，神曲15 g，夏枯草10 g，石榴皮10 g，甘草5 g。6剂，水煎，每日1剂，分2次服。③暖巢煲：黄芪20 g，巴戟天10 g，铁皮石斛10 g，黄精10 g，熟地10 g，当归10 g，芋头根10 g，冬虫夏草5 g。3个，每4天服1个，炖乌鸡、排骨、鸽子均可，吃肉喝汤。

二诊：2012年11月23日。末次月经：11月13—14日，月经量少较前好转，量仍不多，纳寐可，二便调。B超（月经周期第11天）：子宫大小43 mm×40 mm×39 mm。后壁肌瘤23 mm×23 mm×27 mm，内膜厚5.5 mm，左侧卵巢大小35 mm×12 mm，右侧卵巢大小20 mm×18 mm。未见优势卵泡。治法：1. 自拟助卵汤：生地黄10 g，熟地黄10 g，沙参10 g，石斛15 g，山药20 g，黄精10 g，莲肉10 g，百合20 g，菟丝子158，桑椹子10 g，覆盆子10 g，橘叶10 g，月季花10 g，生鸡内金15 g，代代花10 g，甘草5 g。14剂，水煎，每日1剂，分2次服。嘱忌发物，测基础体温。2. 养泡煲3个，每4天服1个，炖乌鸡，排骨，鸽子均可，吃肉喝汤。养泡煲药物组成：党参10 g，黄芪10 g，黄精10 g，龙眼肉10 g，石斛10 g，三七花5 g，芋头根10 g，香果5 g，冬虫夏草5 g。医嘱B超监测排卵。

三诊：2012年12月21日。末次月经：12月14—15日，月经量少，色鲜红，未夹血块，无痛经，白带黏稠，纳寐可，二便调，未避孕。治疗大法不变，守二诊方继续服药14剂。

2013年1月、2月均按照经期口服消癥方6剂，经后口服助卵汤14剂，并配合养泡煲每4天煲1次，每月3次的频率调理，处方无大的变动。

四诊：2013年4月9日。末次月经：2月24日，已孕，感冒咳嗽，阴道少量出血，红色。治法：①抽血检查HCG+P，酌情注射黄体酮安胎。②养胎止血方：党参10 g，黄芪10 g，莲肉10 g，乌梅炭10 g，旱莲草10 g，桑椹子10 g，山茱萸10 g，苎麻根10 g，白术10 g，苏梗10 g，陈皮10 g，桑寄生10 g，川断10 g，山药10 g，酸枣肉10 g，甘草5 g。10剂，水煎，每日1剂，分2次服。③安胎煲2个，每5天服1个，炖乌鸡、排骨、瘦肉均可，吃肉喝汤。

按语：该患者首诊时FSH 12.98 IU/L，LH 3.03 IU/L，符合卵巢功能减退，但因为不是月经周期第3天的数值，故需要复查。B超提示左侧卵巢大小24 mm×14 mm，右侧卵巢大小23 mm×12 mm，体积缩小、抗米勒管激素水平下降等可作为卵巢功能减退症诊断依据。

辨证为肾虚，是尤教授通过望诊研究来判断卵巢功能，此为"望眼辨巢法"。《灵枢·大惑论》曰："五脏六腑之精气，皆上注与目而为之精，精之窠为眼，骨之精为瞳子，筋之精为黑眼，血之精为络，其窠气精为白眼，肌肉之精为约束。"《仁斋直指方论》将五轮分属明确"眼属五脏，首尾赤皆属心，满眼白睛属肺，其上下肉胞属脾，两中间黑瞳点如漆者，肾实主之"，肾虚时，眼睛表现为眼泪汪汪感，有轮晕，眼瞳少神，该患者正有这样的表现。

患者已38岁，卵巢功能减退，宫腔粘连是其主要不孕原因。卵子乃是生殖之精，其发育成熟与肾精充盛密切相关，卵子的正常排出又有赖于肾阳的鼓动。肾精亏虚使卵子发育缺乏物质基础，难以发育成熟，肾阳亏虚既不能鼓舞肾阴的生化和滋长，更使排卵缺乏原动力，使卵子不能正常发育排出而出现排卵障碍性不孕症。因此，经后尤教授采取补肾益精，温肾助卵的方法助卵成熟，顺利排出，最后成功妊娠。

（林　萍　钟美英）

二、夏桂成　调心补肾治疗卵巢早衰经验

卵巢早衰（以下简称 POF）又称为原发性卵巢功能不全，主要是指妇女在 40 岁以前发生的以低雌激素、高促性腺激素为特征的卵巢功能衰退，临床多表现为闭经、不孕、围绝经期症状等。国医大师、白求恩奖章获得者夏桂成教授对 POF 的认识具有独到见解。夏教授认为女性的生长发育由肾所主，一般未老先衰多责之于肾。目前 POF 发病除了类围绝经期症状外，还常见有心烦易怒、失眠多梦等心神症状。心位居上焦，属阳属火，肾位居下焦，属阴属水。心肾之间的性质和作用虽然相反，但存在着升降交错的运动变化：心火下降至肾，扶助肾阳，协同肾阳温煦肾阴，使肾水不寒；肾水亦上至于心，滋助心阴，协同心阴制约心阳，使心火不亢，称为"心肾交合"；若心火不得下降，肾水不得上升，心肾之间升降交错失常，必将导致一系列病变。通过长期的临床观察发现，虽然 POF 患者临床表现多样，但烘热出汗、头晕耳鸣、咽干口燥、腰膝酸软、烦躁失眠等心肾不交的临床表现最为常见，其病理机制为：心主血脉，心火偏旺，迫血上行，汗为心之液，心火妄动则迫汗外泄，故面、颈及胸部阵阵发红，烘热出汗；心火偏旺，热扰清空，神明失守，故头晕耳鸣、烦躁失眠；心火偏旺，易引动相火，耗灼肾阴，癸水衰少，子宫燥涸，故雌激素水平低落，月经早绝；肾主水，肾阴虚损，津液不得上承于口咽，故咽干口燥；肾主生殖，肾阴亏虚，无以滋养卵泡发育成熟，故不孕不育。夏教授认为，单纯补肾治疗 POF 虽有一定疗效，但尚不能令人满意。他结合自身长期的临床实践体会，针对当前社会心理因素导致 POF 发病率逐年上升的时代特征，提出"心不宁则肾不实""心不静则阴不足"，认为"心肾不交"为 POF 的主要病机。临床以肾阴虚，心火旺，心肾不交为主证，常兼见以下 3 种证候的表现形式：心气冲逆于上，心火不得下降，心肾不交；心阴亏虚，无以制约心火，心火偏旺于上，心肾不交；心气郁闭，心火不得下降，心肾不交。故夏教授突出了"心"在 POF 发病中的重要作用。其治疗的根本，重在"补肾"和"调心"。治法为清降心火，交济心肾，佐以镇惊降逆、滋养心阴及舒心解郁。"清心滋肾汤"是夏教授自拟的经验方，为其治疗 POF 的基本方，其主要治法如下：

一为清降心火，交济心肾。在滋养肾阴的同时，选用清降心火的药物，是心肾不交型 POF 最常用的治法。其药物组成为：钩藤、莲子心、黄连、

青龙齿或紫贝齿、淮山药、山萸肉、牡丹皮、茯苓、合欢皮、浮小麦。夏教授擅用钩藤、莲子心、黄连，三药皆入心经，寒能胜热，苦能降逆，使心火下降、肾水上升，恢复正常的心肾升降交错既济运动。

二为镇惊降逆，交济心肾。在滋养肾阴的同时，选用镇惊降逆的药物。夏教授化裁古方"二齿安神汤"。该方主要为青龙齿、紫贝齿，二药皆归心经，性皆沉降，有镇惊降逆、宁心安神之功，适用于心火偏旺严重，失眠、烦躁甚则惊悸不安者，常与"清降心火，交济心肾"法相须为用。

三为滋养心阴，交济心肾。肾阴亏虚，无以上济心阴，日久必然导致心阴不足，无以制约心火导致心火偏旺。故心肾不交日久，必存心阴不足。夏教授在滋养肾阴的同时，仿古方"柏子养心丸""天王补心丹"之意，常选用珍珠粉、柏子仁、麦冬、炒酸枣仁、太子参等。珍珠粉、柏子仁、麦冬3药皆味甘、入心经，滋养心阴，补水制火。

四为舒心解郁，交济心肾。POF患者肾阴亏损，血海空虚，加之情志不遂，忧思太过，营阴暗耗，心失所养则心气郁闭，发为闭经，临证多见郁郁寡欢、胸闷善太息、喜悲伤欲哭等。夏教授常于滋养肾阴的同时，加入合欢皮、广郁金、石菖蒲、炙远志等。此四药皆入心经，为辛香开郁之品，舒心解郁，交济心肾。

病案：宋某，女，35岁。

初诊：2014年6月3日。

主诉：闭经，带下量少，伴阴道干涩近3年。

病史：自诉既往月经规则，2011年始出现闭经，采用雌孕激素替代治疗月经方能来潮。末次月经2014年4月30日（停用雌孕激素后月经来潮），刻下月经周期第34天，皮肤毛糙干枯，两颧泛红，口干咽燥，神疲乏力，情绪激动时易胸闷心悸，失眠易醒，盗汗偶作，腰膝酸软明显，大便燥结，带下量极少或无，阴道干涩，无烘热出汗，舌质淡红苔薄白，脉细弦。2012年12月26日血清性激素水平测试结果示：血清促卵泡生成素（FSH）：167.19 U/L，促黄体生成素（LH）：98.78 U/L，雌二醇（E2）：29 ng/L。

西医诊断：卵巢早衰。

中医诊断：闭经。

辨证：心肾阴虚，心火偏旺，心肾不交。

治法：滋养心肾之阴，补水制火以交济心肾。

方药：珍珠粉0.3 g（另吞服），麦冬6 g，五味子5 g，白芍10 g，淮山药 10 g，山萸肉 9 g，莲子心 5 g，茯神 10 g，茯苓 10 g，怀牛膝 10 g，川续断 10 g，桑寄生 10 g，生地黄 10 g，炙龟板 9 g（先煎），共 15 剂。每日 1 剂，水煎服。

患者依法坚持治疗 3 个月，期间未采用激素替代治疗。2014 年 9 月 5 日复诊，带下量较前增多，可持续 10 余天，曾见棉丝状带下，阴道干涩、失眠、胸闷心悸明显改善，烘热出汗消失，大便畅快。2014 年 8 月 22 日复查血清性激素水平示 FSH：96.56 U/L，LH：57.51 U/L，E2：116 ng/L。药物治疗的同时，给予心理疏导。夏桂成教授对心肾相关理论的理解及对女性生殖障碍疾病的深刻剖析，对 POF 的治疗开辟了新的思路。

三、韩延华　补肾疏肝法论治卵巢早衰

韩延华教授是韩氏妇科流派第四代正脉传人，是第五、第六批全国名老中医药专家学术经验继承指导老师。

韩延华教授认为：POF 的发生与肾、肝密切相关。肾藏精气，主生殖，肾气充盛，肾精得以充填，从而化生天癸，是女子行经及生殖的重要精微物质。肝藏血，主疏泄，所藏之血一部分下注冲脉，具有调节气机、通利血脉、调节冲任的作用；肝肾同为女子之先天，冲任二脉与肝肾之经脉息息相关，血海丰盈，胞宫藏泄有序，蓄溢有度，方可维持经、孕、产、乳的正常，若先天肾气虚弱，肾精亏损及大病久病累及于肾，造成精血空虚或肝血不足、肝失疏泄，冲任受阻，都可影响卵巢正常生理功能。此外，女性多忧善虑，内伤七情，而致肝郁气滞，造成血行瘀阻或长期外邪伏体，隐于冲任，邪毒堆积，耗损肾精亦都是导致卵巢早衰的高危因素。而无论是因虚是因郁或是因邪，最终都是造成血行失畅，瘀血阻滞，冲任受阻，气血无法下达胞宫，而瘀血不去，新血不生，血海枯竭，不能按时满盈，则经水稀发，甚至闭止不行。

韩氏妇科认为 POF 病机主要在肾虚肝郁，而瘀血既是本病的病理产物，也是导致本病发生发展的重要因素，以"肝肾学说"为指导，四诊合参，治疗上重在补肾，勿忘疏肝，佐以行气活血祛瘀祛邪，兼辨他证，随症加减。

病案：患者，女，30 岁。

初诊：2016 年 10 月 29 日。

主诉：经水半年未行。

病史：17岁月经初潮，既往月经尚规律，月经4~5/25~35天。患者平素工作压力较大，近2年月经周期错后，经量减少，现经水半年未行。伴有腰膝酸软，头晕耳鸣，手足心热，眠差多梦，脱发。

诊察：舌红，苔薄白，脉弦细。超声示：子宫33 mm×25 mm×27 mm，子宫内膜6 mm。性腺激素六项：促卵泡生成激素（FSH）：46.6 IU/L，促黄体生成素（LH）：28.3 IU/L，雌二醇（E2）<60 pmol/L，孕酮（P）：0.68 ng/mL，睾酮（T）<20 ng/mL，催乳素（PRL）正常。

西医诊断：卵巢早衰。

中医诊断：闭经。

辨证：肝郁肾虚。

治法：调肝益肾，养血调冲。

方药：中药汤剂：补肾活血调冲汤加减（熟地黄20 g，山药20 g，当归20 g，女贞子15 g，枸杞子15 g，菟丝子15 g，巴戟天15 g，丹参15 g，益母草15 g，红花15 g，牛膝10 g）7剂，水煎，每日1剂，早晚分服。

西医人工周期疗法：戊酸雌二醇口服，每次1片，每日1次，连用21 d，于服戊酸雌二醇第14天加服地屈孕酮片，每次1片，每日2次，8天后两药同停，待月经来潮。

二诊：2016年11月5日，患者自诉，失眠多梦减轻，头晕，腰酸好转。效不更方，继原方续服10剂。2016年11月28日患者月经来潮，经量正常，色偏暗，小腹微痛，偶有尿频，便秘。守原方加减，服法同前。同时嘱患者停服人工周期药物。

三诊：2017年1月1日来诊，上述症状明显减轻，月经正常来潮，嘱下次月经见血第2天复查性腺激素六项。前后共服药2月余，经水按时来潮，无其他不适，嘱其停汤剂，以上方制成丸剂，嘱其长期服用以资巩固疗效。

2个月后随访，得知其月经周期规律，经量色质均可，性腺激素六项示各项指标均为正常范围，嘱其逐渐停药，平时注意饮食、生活调摄。

按语：该案为肾虚肝郁型卵巢早衰。方中菟丝子、巴戟天、熟地黄补益肝肾、益精填髓，当归、丹参、益母草、红花活血调经，女贞子、枸杞子、怀牛膝滋补肝肾、引药下行。随症加减：肝气郁结严重者，可加柴胡、郁金、枳壳以疏肝解郁行气。在卵巢早衰的诊治过程中，韩氏妇科以中医为本，西医为用，互补短长，首先结合患者的性激素六项，妇科超声等相关检查，以明确体内的激素水平及子宫内膜及卵巢的情况；其次，对一些病情顽固或中药吸收能力较差的患者，合并激素替代疗法，模拟人体月经周期中的生理性激素水平，以期恢复正常月经周期与排卵。

（彭玉勃）

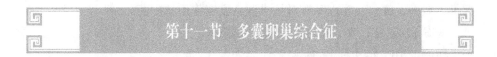

第十一节　多囊卵巢综合征

多囊卵巢综合征是一种发病多因性、临床表现多态性的内分泌综合征，以月经紊乱、不孕、多毛、肥胖、双侧卵巢持续增大、雌激素过多、持续无排卵为临床特征。其内分泌特征主要是高雄激素血症、高胰岛素血症及代谢综合征等。病因至今不明。中医学无此病名，其表现与"月经失调""闭经""不孕症"等有相似之处。其病机与肾虚、脾虚、肝郁、痰湿、血瘀、郁热等因素有关，治疗根据不同年龄阶段采取不同法则，青春期以调经为主，育龄期以助孕为要，其他则标本虚实兼顾。

一、尤昭玲　从肥、瘦两型分治多囊卵巢综合征

多囊卵巢综合征（PCOS）以持续无排卵、雄激素过多和胰岛素抵抗为主要特征，并伴有生殖功能障碍的糖脂代谢异常。临床表现有不孕、月经紊乱、肥胖、多毛、痤疮、黑棘皮、孕后流产等。根据患者的临床症状及表现，将本病归属于中医的"不孕症""闭经""月经后期""月经过少"等范畴。

许多医家认为，肾脾亏虚、肝郁气滞为多囊卵巢综合征的基础病因，而痰瘀互结致使胞络壅塞是关键病机。尤教授认为多囊卵巢综合征分为肥、瘦两型。朱丹溪云："瘦人多火，肥者多湿，瘦人多阴虚。"肥型PCOS：辨证多属肾阳虚证、脾虚痰湿证或痰瘀互结证；患者大部分超重或肥胖，症见经行延期，或月经量少，或闭经，或阴道不规则流血，量多或淋漓不净，色淡质稀或黏腻如痰。带下量多黏稠，形体肥胖，胸闷脘痞，呕恶痰多；舌胖淡或边有齿痕，苔白腻，脉滑，卵巢呈多囊性增大。治疗上从脾、肾、心论治。治其肥予赤小豆、薏苡仁、大腹皮；疗血水之结用泽兰、泽泻。散顽痰

湿聚用土贝母、土茯苓。瘦型 PCOS：辨证多属肾阴虚证、肝郁气滞证或肝郁化火证。症见月经稀发、闭经或阴道不规则流血，量时多时少，经行不畅，或有血块，或淋漓不净，质清稀或色鲜红，质稍稠。腰膝酸软，眩晕耳鸣，失眠多梦，手足心热，咽干颧红；急躁易怒，情志失畅；胸胁胀满不舒或乳房胀痛；少腹胀痛拒按；小便短赤，大便干结，或痤疮丛生；口干口苦；舌黯红少津，苔黄，脉弦数。故治疗上从肝、肾、心论治。予牡丹皮、栀子、知母、黄柏、莲心等有对抗雄激素亢奋作用的中药。

病案 1：罗某，女，30 岁，已婚，邵阳人。

初诊：2011 年 9 月 19 日。

主诉：反复月经后期 1 年，未避孕未孕 1 年。

病史：因反复月经后期 1 年，未避孕未孕 1 + 年就诊。13 岁初潮，既往月经欠规律，月经周期为 7 天/1 ~ 3 个月，量中，末次月经：2011 年 9 月 7 日至就诊日（服用达英 - 35 后，自行停药）。既往于自然流产 2 次；生化妊娠一次。检查发现多囊卵巢综合征，未予以系统治疗，间断服用达英 - 35。配偶有弱精症，间断治疗。就诊时症见：精神焦虑，形体偏瘦，自行停用达英 - 35 后反复阴道少量出血，色黯红，无血块，无痛经，用护垫即可。乳房胀痛，下腹坠胀，腰骶酸痛，白带量少，平素头痛头晕，口干，心烦，怕冷，夜尿多，乏力，寐差，面部有痤疮，小便可，大便偏结。舌质紫黯舌尖红，苔薄黄。妇科检查：外阴外观正常，阴道通畅，分泌物少；宫颈重度糜烂，可见多个纳氏腺囊肿，子宫后位，大小正常，双侧附件未触及异常。双乳微胀，乳晕周围可见一根较长汗毛。2011 年 9 月 19 日血性激素测定：血清促卵泡激素（FSH）：8.9 IU/L，血清黄体生成素（LH）：10.0 IU/L，雌激素（E2）：49 pg/mL，睾酮（T）：83.5 nmol/L。2011 年 9 月 19 日妇科 B 超检查示：内膜 4 mm，左侧卵巢大小 45 mm × 30 mm，内可见大于 10 个卵泡，最大卵泡 5 mm × 6 mm，右侧卵巢大小 41 mm × 27 mm，内可见大于 10 个卵泡，最大卵泡 5 mm × 5 mm。提示：双侧卵巢多囊样改变。

西医诊断：不孕症；多囊卵巢综合征；复发性流产。

中医诊断：不孕症；月经后期。

辨证：肾阴亏虚，瘀滞胞宫。

治法：滋阴补肾，活血化瘀。

方药：太子参 10 g，黄芪 10 g，白术 10 g，沙参 15 g，桑椹子 10 g，菟丝子 10 g，覆盆子 10 g，牡丹皮 10 g，栀子 10 g，莲肉 10 g，鹿衔草 10 g，

旱莲草 10 g, 马鞭草 10 g, 荆芥穗 10 g, 仙鹤草 10 g, 甘草 5 g。每天 1 剂, 水煎服, 7 剂。嘱其监测基础体温, 并记录。

二诊: 2011 年 9 月 25 日。阴道流血停止, 乳房胀痛缓解, 下腹坠胀, 腰骶酸痛, 白带量少, 头痛头晕, 口干, 心烦, 怕冷, 夜尿多, 乏力, 寐差, 面部有痤疮, 小便可, 大便偏结。舌质紫黯舌尖红, 苔薄黄。基础体温单相, 波动在 35.2 ~ 35.5 ℃。处方: 柴胡 10 g, 当归 10 g, 牡丹皮 10 g, 沙参 15 g, 石斛 10 g, 桑椹子 10 g, 菟丝子 10 g, 覆盆子 10 g, 桑寄生 10 g, 栀子 10 g, 莲肉 10 g, 橘叶 10 g, 荔核 10 g, 甘草 5 g。21 剂, 水煎服。嘱其监测基础体温, 并记录。

三诊: 2011 年 10 月 18 日。乳房胀痛缓解, 无下腹坠胀, 腰骶酸痛, 白带量较前增多, 口干缓解, 仍感心烦, 怕冷, 夜尿减少, 寐差, 面部有痤疮, 小便可, 大便 1 日 1 次。舌质紫黯舌淡红, 苔薄白。基础体温单相, 波动在 35.5 ~ 35.7 ℃。处方: 二诊方改栀子为莲心 5 g, 加玄参 10 g, 淡竹叶 10 g, 桑叶 10 g。21 剂, 水煎服。嘱其监测基础体温, 并记录。

四诊: 2011 年 11 月 12 日。精神较前好转, 焦虑缓解, 睡眠好, 乳房稍感胀痛, 白带量多, 无口干, 面部有痤疮好转, 小便可, 大便 1 日 1 次。舌质淡黯舌淡红, 苔薄白。基础体温双相, 高温相已持续 12 天。处方: 柴胡 10 g, 白术 15 g, 当归 10 g, 益母草 15 g, 泽兰 10 g, 橘叶 10 g, 月季花 10 g, 路路通 10 g, 泽泻 10 g, 牛膝 15 g, 台乌药 10 g, 香附 10 g, 川芎 10 g, 赤芍 10 g, 苏木 10 g, 甘草 5 g。服上方 2 天后, 月经来潮, 持续 3 天, 量偏少, 色鲜红, 无血块。继续加减服药 3 月, 月经一月一潮, 每个周期体温呈双相。半年后复查 B 超示: 卵巢恢复正常大小, 且见优势卵泡。前后调理半年, 于 2012 年 5 月确定妊娠。

按语: 本案例患者属于瘦型。尤教授认为临床上形体偏瘦之人, 大都多火, 多毛, 痤疮, 发热, 治疗以丹栀逍遥散为主方加减。玄参, 天冬清热, 桑椹、桑寄生、覆盆子、沙参、石斛、莲子心等滋肾养阴, 清热调经。根据月经周期分段施治: 经后期, 血海空虚为阴长阳消, 宜酌加滋阴养血药, 重用当归及白芍, 加入女贞子、墨旱莲等; 经间排卵期为重阴转阳期, 应在补肾阳的同时加重活血通络药以促进阴阳的顺利转化, 如赤芍、丹参、泽兰等; 经前期为阳长阴消期, 应以补阳药为主, 以顺应生理变化, 促使周期的正常演变; 行经期胞脉充盛, 血海由满而溢, 治应理气调血促进经血的顺利排泄。

病案 2：胡某，女，30 岁，已婚，深圳市人。

初诊：2011 年 8 月 14 日。

主诉：婚后未避孕未孕 1 年。

病史：因结婚 1 年未避孕未孕，要求调理而就诊。患者 12 岁初潮，既往月经欠规律，月经周期为 4~5 天/1 个月，量偏少，色鲜红，小血块，无痛经。末次月经：2011 年 7 月 10 日，前次月经：5 月 6 日（黄体酮 20 mg，连续肌内注射 5 天后停药）。反复西医院就诊，2010 年 3—6 月予达英 - 35 调理月经周期；同时，月经第 5 天予来曲唑 2.5 mg，1 次/d，连用 5 天促排卵，监测卵泡，生长效果不明显。2011 年 3 月性激素水平测定：促卵泡生长素（FSH）：7.42 U/L，黄体生成素（LH）：19.72 U/L，孕酮（P）：0.51 ng/mL，雌二醇（E）：29 pg/mL，泌乳素（PL）：18.22 ng/mL。2011 年 3 月在外院行双侧卵巢打孔术，术后监测卵泡，生长效果均不明显。2011 年 8 月外院 B 超示：子宫前壁低回声团块，约 1.1 cm×0.6 cm，考虑子宫肌瘤可能，双卵巢呈多囊样变，子宫输卵管通液正常。配偶精液检查正常。患者此次慕名来诊，无明显不适，白带量少，纳可，小便调，大便偏干，身材中等、体毛不多。舌淡，边有齿印，苔白厚，脉细弦。妇科检查无明显异常。

西医诊断：多囊卵巢综合征。

中医诊断：不孕症；月经后期。

辨证：脾肾不足，肝郁气滞。

治法：补肾健脾填精，疏肝解郁通络。

方药：党参 15 g，炙黄芪 15 g，沙参 20 g，麦冬 10 g，菟丝子 10 g，覆盆子 10 g，桑椹子 10 g，桑寄生 10 g，补骨脂 10 g，肉苁蓉 10 g，黄精 10 g，香附 10 g，淮山药 20 g，甘草 5 g。21 剂，水煎服，日 1 剂，分 2 次服用。

二诊：2011 年 9 月 5 日。末次月经 2011 年 8 月 29 日—9 月 4 日，量偏少色鲜红，小血块，无痛经，自觉腰酸，神倦，纳眠可，二便调，舌淡红边有齿印，苔薄腻，脉细。本月月经第 5 天予氯米芬 50 mg/d，连用 5 天，促排卵，口服首诊方加紫石英 20 g，14 剂，水煎服，日 1 剂。自月经周期第 10 天来院监测卵泡。月经周期第 10 天：右侧卵泡 12 mm×11 mm，子宫内膜厚 6 mm；月经第 15 天：右侧卵泡 18 mm×15 mm，子宫内膜厚 9 mm；月经第 17 天：右侧卵泡 19 mm×15 mm，子宫内膜厚 9 mm；月经第 19 天：右侧卵泡 22 mm×19 mm，子宫内膜厚 12 mm；予以 HCG 1000 U 肌内注射，1

日 1 次，连续 2 日促排卵。月经第 23 天：B 超提示已排卵。

予以处方二：柴胡 10 g，当归 10 g，牡丹皮 10 g，沙参 15 g，石斛 10 g，栀子 10 g，莲肉 10 g，泽兰 10 g，泽泻 10 g，车前子 15 g，牛膝 15 g，益母草 20 g，橘叶 10 g，荔核 10 g，甘草 5 g。7 剂，水煎服，月经来潮第 1 天开始服用，连服 7 天。

先后予以首诊方和处方二连续治疗 3 个月经周期，监测基础体温、B 超提示排卵正常，高温相维持 13～14 天。指导患者择时同房。

患者于 2012 年 1 月确定妊娠，予以中药保胎治疗至孕 50 天，B 超提示宫内妊娠，无不适，正常分娩。

按语： 本例患者平素性情抑郁，肝郁不舒，卵泡生长欠佳并难以排出，故月经周期延迟，实属脾肾两虚，气血不足，精血虚弱，不足以滋养卵泡及推动卵泡的排出；另肝血不足，疏泄、条达功能失常，则月经无期。本病以精血虚为本，肝郁为标，重在健脾补肾养气血，辅以调肝。一诊就诊时，患者处于在阴长阳消阶段，即基础体温呈低温相时，常以补肾填精、温补冲任为主，如常用紫石英、黄精、菟丝子、熟地黄、枸杞子、覆盆子、桑椹子等以补肾填精；二诊排卵后，患者处于阳极阴生阶段，即基础体温高温相临近下降之时，因势利导，以逍遥丸为主方健脾疏肝，并在该方基础上适加补肾益气和胃及养血柔肝下血之品以利疏导，如车前子、牛膝、柴胡、郁金、泽兰、泽泻等。如此则使冲任充盛，血海充盈，气血调和，尤昭玲教授坚守"慢性病有方有守"的原则，准确把握病机，不轻易更方易药，终见成效。

（王南苏）

二、韩延华 基于"肝肾学说"论治多囊卵巢综合征

韩氏妇科对多囊卵巢综合征的认识和诊治有其独到之处。韩百灵教授认为：肾为一身阴阳之本，肾阴是卵子生长发育成熟的物质基础，肾阳是鼓动其排出的内在动力。肾阴肾阳之间相互滋生，共同促进卵子发育成熟及排出。若先天肾气不足，肾精亏乏，或脾虚生化乏源，无以滋养先天而致肾虚，天癸不充，冲任虚衰，胞宫失养则月经后期，甚则闭止不行；肾虚无力摄精而致不孕。肾的封藏功能又与肝的疏泄功能息息相通，相互制约，相互协调，伤则俱伤，耗则俱耗，若肾精亏损、肾阳虚，亦可导致肝血不足，肝郁气滞而克脾，脾失健运，水湿停滞，湿聚成痰，痰湿下注，壅塞冲任、胞

宫而发为此病。

韩延华教授在继承家父肝肾学说理论基础上创新性地提出"肝主冲任理论",指出"冲任之本在于肾",肾为先天,肝为女子所用,冲任乃贯穿妇科疾病发生发展的全过程,若肝肾功能失调,冲任二脉失畅,血海不能按时盈溢,则发生月经病。肾虚为本病的基本病机,肝郁气滞、血瘀、痰湿为致病之标,疏肝益肾、化瘀调经为治疗大法。

韩教授结合现代医学性腺轴发育的不同阶段给予 PCOS 患者周期性的中药治疗,目的在于恢复肾—天癸—冲任—胞宫间的平衡,达到重建月经周期、促进排卵的效果。经净后至排卵期前,多选用补肾填精养阴之品,佐以活血,排卵期后至月经将至,以疏肝理气、活血通络为主,临床收益显著。

病案 1:患者,25 岁,未婚。

初诊:2016 年 10 月 22 日。

主诉:月经 8 个月一行。

病史:16 岁初潮,6～7 天/40～45 天。自高中始因学习压力过大而出现月经失调,2～3 个月一行,甚则长达半年之久。末次月经:2016 年 2 月20 日。平素腰痛,头晕,神疲乏力,心烦易怒。

诊察:面部及背部痤疮,颈部黑棘皮症状较明显,体型肥胖,身高156 cm,体重 83 kg。舌体偏大,黯淡,苔白,脉弦细。辅助检查:B 超示子宫稍小 27 mm×23 mm×30 mm,双侧卵巢内可见直径 <9 mm 以下滤泡 12个以上,呈项链状分布,提示多囊卵巢综合征;甲状腺功能未见异常;空腹血糖:6.3 mmol/L,180 min 血糖:7.2 mmol/L,180 min 胰岛素:26 μU/mL;2016 年 10 月 10 日血清性激素六项检查提示:FSH:3.87 U/L,LH:20.04 U/L(LH/FSH >5.18 U/L)PRL:0.28 ng/mL,E2:46.08 pg/mL,P:0.52 ng/dL,DSH:180.00 μg/dL,AND:3.67 ng/mL,SBG:14.8 nmol/L。

西医诊断:多囊卵巢综合征。

中医诊断:闭经。

辨证:肾虚肝郁,冲任失调。

治法:益肾调肝,活血调经。

方药:补肾活血调冲汤加减:生地黄 20 g,杜仲 15 g,山茱萸 15 g,菟丝子 15 g,巴戟天 15 g,柴胡 15 g,香附 10 g,丹参 20 g,赤芍 15 g,当归15 g,怀牛膝 15 g,山药 15 g,龟甲 20 g,生甘草 5 g。10 剂,水煎服。嘱患者增加运动减轻体重。

二诊：2017 年 12 月 12 日。患者自觉服药后症状明显缓解，大便略稀，每日 2~3 次，偶有腰痛、神疲乏力，现正值经期第 3 天，色黯，质黏，少许血块。守上方去当归、丹参，加白术 15 g。服法同前。

三诊：2018 年 1 月 5 日。患者自觉服药后头晕消失，其他症状明显减轻，体重 79.4 kg。舌质略黯，苔薄白，脉略滑。考虑经期将近，守原方加益母草 15 g。水煎服，经期量多时停服。

四诊：2018 年 2 月 20 日。现月经干净 3 天，自觉腰酸，黑棘皮症状明显改善，舌体正常大小，苔薄白，脉和缓。方药以加味育阴汤治疗：熟地黄 20 g，山药 15 g，山茱萸 15 g，杜仲 15 g，菟丝 15 g，巴戟天 15 g，丹参 15 g，香附 15 g，白芍 15 g，怀牛膝 15 g，苍术 15 g，狗脊 15 g，鳖甲 15 g。

五诊：2018 年 5 月 26 日。近 2 个月经水基本如期而至，诸症明显改善，体重降至 73.5 kg。按前方加减化裁，再服 10 剂。末次月经 2018 年 6 月 8 日。次日复查血清性激素六项：LH/FSH > 2.43 IU/L，空腹血糖：6.0 mmol/L，180 min 血糖：6.2 mmol/L；180 min 胰岛素：15.6 μU/mL。嘱患者停服汤剂，给予胎宝胶囊和育阴丸调治，用陈皮水送服，并坚持控制饮食、增加运动减轻体重，避免精神过度紧张，遵此法继续治疗 10 个月，月经基本恢复正常。

按语： 患者发病于青春期，先天不足，肾精亏乏，冲任虚衰，精血未充，血海不能按时满溢，故而月经稀发。平素腰痛、神疲乏力、头晕、子宫发育稍小，均为肾虚所致。肾虚日久，累及于肝，肝血不足，致肝郁气滞。韩延华教授在治方中予以菟丝子、巴戟天温补肾中阳气；用龟甲滋补肾中之阴，阴阳调和，补肾填精；杜仲、山药、山茱萸亦可补益肝肾，滋养先天，促进精血生成；以当归、甘草营血生化，提升气机；生地黄、赤芍、丹参、柴胡、香附凉血活血化瘀，透达肝经郁热，疏肝解郁，理气调经；怀牛膝活血通经，引血下行，使血汇聚于冲任二脉，为月经来潮做准备。韩教授全方以"益肾调肝，活血调经"为旨，补益肾虚，疏泄肝郁，兼顾活血化瘀，共奏充足肾精，濡养肝体，调畅气机之功。

病案 2：患者，女，17 岁。

初诊：2006 年 8 月 11 日。

主诉：月经稀发。

病史：14 岁月经初潮，2~6 个月一行，量少，色、质正常。诊时适值月经第 2 天，量、色、质如前，自觉腰痛，口渴，无其他不适感。

诊察：脉沉细，舌质淡红，舌苔厚腻。体型偏胖，面部痤疮，颈项部有黑棘皮证。性激素检查提示：雄激素升高，超声检查示：子宫发育小，双侧卵巢呈多囊结构，内见多个小卵泡。其他：糖代谢未见异常，无胰岛素抵抗。

西医诊断：多囊卵巢综合征。

中医诊断：月经后期。

辨证：肾虚痰湿。

治法：西药给予二甲双胍，每日2次，每次500 mg口服，连服3个月。中医药：调经为主，佐以补益。

方药：菟丝子30 g，巴戟天20 g，山茱萸20 g，枸杞子20 g，女贞子20 g，狗脊20 g，怀牛膝20 g，香附20 g，白芍15 g，胆南星15 g，苍术20 g，陈皮15 g，天花粉20 g，石斛20 g，日1剂，水煎服，早晚分服。紫河车10 g为细末早晚冲服。

二诊：2006年9月11日。该患者连服近30剂后，腰痛、口渴现象消失，面部痤疮好转，面色较前明润，微感小腹胀，乳房微胀，脉象略滑，舌尖略红。知其为月经欲来之象，治以行气活血，补肾调冲。药用：菟丝子30 g，巴戟天20 g，枸杞子20 g，女贞子20 g，川牛膝20 g，香附20 g，赤芍15 g，川芎15 g，丹参25 g，泽兰20 g。

三诊：2006年9月17日。患者服药6剂后月经来潮，量较前稍多，色、质如前，腰痛、口渴未作，脉同前，舌苔略腻，仍守首诊之法治疗，以首诊之方减天花粉、石斛、狗脊。继续服用。

该患又连续用上法周期治疗近3个月，月经基本35～40天一行，量、色、质基本正常，且无自觉不适感，颈项部黑棘皮症减轻。复查超声见：子宫大小已发育正常，双卵巢大小正常，未见多囊性改变。复查性激素：雄激素水平降至正常。并要求继续治疗以求巩固疗效。韩教授嘱其停服紫河车，再服汤药1个月后，以上方制成丸剂，服用一段时间后再停药。

按语：该患为青春期患者，韩教授对其以调经为主，采用周期疗法，以补肾健脾调冲，佐以化痰祛湿为大法，方中菟丝子、香附、巴戟天等药物可活血调精，补益肾气，对女性性腺轴有一定的影响作用，可增强促黄体功能，而不影响自然生殖周期的内分泌；血肉有情之品紫河车可补精助阳，养血益气，有促进子宫卵巢发育的药理作用。陈皮健脾和胃，燥湿化痰；胆南星、苍术化痰祛湿。

（彭玉勃）

参考文献

[1] 张玉珍. 中医妇科学［M］. 北京：中国中医药出版社，2014.

[2] 谈勇. 中医妇科学［M］. 北京：中国中医药出版社，2018.

[3] 肖承悰. 中医妇科临床研究［M］. 北京：人民卫生出版社，2009.

[4] 张玉珍，史云. 卵巢早衰的中医药防治［M］. 北京：中国中医药出版社，2016.

[5] 李祥云. 中医妇科外治法——李祥云教授妇科系列经验（5）［J］. 辽宁中医杂志，2004，31（11）：905 – 906.

[6] 胡国华，罗颂平. 全国中医妇科流派研究［M］. 北京：人民卫生出版社，2012.

[7] 董利利. 当代妇科名老中医学术流派研究［D］. 济南：山东中医药大学，2011.

[8] 王小云，黄旭春. 岭南中医妇科学术经验集成［M］. 北京：人民卫生出版社，2017.

[9] 王学军. 黑龙江省名中医医案精选［M］. 北京：科学出版社，2018.

[10] 杨碧蓉，周华. 海派中医妇科及其临证特色［J］. 中医学报，2019，34（12）：59 – 63.

[11] 范金茹. 湖湘当代名医医案精华第一辑·王行宽医案精华［M］. 北京：人民卫生出版社，2014.

[12] 张庆文. 刘敏如教授论月经的周期节律［J］. 成都中医药大学学报，1996，2（19）：1 – 2.

[13] 王瑞雪，董小鹏，尹巧芝. 刘敏如教授调经学术思想特色探析［J］. 河北中医，2009，3（31）：331.

[14] 刘敏如. 中医妇科学自学重点提要及复习题（五）［J］. 中医杂志，1988（7）：73 – 76.

[15] 谷金红. 哈孝贤治疗月经先期经验［J］. 世界中西医结合杂志，2010，5（12）：1022 – 1023.

[16] 蒋兴磊. 湖湘当代名医医案精华第四辑·蒋兴磊医案精华［M］. 北京：人民卫生出版社，2017.

[17] 熊继柏学术思想与临证经验研究小组整理. 一名真正的名中医：熊继柏临证医案实录［M］. 北京：中国中医药出版社，2009.

[18] 韩学杰，沈宁. 沈绍功女科临证精要［M］. 北京：人民卫生出版社，2016.

[19] 谈勇．坤壶撷英：夏桂成妇科临证心悟［M］．北京：人民卫生出版社，2014.

[20] 王静．夏桂成教授诊治月经后期和闭经学术思想及临证经验研究［D］．南京：南京中医药大学，2018.

[21] 夏桂成．夏桂成实用中医妇科学［M］．北京：中国中医药出版社，2009.

[22] 殷燕云，谈勇，赵可宁，等．夏桂成治疗月经病验案 2 则［J］．江苏中医药，2010，42（11）：51-52.

[23] 谈珍瑜，林洁．湖湘当代名医医案精华第三辑·尤昭玲医案精华［M］．北京：人民卫生出版社，2016.

[24] 薛华．王绵之医案一则［J］．北京中医药大学学报，1994，17（1）：30.

[25] 李臻琰，李炜．湖湘当代名医医案精华第三辑·李炜医案精华［M］．北京：人民卫生出版社，2017.

[26] 谢爱泽．黄李平教授诊治月经病学术思想及临床研究［D］．南宁：广西中医药大学，2016.

[27] 赵亮娟，吕军影．黄李平辨治月经病经验拾萃［J］．湖北中医杂志，2019，41（3）：16-20.

[28] 韩延华．首批全国中医学术流派绝学传真．韩氏女科［M］．北京：人民军医出版社，2015.

[29] 李典．湖湘当代名医医案精华第一辑·熊继柏医案精华［M］．北京：人民卫生出版社，2014.

[30] 蔡彬彬，何嘉琳．何嘉琳妇科膏方医案 3 则［J］．新中医，2019，51（12）：381-383.

[31] 陈少春，吕直，傅萍，等．重订何子淮女科［M］．北京：科学出版社，2013.

[32] 金晓美．黄可佳教授治疗肾虚型月经过少经验总结［D］．沈阳：辽宁中医药大学，2012.

[33] 毛文艳，逯晓琪，石献，等．中医药治疗肾虚血瘀型月经过少概况［J］．湖南中医杂志，2015，31（11）：193-195.

[34] 温玉，王建玲．王建玲调周法治疗肾虚型月经过少临证经验［J］．江西中医药大学学报，2018，30（3）：15-17.

[35] 王亚如，苏健．导师对肾虚血瘀型月经过少的论治［J］．世界最新医学信息文摘，2019，19（51）：160-161.

[36] 陈晓航．岭南名医李丽芸教授中医妇科临床经验的总结与研究［D］．广州：广州中医药大学，2009.

[37] 王彦彦，王小云，徐珉，等．岭南名中医李丽芸调周辨治经期延长经验［J］．中国中医基础医学杂志，2019，25（8）：1147-1149.

[38] 赵晓旻，张庆祥．张珍玉诊疗经期延长的辨证及用药规律研究［J］．山东中医药大

学学报，2017，41（3）：199－201.

[39] 魏凤琴．张珍玉教授治疗经期延长特色撷拾［J］.中医药学刊，2003，21（1）：21.

[40] 孟昱琼，丁丽仙．丁丽仙教授用乌鸡白凤丸治疗经间期出血经验［J］.陕西中医，2009，30（3）：317－318.

[41] 朱南孙．海派中医：朱氏妇科［M］.上海：上海科学技术出版社，2016.

[42] 赵文方，岳胜难，卜德艳，等．张良英治疗经间期出血的特色［J］.云南中医学院学报，2011，34（1）：25－26.

[43] 王志梅，陈林兴，周晓娜，等．张良英教授诊治经间期出血经验［J］.云南中医中药杂志，2013，34（4）：1－2.

[44] 何清湖，黎鹏程．国医大师孙光荣医论医话［M］.北京：人民卫生出版社，2019.

[45] 汪沛，朱玲．岭南罗氏妇科二稔汤治疗脾肾不足型崩漏塞流理论探讨［J］.中医学报，2020，9（35）：1885－1888.

[46] 罗元恺．治崩漏须调理脾肾气血［J］.新中医，1992，24（5）：16－17.

[47] 沈智理，李淑君．湖湘当代名医医案精华第一辑·尚品洁医案精华［M］.北京：人民卫生出版社，2015.

[48] 黄念，佟庆，王阳，等．柴松岩治疗崩漏致不孕验案［J］.中国中医药信息杂志，2020，27（4）：104－107.

[49] 吴育宁，许金晶，赵葳．柴松岩辨证治疗崩漏经验［J］.北京中医药，2018，37（4）：295－297.

[50] 艾岩岩，刘岩，曹慧艳，等．韩延华教授辨证治疗崩漏之经验［J］.中医临床研究，2011，3（7）：92.

[51] 龙莉，黄穗．韩延华教授治疗功能性子宫出血经验总结［J］.世界中西医结合杂志，2009，4（6）：386－387.

[52] 魏满霞，李喆，刘畅，等．韩延华教授应用通因通用法治疗血瘀崩漏［J］.现代中医药，2014，34（3）：1－2.

[53] 韩延华，沈凡琪．龙江韩氏妇科治疗肝肾阴虚型崩漏经验［J］.辽宁中医杂志，2020，47（7）：46－48.

[54] 刘朝圣，李点，何清湖，等．熊继柏教授辨治崩漏经验［J］.中华中医药杂志，2015，30（6）：2014－2016.

[55] 姚欣艳．熊继柏教授治疗妇科病点滴经验［J］.中医药导报，2008，14（11）：23－24.

[56] 史宇广，王耀廷．当代名医临证精华·崩漏专辑［M］.北京：中医古籍出版社，1988.

[57] 黄素英．蔡氏妇科临证精粹［M］.上海：上海科学技术出版社，2010.

[58] 柴松岩，滕秀香．柴松岩治闭经［M］．北京：北京科学技术出版社，2016．

[59] 刘朝圣．熊继柏教授辨治继发性闭经验案举隅［J］．湖南中医杂志，2010，26（4）：83．

[60] 宋李冬，赵莉．中医药治疗痛经临床研究进展［J］．河北中医，2010，32（11）：1737－1740．

[61] 王金权．平遥道虎壁王氏中医妇科流派传承渊源探究［J］．山西中医，2012，28（2）：49－50．

[62] 乔玉山．湖湘当代名医医案精华第四辑·吴家清医案精华［M］．北京：人民卫生出版社，2017．

[63] 孙绍裘，孙绍卫，张潋．湖湘当代名医医案精华第四辑·顾家雄张良圣医案精华［M］．北京：人民卫生出版社，2016．

[64] 濮凌云，张巨明．柴松岩论治子宫内膜异位症［J］．北京中医药，2008（10）：783－784．

[65] 王阳，黄念，佟庆．国医大师柴松岩治疗子宫内膜异位症证治思路［J］．湖南中医药大学学报，2019，39（3）：298－301．

[66] 张巨明．柴松岩治疗妇科疾病经验［J］．中医杂志，2010，51（S2）：128－130．

[67] 濮凌云，柴松岩．柴松岩治疗子宫内膜异位症病机理论及遣方用药［J］．北京中医药，2018，37（4）：300－301．

[68] 滕秀香．中医临床家学术经验传承录·柴松岩妇科思辨经验录［M］．北京：北京科学技术出版社，2019．

[69] 熊继柏．国医大师熊继柏临床现场教学录［M］．北京：人民卫生出版社，2019．

[70] 曾敬光，刘敏如．中医妇科学［M］．北京：人民卫生出版社，1986．

[71] 宋原敏．湖湘当代名医医案精华第二辑·张邦福李济民樊位德医案精华［M］．北京：人民卫生出版社，2017．

[72] 李艳青，傅金英，孙红，等．褚玉霞治疗绝经前后诸症经验［J］．辽宁中医杂志，2010；37（10）：1885－1886．

[73] 刘芳，周慎．湖湘当代名医医案精华第一辑·刘祖贻医案精华［M］．北京：人民卫生出版社，2014．

[74] 张锁，师建平．朱宗元基于"谨守病机，异病同治"从"湿、瘀"论治带下病学术思想探析［J］．中华中医药杂志（原中国医药学报），2020，35（10）：4982－4985．

[75] 周岩飞，金凌云，王琼，等．薏苡仁油对小鼠免疫功能影响的研究［J］．中国油脂，2018，43（10）：77－81．

[76] 陈淑玲，韩亮．败酱草的现代研究进展［J］．广东药科大学学报，2017，33（6）：816－821．

［77］陈荣昌，孙桂波，张强，等．附子及其复方中药的药理作用研究进展［J］.中草药，2014，45（6）：883－888.

［78］项春花，傅昱，肖云，等．徐涟主任治疗带下过多经验［J］.云南中医中药杂志，2019，40（4）：94－95.

［79］潘博，李东方．湖湘当代名医医案精华第一辑·潘敏求黎月恒医案精华［M］.北京：人民卫生出版社，2014.

［80］梁佳琪，李永亮，曾诚，等．国医大师班秀文理血治带法探讨［J］.江苏中医药，2018，50（3）：5－7.

［81］何梦瑶．医碥［M］.上海：上海科学技术出版社，1982.

［82］马大正．经方温清法治疗妊娠恶阻［J］.浙江中医杂志，2007，42（6）：319－320.

［83］陈湘宜．马大正教授诊治妊娠恶阻经验撮要［J］.浙江中医药大学学报，2019，43（8）：769－771.

［84］韩延华，韩延博．逍遥散加减辨治妊娠四病体会［J］.中医药信息，1992，9（5）：30－31.

［85］韩延华，王雪莲，张雪芝，等．韩氏妇科诊治妊娠恶阻之经验浅析［J］.辽宁中医杂志，2017，44（2）：252－253.

［86］冯晓玲，臧志华．从《傅青主女科》探究妊娠恶阻的治疗方法［J］.中医药临床杂志，2015，21（3）：345－346.

［87］李林鲜，张琦．中医治疗妊娠恶阻近五年研究进展［J］.甘肃医药，2016，35（1）：24－25.

［88］李苏晨，郑小艳．曾倩教授论治妊娠恶阻经验特色浅析［J］.亚太传统医药，2018，14（3）：132－133.

［89］张良英，张晓琳．异位妊娠误诊三例分析［J］.云南中医中药杂志，2000（1）：17.

［90］姜丽娟，张良英，雷佳丽．国家级名医张良英教授诊治妇科疾病学术经验（五）：异位妊娠［J］.中国中医药现代远程教育，2014，12（23）：14－15.

［91］孙红，王祖龙．褚玉霞妇科脉案良方［M］.北京：中国协和医科大学出版社，2018.

［92］康锦，张潘，郑稳，等．褚玉霞教授治疗异位妊娠验案举隅［J］.中国民族民间医药，2015，24（7）：166.

［93］冯桂玲．褚玉霞教授学术思想及运用活血化瘀法经验总结［D］.郑州：河南中医学院，2010.

［94］吉秀家，雷露，罗娟，等．吴克明教授论治胎漏、胎动不安经验撷要［J］.云南中医中药杂志，2012，33（7）：10－11.

[95] 王津. 中西医结合治疗早期先兆流产临床观察 [J]. 辽宁中医药大学学报，2007，9（2）：122 – 123.

[96] 贾娟娟，殷聪然，张华东. 李颖教授治疗胎漏、胎动不安经验 [J]. 中医临床研究，2012，6（17）：97 – 98.

[97] 彭尧，曾倩. 以"五行"切入浅析曾倩安胎临证精法 [J]. 四川中医，2020，38（1）：3 – 5.

[98] 盛晓园，周菲菲，傅萍. 复发性流产孕前中医药诊治概述 [J]. 中华中医药学刊，2010，28（3）：586 – 588.

[99] 洪秀仪，金恒善，黎文清. 免疫性复发性流产的基础病因及临床治疗 [J]. 中国医学导报，2007，4（12）：5 – 6.

[100] 陈建明，苗竹林. 复发性流产 [M]. 广州：广东科技出版社，2015.

[101] 刘丽冰，王思慧，傅萍. 傅萍辨证治疗自身免疫性复发性流产经验介绍 [J]. 新中医，2020，52（20）：192 – 194.

[102] 卢艳华，周连满，吕凤梅，等. 中药治疗羊水过多 179 例临床观察 [J]. 江苏中医药，2010，42（4）：41 – 42.

[103] 唐丽，谈珍瑜，尤昭玲. 尤昭玲治疗特发性羊水过多验案 1 则 [J]. 山西中医，2020，36（4）：38 – 39.

[104] 李楠. 大国医经典医案诠解病症篇. 妊娠产后病 [M]. 北京：中国医药科技出版社，2016.

[105] 梁文珍. 中国百年百名中医临床家丛书：徐志华 [M]. 北京：中国中医药出版社，2001.

[106] 胡荣魁，谈勇. 夏桂成国医大师调治妊娠诸疾经验探赜 [J]. 江苏中医药杂志，2015，47（12）：1 – 4.

[107] 严培绮，赵莉，张婷婷. 朱南孙治疗产后汗证验案 2 则 [J]. 江苏中医药，2012，44（5）：43 – 44.

[108] 张维佳. 吴燕平治疗产后汗出经验介绍 [J]. 新中医，2017，49（11）：190 – 191.

[109] 王绍华，胡悦，唐先平. 胡荫奇病证结合治疗产后痹经验 [J]. 中华中医药杂志（原中国医药学报），2017，32（9）：4053 – 4055.

[110] 曾真，王义军. 胡荫奇治疗痹病案三则 [J]. 中国中医基础医学杂志，2016，22（5）：697 – 698.

[111] 曾宪祥. 浅析藤类药在风湿病中的临床应用 [J]. 江西中医药，2010，41（4）：75 – 76.

[112] 张广辉，刘国丽，李坚. 试述藤类药在风湿病中的临床应用 [J]. 风湿病与关节炎，2013，2（3）：32 – 33.

[113] 张志勇，陈华，杨小莹，等．伸筋草及其制剂研究进展［J］．中国药师，2014，17（3）：474－477．

[114] 李娟，张静，何珏．胡国华运用"通""养"法治疗产后身痛经验［J］．河南中医，2017，37（3）：404－405．

[115] 陈祎，张华东，黄梦媛，等．路志正教授治疗产后痹经验［J］．世界中西医结合杂志，2011，6（3）：187－192．

[116] 冉青珍．国医大师路志正从虚论治产后痹经验浅述［J］．中华中医药杂志（原中国医药学报），2017，32（3）：1090－1092．

[117] 杨婷子，石岳，杨小红，等．白祯祥教授治疗气血虚弱型产后缺乳经验［J］．天津中医药，2019，36（1）：1055－1057．

[118] 田素莹，张丽娟．刘瑞芬教授治疗产后缺乳经验案例［J］．世界最新医学信息文摘，2019，19（99）：326．

[119] 梁粟，张继东．张继东运用宣肺解表法治疗产后缺乳经验［J］．光明中医，2020，35（7）：1059－1061．

[120] 杨建宇，李剑颖，张凯，等．国医大师治疗妇科病经典医案［M］．郑州：中原农民出版社，2013．

[121] 种文强，赵娴，张卫华，等．殷克敬教授治疗产后缺乳临床经验［J］．天津中医药大学学报，2019，38（5）：424－425．

[122] Adewuya A O, ola B O, Aloba O O, et al. Impact of postnatal depressionon infants, growth in Nigoria［J］. Journal of Affective Disorders, 2008, 108（2）：191－193．

[123] Tian T, Li Y, Xie D, et al. Clinical features and risk factors for post-partum depression in a large cohort of Chinese women with recurent major depressive disorder［J］. Journal of Affective Disorders, 2012, 136（3）：983－987．

[124] 赵贞观．绛雪丹书［M］．北京：人民军医出版社，2010．

[125] 吴谦．医宗金鉴［M］．北京：中国医药科技出版社，2017．

[126] 傅山．傅青主女科［M］．北京：中国医药科技出版社，2018．

[127] 萧壎．女科经纶［M］．北京：人民军医出版社，2010．

[128] 李宝华，李志焕，马阳春．胡思荣应用经方治疗初产妇产后抑郁经验［J］．河南中医，2016，36（11）：1883－1884．

[129] 张宁，吴建红．从肝立法选方治疗产后抑郁症［J］．湖北中医药大学学报，2013，15（6）：40－41．

[130] 吕丹丽，韩辉，许金波，等．韩明向治疗产后抑郁症临床经验［J］．江西中医药大学学报，2017，29（4）：23－24．

[131] 杨赶梅，岳双冰，朱庆伟，等．对药菖蒲郁金治疗抑郁症的临床观察与病例分析［J］．中医药导报，2008，14（10）：25－26．

[132] 冯俊丽，付晓君，付澎丽，等．褚玉霞教授治疗产后抑郁经验 [J]．中医研究，2017，30（5）：50－51.

[133] 李瑞兰，吕玲，黄益萍，等．芪母生化汤促进剖宫产术后患者子宫复旧192例临床观察 [J]．中医杂志，2012，53（5）：407－409.

[134] 邢恺，吴国英，李欣，等．复方紫草汤在宫外孕保守治疗中的应用研究 [J]．中华中医药学刊，2011（12）：2727－2730.

[135] 黄杏红．甲氨蝶呤配伍三棱莪术汤保守治疗异位妊娠的疗效观察 [J]．时珍国医国药，2017，28（6）：1400.

[136] 徐玉梅，丁丽仙，熊玉瑶．丁丽仙教授应用古方治疗产后疑难病临证经验 [J]．世界最新医学信息文摘，2019，19（59）：171－172.

[137] 张迎春，易念华，熊小军，等．愈宫汤治疗子宫切口愈合不良临床观察 [J]．湖北中医杂志，2010，32（8）：22－23.

[138] 姚国晋，张迎春，王晓敏，等．张迎春教授中医辨治产后病验案三则 [J]．光明中医，2020，35（4）：596－598.

[139] 李小华．王丽娜教授运用桃红四物汤医案三则 [J]．中国民族民间医药，2019，28（18）：70－72.

[140] 丛植苡，栾雪薇，武权生．武权生教授辨证治疗产后发热经验撷菁 [J]．中医临床研究，2017，9（28）：61－62.

[141] 吴肖男，张晨阳，王叶．杨秉秀教授治疗产后便秘经验撷菁 [J]．亚太传统医药，2020，16（6）：87－88.

[142] 曾菲英，刘文苓．肖承悰教授治疗子宫肌瘤经验述要 [J]．中医药学刊，2004，22（4）：587，594.

[143] 聂伟，吴学珍．湖湘当代名医医案精华第三辑·吴忠文医案精华 [M]．北京：人民卫生出版社，2017.

[144] 吴结妍，刘展华．周岱翰教授诊治宫颈癌经验浅探 [J]．天津中医药，2018，35（3）：161－163.

[145] 潘博，李东芳．湖湘当代名医医案精华第一辑·潘敏求黎月恒医案精华 [M]．北京：人民卫生出版社，2014.

[146] 谈勇，夏桂成，陈婕，等．国医大师夏桂成论治盆腔炎的特点探析 [J]．南京中医药大学学报，2017，33（6）：545－546.

[147] 李萍，卢苏．国医大师夏桂成从心论治盆腔炎后遗症经验探析 [J]．中国医药导刊，2017，19（11）：1199－1201.

[148] 黄缨．刘云鹏治疗盆腔炎性疾病的经验 [J]．湖北中医杂志，2011，33（6）：20－21.

[149] 黄缨．刘云鹏治疗盆腔炎性疾病的经验 [D]．广州：广州中医药大学，2011.

[150] 王丽云，尤昭玲．尤昭玲教授治疗慢性盆腔炎经验［J］．湖南中医杂志，2010，26（5）：45-46．

[151] 曾倩．尤氏女科临证心悟［M］．北京：中国中医药出版社，2017．

[152] 钱海墨，陈颖异．女科秋实录：陈颖异妇科临证经验述略［M］．北京：人民卫生出版社，2019．

[153] 张煜，王国辰．现代中医名家妇科经验集［M］．北京：中国中医药出版社，2015．

[154] 陈碧霞，章勤，何嘉琳，等．何嘉琳治疗卵巢储备功能下降性不孕症经验［J］．浙江中西医结合杂志，2020，30（12）：955-956．

[155] 吴海燕．中药柴胡的药理研究与临床应用［J］．临床合理用药，2018，11（25）：100-102．

[156] 厉姗姗．重度宫腔粘连行宫腔镜松解术后应用芬吗通与补佳乐对子宫内膜修复的影响［J］．中国妇幼保健，2018，33（8）：1716-1719．

[157] 毛思思，雷磊．雷磊教授治疗宫腔粘连经验［J］．中医临床研究，2019，11（11）：112-115．

[158] 秦淑芳．路志正教授治疗不孕症验案采撷［J］．世界中西医结合杂志，2011，6（2）：96-98．

[159] 宋晓丹，余延芬，陈豪，等．许润三治疗阴道炎经验的传承与应用［J］．中国中医基础杂志，2020，26（7）：1004-1006．

[160] 宋高峰，马淑花，高金鸟．伍炳彩从肝论治子宫脱垂经验［J］．黑龙江中医药，2007（5）：2-14．

[161] 彭红华．班秀文治疗乳腺增生经验［J］．中医杂志，2014，55（2）：103-105．

[162] 伍娟娟，尤昭玲，林忠，等．尤昭玲治疗子宫内膜异位症不孕验案1则［J］．河北中医，2013，35（10）：1447-1448．

[163] 何珏，马立红，李娟，等．朱南孙教授辨治复发性子宫内膜异位症经验［J］．时珍国医国药，2016，27（7）：1749-1751．

[164] 王阳，黄念，佟庆．国医大师柴松岩治疗子宫内膜异位症证治思路［J］．湖南中医药大学学报，2019，39（3）：298-301．

[165] 郑娟，王祖龙．褚玉霞教授治疗子宫内膜异位症痛经经验［J］．四川中医，2015，33（2）：12-14．

[166] 朱敏，贾翔．褚玉霞治疗子宫内膜异位症不孕经验［J］．河南中医，2014，34（10）：2005-2006．

[167] 张岩，谈勇．夏桂成调心补肾治疗卵巢早衰经验［J］．广州中医药大学学报，2015，32（5）：934-936．

[168] 韩延华，刘晓芳，韩延博，等．龙江韩氏妇科对卵巢早衰的诊治策略及预防

　　　　［J］．中华中医药杂志，2018，33（8）：3433－3435.

［169］杨硕，尤昭玲．尤昭玲教授诊疗 PCOS 性不孕卵泡发育异常经验总结［J］．中华中医药杂志，2014，29（5）：1312－1315.

［170］匡洪影，刘莎，韩延华．韩延华教授治疗多囊卵巢综合征经验撷菁［J］．中医药学报，2020，48（6）：23－26.

［171］冯华，辛雪艳，韩延华．韩延华治疗多囊卵巢综合征经验总结［J］．辽宁中医杂志，2008，35（10）：1475－1476.